# Cómo y qué comer

# Cómo y qué comer

Jaime Forero Gómez
Martha Helena Forero Sepúlveda

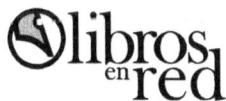

libros
en red
www.librosenred.com

Dirección General: Marcelo Perazolo
Diseño de cubierta: Lucila Avalle
Diagramación de interiores: Guillermo W. Alegre

Primera edición en español - Impresión bajo demanda

© LibrosEnRed, 2014
Una marca registrada de Amertown International S.A.

ISBN: 978-1-62915-047-5

Para encargar más copias de este libro o conocer otros libros de esta colección visite www.librosenred.com

# DEDICATORIA

*A Mariluz, Isabella, María, Héctor
Manuel, Paula Marcela, Martha
Helena, Jaime Eduardo y Naia.
A los niños y sus familias, quienes
sueño se beneficien de estos conceptos.
Al grupo de trabajo, los niños y sus familias
de las unidades de cuidado intensivo,
y a la Fundación Hispanoamericana -
Universidad CLEA.
Finalmente, a mis padres, culpables
de los que soy, dondequiera que se
encuentren.
Y a mis hermanos Margy, Carlos,
Enrique y Héctor Manuel, donde estés.*

# GLOSARIO

**ADN o DNA (ácido desoxirribonucleico):** es el ácido o sustancia que se encuentra en el interior de todas las células humanas. Contiene toda la información genética o herencia del cuerpo humano. Un DNA determinado hace que tengamos un color de ojos o pelo, seamos altos o bajos, o tengamos la *herencia* o predisposición a sufrir ciertas enfermedades, como diabetes, cáncer de seno, infarto, hemorragia cerebral, etcétera.

**ATP (adenosina trifosfato):** así es llamada la energía o gasolina de las células.

**Apoptosis:** es el término utilizado para describir en medicina lo que se llama muerte celular programada. La muerte programada es un mecanismo normal del cuerpo para sustituir elementos viejos o dañados, como las células. Es una forma de *suicidio* de las células del cuerpo humano. Cuando aumenta, produce enfermedad.

**Barrera hemato-encefálica:** este nombre es dado a una estructura que cubre todo el cerebro, impidiendo que sustancias, células de defensa, tóxicos y líquidos ingresen a él, produciendo alteraciones en el funcionamiento cerebral.

**Barrera intestinal:** es la estructura más interna del intestino. Cuando se daña o lesiona por comer sustancias nocivas al cuerpo, se altera y permite que las células de defensa se activen, produciendo inflamación. El daño de esta barrera está relacionado con todas las enfermedades crónicas actuales.

**Calprotectina**: es una proteína producida por las células del cuerpo llamadas neutrófilos, monocitos y macrófagos. Ejerce funciones de defensa.

**Catecolaminas**: estas sustancias son producidas por el cuerpo cuando detecta una señal de peligro. Cuando uno se angustia o se asusta, el cuerpo las libera y estas producen la sensación de acelerar la frecuencia del corazón, respirar profundo, sentir *tembladera* en las piernas, etcétera. Las más importantes son la epinefrina y la norepinefrina.

**Célula dendrítica (DC)**: son las principales células que presentan antígenos. Son las encargadas de detectar todas las sustancias extrañas que entran en contacto con el cuerpo humano.

**Célula presentadora de antígenos**: así es denominado en medicina un grupo de células presentes en todo el cuerpo, encargadas de detectar todas las sustancias extrañas que entran en contacto con el cuerpo.

**Celulosa**: es un polímero compuesto de moléculas de β-glucosa. Es la molécula orgánica más importante en la biomasa terrestre. Por ejemplo, las fibras del algodón son la forma más pura de celulosa existente en la Tierra. La cáscara de las leguminosas como el fríjol, el garbanzo, y el pasto hierba son celulosa.

**Citocinas y quemocinas**: este nombre es dado a una serie de sustancias que el cuerpo produce cuando hay inflamación o antiinflamación.

**Coprostanol**: sustancia producida en el metabolismo del colesterol.

**Disfunción**: es el término utilizado en medicina para describir que algo no funciona bien.

**Endotelio**: es la capa interna de todos los vasos sanguíneos. Es la estructura que más se altera cuando sufrimos de arterioesclerosis.

**Factor nuclear kappa-beta (FN-κβ)**: es una sustancia que se encuentra en el interior de todas las células. Cuando se activa, hace que estas liberen sustancias pro o antiinflamatorias. La activación es dada por señales o sustancias (citocinas o quemocinas) que otras células producen.

**Fagocitosis**: es un mecanismo de defensa por el cual las células, como los macrófagos, toman una sustancia y la introducen dentro de su cuerpo para destruirlas o neutralizarlas.

**Fitoquímico**: componente químico de las verduras, frutas y nueces, vital en la vida humana.

**Glucosa**: es el azúcar que le da energía a todo el cuerpo. Cuando se eleva en la sangre, decimos que el paciente tiene diabetes.

**GRAS**: es el término utilizado por la FDA (*American Food and Drug Administration*) para referirse a sustancias o químicos añadidos a los alimentos, y que son considerados seguros.

**Hiperlipidemia**: es un término usado para describir el aumento de los lípidos o grasas en el cuerpo.

**Homeostasis**: es el término utilizado para describir el equilibrio en todas las funciones del cuerpo. El cuerpo humano en homeostasis es un cuerpo sano.

**IgA (inmunoglobulina A)**: es la clase predominante de anticuerpo presente en las secreciones (saliva, sudor, lágrimas, calostro) del cuerpo humano.

**IL (interleucinas)**: así son descritas unas sustancias o citosinas producidas por el cuerpo para generar inflamación o antiinflamación. Se utilizan números para saber cuál es cuál.

**Inmunidad o inmunología**: la inmunidad es una forma de describir el sistema de defensa del cuerpo. Está dividida en celular (defensas provenientes de células) y humoral (defensas realizadas a partir de sustancias que el cuerpo produce).

**Inmunomodulación**: se refiere a la capacidad que tienen ciertas sustancias o bacterias para equilibrar el sistema de defensa del cuerpo.

**Killer células**: son una clase de linfocitos que *asesinan* especialmente los virus.

**LDL**: es la lipoproteína de baja densidad del colesterol o colesterol *malo*.

**Leptina**: es una hormona producida en el cuerpo humano que genera sensación de saciedad.

**Lignina**: es un polímero presente en las paredes celulares de árboles y plantas. Las plantas que tiene mucha lignina se denominan *leñosas*.

**Linfocitos**: esas células forman parte de las defensas del cuerpo. Se elevan en los exámenes de sangre cuando el cuerpo recibe un virus. Se clasifican en Th1, Th2 y Th3.

**Lipopolisacárido (LPS)**: esta estructura es un componente vital de la pared de las bacterias. Su presencia permite que sean detectados por los receptores o sensores del cuerpo, produciendo inflamación.

**Macrófagos**: son células del cuerpo humano que intervienen en los sistemas de defensa. Estas células se localizan en todo el cuerpo y cuando detectan una señal de peligro se activan, multiplican y producen sustancias para combatir al intruso. Tienen un papel importante en el desarrollo de la obesidad.

**Metahemoglobina**: la hemoglobina es la sustancia que transporta el oxígeno en la sangre. La metahemoglobina es una hemoglobina oxidada que capta más oxígeno, pero lo entrega menos a las células, produciendo hipoxia (falta de oxígeno) en los tejidos.

**Microflora o microbiota**: así son llamadas las millones de bacterias que están localizadas en el intestino humano.

**Microvellosidad**: este nombre es dado a unas estructuras como *pelos* que se encuentran en la luz del intestino. Ellas producen sustancias que facilitan la absorción de los alimentos. Entre ellas viven las bacterias buenas del intestino, como las hoy denominadas probióticas.

**Nitrógeno, especies reactivas de (RNS)**: similar al oxígeno, son las especies que produce el cuerpo cuando metaboliza el nitrógeno. El aumento es igualmente tóxico para todos los órganos del cuerpo humano.

**Oxígeno, especies reactivas de (ROS)**: este término describe una serie de sustancias que se producen en el cuerpo cuando el oxígeno es metabolizado. El aumento produce oxidación, que lleva a inflamación. Comer sustancias, estresarse, exponerse a contaminantes aumenta las ROS y ello es muy grave para el cuerpo.

**Peristalxis**: es el término utilizado para describir cómo se *mueve* el intestino dentro del abdomen.

**Permeabilidad**: es el término utilizado para describir el paso de sustancias a través de un vaso sanguíneo o cualquier barrera del cuerpo, como la intestinal o hemato-encefálica. El aumento de la permeabilidad causa enfermedades.

**Peroxidación**: es la oxidación de algo, como por ejemplo, las grasas o lípidos del cuerpo.

**Patrones moleculares asociados a patógenos (PMAP)**: así es denominada una serie de estructuras presentes en todas las bacterias, virus, parásitos, etcétera. Estas estructuras son detectadas por los receptores del cuerpo, produciendo inflamación para controlarlas. Las sustancias contaminantes como el mercurio, arsénico, preservativos y colorantes de alimentos tienen estructuras malas similares a las bacterias y se llaman patrones moleculares asociados al daño o lesión (PMAD).

**Proteínas de fase aguda**: son una serie de sustancias producidas por el cuerpo humano, especialmente en el hígado y vitales para iniciar respuesta inflamatoria. Algunas se miden en exámenes de laboratorio, lo que permite detectar o sospechar la presencia de enfermedad.

**Quimioheterótrofo**: así son llamados los individuos o bacterias que obtienen la energía para vivir a partir de reacciones químicas y, como fuente de carbono, la materia orgánica.

**Receptores**: son unas estructuras que el cuerpo tiene en todas partes. Sirven para detectar señales del mismo cuerpo, así como la presencia de sustancias tóxicas, contaminantes en el aire, bacterias, virus, alimentos dañados, etcétera. Los más importantes y que se mencionarán en todo el libro son los llamados Toll, cuya sigla es TLR. El cuerpo humano tiene nueve llamados numéricamente del 1 al 9. Estos receptores detectan los PMAP, activando los linfocitos, con producción de citocinas o quemocinas y la posterior generación de inflamación o antiinflamación.

# Prólogo

El siglo XXI amaneció deslumbrado por el entusiasmo científico alrededor del Proyecto Genoma Humano y las formidables perspectivas que se abrían para la ciencia en general y la medicina en particular. El desarrollo y el perfeccionamiento de técnicas de secuenciación genómica, junto con instrumentos informáticos de gran potencia de cálculo, hicieron posible que ya en el año 2000 los científicos presentaran un primer borrador de la secuencia de bases en cada uno de los genes presentes en nuestros 23 pares de cromosomas. Muy poco después, en el año 2003, se difundió el mapa completo de alrededor de 25 mil genes que codifican la vida humana. Este patrón de referencia, junto con la disponibilidad de chips con sondas de ADN —*microarrays*— y tecnologías de secuenciación de alto rendimiento han conformado las bases que han permitido realizar un gran número de *estudios de asociación del genoma completo* (GWAS) que desvelan relaciones entre variantes genéticas y determinados rasgos fenotípicos, como la expresión de enfermedad.

Al iniciar la segunda década de nuestro siglo XXI, contamos con cerca de un millar de estudios GWAS que han logrado identificar un alto número de polimorfismos genéticos que nos permiten reconocer la susceptibilidad genética individual para determinados tipos de enfermedades, sobre todo de carácter inmunológico o degenerativo, o pueden ayudarnos a predecir la respuesta a ciertos tratamientos farmacológicos.[1] Se han identificado cientos de polimorfismos que afectan enclaves genómicos concretos —*loci*—, pero su impacto en riesgo relativo para desarrollar la enfermedad a lo largo de la vida o para transmitirla verticalmente a la generación siguiente —heritabilidad— es, por lo general, extremadamente bajo. Dicho de otro modo, y tomando como ejemplo el caso de la enfermedad celíaca o la enfermedad de Crohn, la inmensa mayoría de los individuos portadores de rasgos genéticos asociados a dichas patologías ni desarrollarán la enfermedad, ni la transmitirán a sus descendientes. Aunque es evidente la importancia de estos estudios para la medicina del fututo, creo que podemos afirmar que la conclusión principal y más clara de esta primera fase de investigaciones sobre la contribución genética a la enfermedad humana es que los *factores ambientales continúan siendo el elemento determinante* en la inmensa mayoría de las enfermedades.

Este es un concepto interesante, porque, desde un punto de vista práctico, es más asequible y fácil intervenir sobre los factores ambientales que sobre la genética. Los factores ambientales incluyen clásicamente los vectores infecciosos de las enfermedades transmisibles y, además, un gran número de factores asociados con los estilos de vida, desde sedentarismo, tabaco y dieta hasta accidentes laborales o de tráfico y violencia. El desarrollo económico y social conlleva medidas de higiene pública y personal que han repercutido enormemente en la disminución de la incidencia de las enfermedades infecciosas clásicas y, en algún caso, incluso estamos presenciando su desaparición. Además, el uso adecuado de vacunas y antibióticos proporciona al médico el arsenal terapéutico necesario para combatir con éxito las enfermedades infecto-

---

1      Manolio, T. A. *Genomewide Association Studies and Assessment of the Risk of Disease.* N. Engl. J. Med., 2010; 363: 166-176.

contagiosas, de modo que, en general, su impacto en morbilidad y mortalidad es decreciente. Sin embargo, como apuntaba Jean-François Bach hace unos años,[2] la sociedad desarrollada se enfrenta a un incremento descontrolado de enfermedades inmunoinflamatorias —atopias, celiaquía, diabetes tipo 1, Crohn, esclerosis múltiple—, metabólicas —obesidad, diabetes tipo 2, esteato-hepatitis no alcohólica, enfermedades cardiovasculares—, degenerativas —Alzheimer, aterosclerosis, osteoartrosis y osteoporosis, depresión— y neoproliferativas —cáncer de colon y de mama, especialmente—. No tenemos un panorama claro para entender la etiología precisa de tales patologías y, por tanto, carecemos de recursos terapéuticos eficaces para prevenirlas o erradicarlas. Pero sí hay evidencia epidemiológica consistente en cuanto a su relación con los estilos de vida: el sedentarismo y sobre todo la mala alimentación son factores de riesgo comunes a muchos de esos procesos. Sirva como ejemplo que la incidencia de cáncer de cualquier tipo es un 20 por ciento menor en los vegetarianos comparados con los no-vegetarianos, y que los vegetarianos tienen reducida en un 30 por ciento la mortalidad por enfermedad coronaria.[3]

Como médicos, necesitamos conocer muy bien las ciencias de la alimentación, pero, por desgracia, se trata de un área de conocimiento a la que habitualmente las Facultades de Medicina no han dado suficiente prioridad. En contraposición a ello, la comunidad científica se hace cada vez más consciente de la relevancia de los alimentos en el cuidado de la salud y, por tanto, la última década está siendo testigo de muchas novedades en la investigación epidemiológica, efectos fisiológicos y funcionales de los alimentos, caracterización y desarrollo de

2    Bach, J. F. *The Effect of infections on Susceptibility to Autoimmune and Allergic Diseases*. N. Engl. J. Med., 2002; 347: 911-920.
3    Huang, T.; Yang, B.; Zheng, J.; Li, G.; Wahlqvist, M. L.; Li, D. *Cardiovascular Disease Mortality and Cancer Incidence in Vegetarians: A Meta-analysis and Systematic Review*. Ann. Nutr. Metab., 2012; 60: 233-240.

productos más sanos, etcétera. Agradezco mucho a mi amigo, el doctor Jaime Forero Gómez, el grandioso esfuerzo bibliográfico, literario y docente que ha hecho para traer a nuestras manos un libro claro, práctico y actual, que nos presenta lo que el médico necesita saber sobre factores ambientales, estilos de vida y alimentación sana. Estoy seguro de que los conocimientos y consejos de este libro me van a ayudar mucho en mi práctica médica diaria como gastroenterólogo de adultos. Y espero que usted lo lea, lo disfrute y lo consulte como libro *de cabecera*.

*Dr. Francisco Guarner*
*Director*

*Laboratorio Experimental de enfermedades digestivas*
*Universidad Hospital Vall d'Hebron*
*Barcelona*
*Barcelona, 16 de Abril de 2013*

# PREFACIO

Hace casi doce años, y a raíz de un foco epidémico por una bacteria multirresistente que se nos presentó en una unidad de cuidado intensivo neonatal en la ciudad de Bucaramanga, Colombia, iniciamos el uso de una mezcla de probióticos multiespecie, facilitada por la Universidad de Verona, Italia, en niños recién nacidos prematuros extremos, con lo que logramos el control de la bacteria y, a la vez, observamos que la enterocolitis necrotizante y la sepsis tardía disminuían en forma importante, por lo que consolidamos estas observaciones en varios trabajos de investigación presentados en congresos nacionales e internacionales, lo cual nos permitió disminuir, al día de hoy, las cifras de morbilidad y mortalidad a cifras incluso inferiores a las que informan los países *desarrollados*, concepto ya aceptado y practicado en muchas unidades de cuidado intensivo en el mundo. Esta mezcla hoy es comercializada en Colombia con el nombre de Eptavis®, un producto o alimento sin efectos secundarios y de amplia utilidad en todo tipo de padecimientos y enfermedades que nos afectan en la actualidad.

Paralelo al estudio de la microbiota intestinal, se ven obligados a estudiar los efectos de los alimentos en toda la fisiología del tubo digestivo y respuesta inmune (defensas) del cuerpo. Además, empezamos a analizar cómo la contaminación ambiental en sus múltiples formas y la alimentación *chatarra* afecta nuestra salud aún antes de nacer, con efectos sobre toda la existencia del cuerpo humano.

Valiéndome de los conceptos que utilizo diariamente en la práctica privada como médico pediatra, me siento obligado a empezar a escribir este libro que he titulado muy sencillamente, *Cómo y qué comer*, en la búsqueda de que las personas que no trabajan en salud entiendan cómo un alimento es benéfico y preventivo en la aparición de todas las enfermedades que nos afectan hoy en día, buscando traducir la terminología científica a palabras que cualquier persona sin estudios médicos pueda entender y conocer para saber qué alimento es benéfico o perjudicial. No pretendo sustituir los excelentes libros existentes ni dar recetas de cocina, sino simplemente que la humanidad conozca por qué nos estamos enfermando y muriendo de tanta enfermedad devastadora y cómo tener una vida saludable desde antes de nacer.

# Capítulo 1

# Contaminación ambiental

Hoy en día, la contaminación ambiental, el tipo de dieta y los alimentos que consumimos son considerados los principales factores causantes de la gran cantidad de enfermedades agudas y crónicas que estamos padeciendo, la mayoría sin un tratamiento adecuado; en importancia, se trata de enfermedades respiratorias —en especial, en niños—, trastornos neurodegenerativos —por ejemplo, Alzheimer, esclerosis, encefalitis diferentes—, cánceres de toda índole, en todas las edades, enfermedades autoinmunes y reumatológicas —artritis, lupus—, etcétera. Por esto, consideramos importante en este libro enfocado en la alimentación describir estos contaminantes, buscando generar conciencia en toda la población sobre la importancia de estos factores en la génesis de la mayoría de las enfermedades que estamos sufriendo, dándole herramientas útiles para orientar programas de prevención y, en muchas ocasiones, de curación. Con este conocimiento, la población podrá prevenir, en sus familias, la aparición de estas enfermedades, al controlar los factores desencadenantes.

La Organización Mundial de la Salud (OMS) informa que más de tres millones de niños mueren en el mundo cada año por causas relacionadas con el medio ambiente. Los cambios fisiológicos rápidos que experimenta el niño desde su concepción, el embarazo y posterior al nacimiento, lo hace altamente susceptible a los efectos del medio ambiente alterado y contaminado.

Los cambios en el medio ambiente, lo expone a alteraciones en su cuerpo, durante ventanas críticas del desarrollo, produciendo una cascada de efectos en el organismo que lo afecta a lo largo de su existencia.

## CONTAMINANTES EN EL AIRE

| **Tabla 1. Contaminantes criterio en el aire ambiental con grandes efectos nocivos para la salud. La mayoría son emitidos por los vehículos a motor.** |
| --- |
| 1) El ozono troposférico (O3) |
| 2) Dióxido de nitrógeno (NO2) |
| 3) Material particulado de menos de 2.5 micrones de diámetro aerométrico (PM2,5) |
| 4) Monóxido de carbono (CO) |
| 5) Bióxido de azufre (SO2) |

Tabla modificada de Huang, Y. C.; Al-Hegelan, M. Adverse Effects of Outdoor Air Polution. Clin. Pulm. Med., 2012; 19: 14-20.

La legislación de los Estados Unidos identificó seis contaminantes en el aire, conocidos como los contaminantes criterio que tienen efectos nocivos importantes en la salud: 1) ozono troposférico (O3), 2) dióxido de nitrógeno (NO2), 3) material particulado de menos de 2.5 micrones de diámetro aerométrico (PM2,5), 4) monóxido de carbono (CO) y bióxido de azufre (SO2). Los vehículos de motor a gasolina y diésel emiten la mayor parte de estos contaminantes, pero fuentes industriales como las centrales eléctricas con carbón como combustible pueden contribuir en forma sustancial a esto, dependiendo de la región (ver *Tabla 1*).

Por esto, la EPA (Agencia de Protección del Medio Ambiente) desarrolló el denominado Índice de Calidad del Aire, que es un método de notificación diario de la calidad del aire, que mide cinco de seis contaminantes —excepto el plomo— y es diseñado para comunicar las condiciones en que los niveles de contaminación pueden dar lugar a efectos adversos en la salud.

Los metales pesados son un grupo único de compuestos existentes en la naturaleza, liberados en el medio ambiente a través de diversos procesos. La expansión reciente de actividades industriales humanas, incluyendo la minería a cielo abierto, fundición, creación de nuevos compuestos, ha llevado a un incremento exponencial en la cantidad de metales pesados liberados en la atmósfera, agua y suelo.

Las especies reactivas de oxígeno (ROS) son el mecanismo a través del cual los contaminantes ejercen su efecto en la vía aérea y en todos los órganos del cuerpo. Los hidrocarburos aromáticos policíclicos liberados como partículas del escape de los motores diésel son estresantes oxidativos conocidos y las concentraciones ambientales de SO2, NO2 y PM2,5 se han asociado con incremento en las ROS, lo que produce inflamación crónica dentro del cuerpo (ver capítulo de respuesta inflamatoria), lo que afecta principalmente el sistema respiratorio, el gastrointestinal y el nervioso central, con la aparición de todas estas enfermedades.

Bind y colaboradores han demostrado en voluntarios sanos que, después de inhalar por una hora partículas de la combustión del diésel, se aumentan los niveles de ICAM-1 y VCAM-1 en el tejido y líquido bronquial, con la aparición de niveles incrementados de estos marcadores en sangre venosa entre cuatro y veintidós horas. Estas siglas (ICAM-1 y VCAM-1) son sustancias que produce el cuerpo cuando es expuesto al aire contaminado, con el consiguiente aumento de la inflamación en todos los órganos.

## CONTAMINACIÓN AMBIENTAL Y ENFERMEDADES

La contaminación ambiental está relacionada fuerte y directamente con la aparición de todo tipo de cánceres, de infarto

21

miocárdico y de enfermedades cerebro cardiovasculares —derrame y trombosis cerebral— y neurodegenerativas.

Las vías fisiológicas afectadas por la contaminación incluyen un aumento de la inflamación sistémica mediada por citocinas —sustancias que mencionaremos en todo el libro y que se producen en el cuerpo para producir inflamación o antiinflamación—, disfunción endotelial —daño de la pared de los vasos sanguíneos—, trombosis aumentada, disminución de la estabilidad de las placas ateroescleróticas y aumento en las arritmias —trastornos del ritmo del corazón—.

La contaminación ambiental altera todas las sustancias que nos permiten tener coagulada o anticoagulada la sangre, mantener un cuerpo sin inflamación y permitir que las capas internas de los vasos sanguíneos funcionen en forma adecuada, sin que aparezca arterioesclerosis y similares. La elevación de estos marcadores o sustancias se asocia a eventos cardiovasculares adversos.

La contaminación también está enlazada con la expresión y activación de unos sitios que están en todo el cuerpo y que se llaman receptores Toll (TLR) —no existe una traducción al español—. Estos receptores son una especie de sensores que tenemos por todas partes y nos avisan cuando el cuerpo está siendo contagiado por una infección —virus, bacterias, parásitos, etcétera— o expuesto a una sustancia tóxica —ozono, monóxido de carbono— o venenosa —por ejemplo, DDT y glifosato—, lo que activa los sistemas de *defensas* —sistema inmune— para controlar esta agresión. El cuerpo humano tienen nueve numerados en secuencia y cada uno funciona de una manera diferente. Por ejemplo, los TLR-2 se activan cuando hay contaminación ambiental.

Los efectos de la contaminación del aire en las enfermedades cardiovasculares son peores en humanos con variantes en los genes del fibrinógeno y la IL-6. Sin embargo, modificaciones epigenéticas son importantes en cuanto a producirlas.

La epigenética es una rama de la genética que, a la vez, analiza los factores que transmitimos por herencia —ejemplo: porque somos rubios, morenos, altos, tenemos los ojos claros—. Estas características corporales son transmitidas a través de lo que los médicos llaman el DNA. El DNA o *herencia que transmitimos* se establece desde el mismo momento en que la madre sabe que está embarazada. Sin embargo, el DNA puede cambiar, y es lo que se llama mutación. Por ejemplo, desafortunadamente, nace un niño sin una mano: esto puede deberse a una mutación en el DNA. Esta mutación hace que los genes que transmiten todas nuestras características cambien y aparecen muchas enfermedades genéticas, con niños retrasados, malformados, etcétera. Gran parte de estas mutaciones parecen deberse a todos los contaminantes ambientales que mencionamos antes. Lo grave es que estas alteraciones pueden manifestarse no solo en los hijos, sino en los nietos, quienes no tienen la culpa de nacer así. El cambio que experimenta el DNA por culpa de las diversas sustancias que están presentes en el aire ambiental se llama bioquímicamente metilación, y, como dijimos, se transmite casi obligatoriamente en todas las generaciones siguientes. Un ejemplo de esto es el señor que sembró algodón en cualquier región del país y regó DDT —veneno— muchos años sin protegerse con nada, porque en esa época era ignorante de las consecuencias de estos tóxicos o venenos. El señor, por esta exposición crónica —de muchos años— al veneno, presenta mutaciones en su DNA que transmite, sin saber, a sus hijos. El señor muere de cualquier otra enfermedad y su hija, sin conocer las mutaciones o cambios epigenéticos heredados en su cuerpo, tiene su primer hijo, que nace malformado. Lo grave es que sus nietos también podrían nacer enfermos.

## Dieta y contaminación ambiental

Uno de los nuevos enfoques más interesantes para controlar en nuestro cuerpos estas alteraciones secundarias a la contaminación ambiental mundial que nos está matando lenta y silenciosamente es, desde antes de que nazca el niño, reaprender a comer sano y saludable, modificando la dieta alimentaria.

Comer sano y saludable es empezar a utilizar frecuentemente alimentos que son antioxidantes y antiinflamatorios —es decir, que disminuyen y bloquean la oxidación dentro del cuerpo que producen las especies reactivas de oxígeno, frenando la inflamación que finalmente produce las enfermedades—. Un ejemplo de un alimento así es el brócoli. Muchos lo rechazamos porque produce gases, distensión del abdomen, dolor, etcétera. Sin embargo, esta verdura, como otras, produce en el intestino sustancias que llamamos polifenoles o fitoquímicos (ver capítulo de fitoquímicos o polifenoles), como el sulforafano, que hace que nuestro cuerpo produzca unas sustancias denominadas enzimas, que son anticancerígenas y antiinflamatorias, y previenen enfermedades. Por esto, el brócoli es conocido como *el rey de la nutrición*. Comer brócoli frecuentemente disminuye los efectos de los gases de la gasolina y el diésel en nuestro cuerpo.

Es tan real este hecho que en los colegios y jardines infantiles de México DF —una de las ciudades más contaminadas del mundo— es obligatorio, y en especial en niños asmáticos, comer diariamente grandes cantidades de frutas y verduras dentro de lo que hoy se denomina una dieta *mediterránea*. La dieta mediterránea, lo que hace es darles, a la vez, alimentos sanos a las bacterias que componen la flora probiótica localizada en el intestino delgado y grueso; estas bacterias probióticas, al recibir estos alimentos sanos —llamados prebióticos— producen gran cantidad de estas sustancias mencionadas que llamamos citocinas, de tipo antiinflamatorio, bloqueando los efectos nocivos que produce la contaminación del aire sobre el sistema respiratorio.

Los contaminantes en el aire son una mezcla de aerosoles, partículas y gases que provienen de fuentes antropogénicas —ejemplo: gasolina de combustibles fósiles— o naturales —resuspensión de tierra o polvo—, con modificaciones físicoquímicas secundarias en la atmósfera. Los efectos adversos en los humanos han sido documentados en trabajos múltiples publicados en revistas de alto impacto. En la *Tabla 2*, anotamos los estándares de calidad de contaminantes del aire permitidos en los EE.UU. y el tiempo promedio en que comienzan a generar cambios en el cuerpo humano. Observen en dicha tabla que, por ejemplo, el monóxido de carbono comienza a producir inflamación después de estar inhalándolo *sin culpa* más de una hora durante los horarios de estudio y trabajo. Si, por ejemplo, trabajo en una oficina localizada sobre una avenida principal llena de *trancones* de carros y buses, inhalando en todo momento estos *venenos* atmosféricos, ¿se imaginan, día a día, qué está pasando en el interior de nuestros cuerpos? Y si analizamos que una gran mayoría de los jardines infantiles, escuelas y colegios donde asisten nuestros niños y nietos en proceso de crecimiento y desarrollo se localizan en casas viejas, en grandes avenidas, ¿qué le puede estar pasando al cuerpo de nuestros infantes?

**Tabla 2. Estándares de calidad del aire ambiental (http://epa.gov/air/criteria.html)**

| Contaminante | Tipo de estándar | Nivel | Tiempo promedio |
|---|---|---|---|
| CO | Primario | 35 ppm (40mg/ m$^3$) | 1 H |
| | Primario | 9 ppm (10mg/ m$^3$) | 8 H |
| Pb (Plomo) | Primario y secundario | 0.15 µg/m$^3$ | Alrededor 3m |
| | | 1.5 µg/m$^3$ | Trimestral |
| NO$_2$ | Primario y secundario | 0.053 ppm (100µg/ m$^3$) | Anual |
| PM$_{10}$ | Primario y secundario | 150 µg/m$^3$ | 24 H |
| PM$_{2.5}$ | Primario y secundario | 35 µg/m$^3$ | 24 H |
| | Primario y secundario | 15 µg/m$^3$ | Anual |
| O$_3$ | Primario y secundario | 0.12 ppm (235µg/ m$^3$) | 1 H |
| | Primario y secundario | 0.075 ppm (150µg/ m$^3$) | 8 H |
| SO$_2$ | Primario | 0.14 ppm (365µg/ m$^3$) | 24 H |
| | Primario | 0.030 ppm (80µg/ m$^3$) | Anual |
| | Secundario | 0.5 ppm (1300µg/ m$^3$) | 3 H |

Primario se refiere al estándar límite establecido para proteger la salud humana. Secundario establece los límites normales para proteger el bienestar público de los efectos adversos, conocidos o previstos de un contaminante. CO: monóxido de carbono; NO2: dióxido de nitrógeno; O3: ozono; PM: material particulado; SO2: dióxido de azufre.

Tabla modificada de: Huang, Y. C.; Al-Hegelan, M. *Adverse Effects of Outdoor Air Polution.* Clin. Pulm. Med., 2012; 19: 14-20.

La concentración de los contaminantes en el aire tiene una variación espacial y geográfica. Los niveles de contaminantes en el aire cercanos a avenidas principales y calles con gran tránsito es muy elevada en relación a los sondeos de los monitores de medición de contaminación, localizados, por lo general, lejos de estas avenidas. Existe una asociación fuerte entre la intensidad de tránsito cerca de nuestros hogares e incremento de mortalidad hasta en un 10 por ciento. En USA, la contaminación ambiental afecta el 16 por ciento de las viviendas en todo el país —o aproximadamente 48 millones de habitantes usualmente no blancos y de estratos socioeconómicos bajos—, localizadas a menos de 100 metros de las avenidas principales; sus habitantes, por su parte, tienen los índices más elevados de enfermedades. Es decir, si vivo a menos de 100 metros de una avenida principal llena de tránsito automotor, estoy forzosamente evenenándome poco a poco todos los días. Más grave aun es que estos contaminantes se acumulan progresivamente hasta que aparece la enfermedad, generalmente no curable.

Describiremos, a continuación, los principales contaminantes del aire:

## Ozono

El ozono ($O_3$) es un gas ambiental que es formado como resultado de la reacción química entre los óxidos de nitrógeno (NOx) y compuestos orgánicos volátiles (VOCs), en presencia de la luz solar (hv).

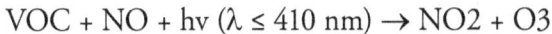

$$VOC + NO + hv\ (\lambda \leq 410\ nm) \rightarrow NO2 + O3$$

Esta reacción también produce muchas especies o sustancias secundarias, que, junto con el ozono, forman *smog* fotoquímico. El dióxido de nitrógeno (NO2- especie secundaria) producido por esta reacción puede formar más O3 por la siguiente reacción:

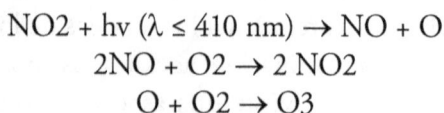

$$NO2 + hv\ (\lambda \leq 410\ nm) \rightarrow NO + O$$
$$2NO + O2 \rightarrow 2\ NO2$$
$$O + O2 \rightarrow O3$$

El ozono producido en la última reacción puede ser removido por el siguiente mecanismo:

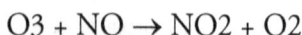

$$O3 + NO \rightarrow NO2 + O2$$

La eficiencia de este mecanismo de remoción de O3 se pierde si el NO reacciona con otros elementos semejantes a los radicales hidroxilo, presentes en el *smog*. Los vehículos de motor de escape, las emisiones industriales, los vapores de la gasolina y los solventes químicos son la fuente principal del aumento de la concentración de O3 en las ciudades.

La emisión de ozono está relacionada con un incremento en la morbilidad y mortalidad por enfermedades respiratorias, cerebro cardiovasculares y cáncer.

Un incremento en la concentración de ozono en el aire de 10 ppb se asocia con un aumento de 0.87 por ciento de mortalidad y 0,64 por ciento de aumento en enfermedades cardiovasculares.

El mecanismo primario de la toxicidad por el ozono está dado por sus propiedades fuertemente oxidantes, que oxidan los componentes celulares como las membranas que cubren nuestras células —las membranas de nuestras células están compuestas en gran parte por lípidos, que popularmente llamamos grasas, saturadas e insaturadas— y los grupos thiol de las proteínas. Las reacciones con los líquidos que cubren las vías aéreas también producen oxidantes secundarios, semejantes a paeróxidos, aldehidos y radicales orgánicos, los cuales producen lesión oxidativa y, lógicamente, inflamación. Estas especies reactivas de oxígeno (ROS) pueden, en forma directa, activar estas sustancias de señalización que se producen para comunicar una célula con otra, o un órgano con otro —así funciona el cuerpo humano—, produciendo un daño celular más grave, incluyendo cambios genéticos ya descritos cuando hablamos de la epigenética. El estrés oxidativo creado al respirar O3 causa disregulación importante de la respuesta inmune —*defensas*— innata y adaptativa.

La inhalación aguda del ozono produce liberación de gran cantidad de citocinas y quemocinas —otras sustancias que genera el cuerpo humano—, produciendo gran inflamación pulmonar, hiperreactividad de los bronquios, moco —expectoración—, tos y lesión definitiva en los pulmones, peor que la que se presenta cuando fumamos cigarrillo.

## MATERIAL PARTICULADO (PM)

El PM es una mezcla compleja de partículas sólidas y líquidas suspendidas en al aire. El PM contiene gran cantidad de constituyentes químicos, incluyendo metales en forma de óxidos, sales solubles —ejemplo: nitrato de amonio y sulfatos— y materiales orgánicos —ejemplo: carbón elemental y compuestos hidrocarbonados—. La composición específica y la abundancia relativa de estos constituyentes dependen de la fuente y varían de lugar a lugar. Por ejemplo, el PM de la combustión de combustibles fósiles —gasolina, diésel— contiene gran cantidad de metales solubles en transición, a diferencia del PM derivado del suelo en los bosques, que no contiene metales.

El PM del aire ambiente está categorizado de acuerdo con el tamaño basado en el diámetro aerodinámico medio de masa (MMAD) —una forma de medir partículas presentes en el aire—. El PM grueso tiene un MMAD entre 2.5 y 10 μm

(PM 10-2.5) y el PM fino, un MMAD < a 2.5 μm (PM2.5). El PM ultrafino —partículas con MMAD ≤ 0.1 μm— es un subconjunto del PM fino.

El PM grueso proviene de fuentes naturales, incluyendo trozos de la corteza terrestre resuspendidos, residuos suspendidos de las pastillas de los frenos de autos, neumáticos y llantas en carreteras, espumas y material biológico —polen, hongos, esporas y otras partes de las plantas—.

El PM fino proviene de la quema de combustibles, como la de las plantas eléctricas y los automóviles. El PM ultrafino proviene de las mismas fuentes que el PM fino, pero es altamente inestable y tiende a crecer a través de coagulación y/o condensación, formando agregados complejos grandes en el transcurso de las horas. El PM fino tiende a viajar distancias considerables desde el sitio donde se originó. Cuando vemos estos grandes incendios forestales que nos presentan en la televisión, pensamos que pueden estar lejos y, en la comodidad que vivimos, creemos no nos afecta. En el caso de un incendio a más de 100 kilómetros de, por ejemplo, Bogotá, en el transcurso de 72 horas, el aire transporta este material particulado, que termina inflamando nuestras vías respiratorias. Esta distancia y más tiene el PM la capacidad de viajar.

La exposición a corto plazo del PM2.5 incrementa en forma importante la morbilidad secundaria a padecimientos respiratorios, al aumentar los síntomas respiratorios, disminuir las funciones pulmonares, utilizar medicamentos e incrementar las hospitalizaciones y consultas médicas por asma, EPOC e infección respiratoria. El riesgo de todas las enfermedades respiratorias se eleva en aproximadamente 2 a 6 por ciento por cada incremento de 10 μg/m3 en la concentración en el aire del PM2.5. Este mismo nivel de exposición aumenta en un 4 a 5 por ciento el riesgo de presentar arritmias cardiacas, insuficiencia cardiaca congestiva y enfermedad isquémica miocárdica —infarto del corazón—.

## DIÓXIDO DE NITRÓGENO (NO2)

El NO2 pertenece a una familia de gases fuertemente reactivos, conocida como los NOx (óxidos de nitrógeno). El NO2 facilita la formación de niveles elevados de ozono, como describimos en las ecuaciones previas. El NO2, al reaccionar con el amonio y otros compuestos, contribuye también a la formación de PM fino. El NO2 es considerado un derivado del tránsito vehicular. La concentración de NO2 en las viviendas alrededor de 50 metros de una autopista es 30 a 100 por ciento más elevado que fuera de esta distancia.

En ciudades y avenidas donde la concentración de NO2 supera las 20 ppb, sus habitantes tienen gran morbilidad respiratoria y cardiovascular, con padecimientos similares a los descritos con otros contaminantes.

## MONÓXIDO DE CARBONO (CO)

El CO es formado en forma primaria por la combustión incompleta de los combustibles que contienen carbono. En las ciudades, más del 75 por ciento del CO proviene de los vehículos, y en las viviendas cercanas a avenidas y autopistas, la concentración es cinco veces más elevada.

El CO produce hipoxia tisular —disminución del oxígeno en nuestros tejidos— como resultado de su afinidad elevada con la hemoglobina —sustancia de la sangre encargada de transportar el oxígeno que respiramos a nuestras células y órganos—, con la producción de carboxihemoglobina (HbCO), que reduce la capacidad de transporte del oxígeno por la hemoglobina y disminuye su liberación a los diversos sistemas orgánicos, efecto insuficiente para afectar la oxigenación cuando lo inhalamos del aire ambiente. Sin embargo, el CO también se une con otras proteínas que existen en la sangre y diferentes órganos del cuerpo como el hígado y el corazón, llamadas, por ejemplo, mioglobina, citocromo c oxidasa, sintasa de óxido nítrico y citocromo P450, lo que disminuye la comunicación entre los órganos, siendo responsable de los efectos tóxicos, no derivados de la falta de oxígeno, produciendo gran cantidad de esas especies reactivas de oxígeno, con la aparición de más oxidación e inflamación crónica. La exposición crónica al CO, en forma similar, aumenta la incidencia de enfermedades respiratorias y cardiovasculares. La exposición aguda afecta diversas funciones del sistema nervioso central, como la memoria y la productividad.

## Dióxido de azufre (SO2)

El SO2 es el miembro principal de los óxidos de azufre, que se deriva en forma primaria de la combustión de los combustibles fósiles —gasolina, diésel—. Las fuentes de emisión de SO2 provienen en un 66 por ciento de las centrales eléctricas alimentadas con combustibles fósiles; otras industrias, con un 29 por ciento; y los automóviles, en un 5 por ciento. En las ciudades, los automóviles son los responsables de casi un 50 por ciento de las emisiones. Las fuentes naturales de SO2 provienen de las erupciones volcánicas e incendios forestales. La producción de SO2 por combustión también genera cantidades significativas de material particulado fino proveniente del azufre.

En forma similar a los otros contaminantes, la exposición produce aumento de la incidencia de enfermedades respiratorias y cardiovasculares. Lo grave de este óxido es que la exposición crónica, como la que tienen humanos que viven en las cercanías de grandes avenidas, produce enfermedad respiratoria similar a la que experimentan los fumadores de cigarrillo.

## Contaminantes no clasificados (TAP)

Los TAP, también conocidos como contaminantes peligrosos del aire, son los elementos conocidos por causar cáncer y otros efectos en la salud, como los trastornos neurodegenerativos. Dentro de los TAP comunes, incluimos el benzeno, percloroetileno, cloruro de metileno, dioxina, asbesto, tolueno y metales semejante al cadmio, mercurio, cromo y plomo y sus derivados, que describiremos más adelante. Algunos de estos TAP son emitidos por los vehículos a motor en el aire cuando la gasolina se evapora o pasa a través del motor como combustible no quemado. Como ya dijimos, son carcinogénicos potenciales y afectan el sistema respiratorio, reproductor y nervioso central y periférico.

## Elementos traza

Elementos traza es, en general, un término colectivo aplicado a un grupo de metales y metaloides con una densidad atómica mayor a 6 g/cm. Este término es ampliamente reconocido y usualmente aplicado a elementos semejantes al cadmio (Cd), cobre (Cu), hierro (Fe), plomo (Pb) y zinc (Zn), los cuales son asociados a la polución y problemas de toxicidad.(4)

A diferencia de la mayoría de los contaminantes orgánicos, los elementos traza se encuentran habitualmente en rocas en formación y son minerales.

La contaminación produce concentraciones elevadas de estos metales en relación a las normales en la Tierra; sin embargo, la presencia de un metal es evidencia insuficiente de contaminación. Aunque los metales difieren de manera considerable en sus propiedades químicas, ellos son usados ampliamente en máquinas electrónicas y artefactos de la vida diaria.

La agricultura constituye una de las más importantes fuentes de contaminantes metálicos. Las principales son las impurezas en los fertilizantes, pesticidas y lodos depurados. La industrialización y las actividades de la agricultura, incrementadas, han sido acompañadas alrededor del mundo por la extracción y distribución de sustancias minerales de sus depósitos naturales.

Los compuestos inorgánicos como los elementos traza tienen una multitud de efectos tóxicos semejantes a síndromes agudos y efectos neurotóxicos —que finalmente causan enfermedades en el cerebro, riñones, piel, etcétera—. El Cd y el Pb son dos de los contaminantes tóxicos en la cadena alimentaria. El Cd daña los pulmones y causa la enfermedad dolorosa Itai-Itai. El Pb afecta la sangre, diversos órganos y el SNC —sistema nervioso central—. Los niños son altamente susceptibles a los efectos de los metales tóxicos, debido al desarrollo incipiente del tracto digestivo, permitiéndoles gran absorción.

El Cu contamina a través del contenido de alimentos de los animales y proveniente de las aleaciones utilizadas en los equipos usados en ganadería.

Los niveles máximos permisibles de metales en la leche dados por la Federación Internacional de Lecherías (IDF, Estándar 1979) son: 0.037 µg/g para el Fe, 0.328 µg/g para el Zn, 0.02 µg/g para el Pb, 0.01 µg/g para el Cu y 0.0026 µg/g para el Cd.

Un kilo de emisiones de gases de una casa está asociado con la producción de 162 gramos de proteína de trigo y 32 gramos de proteína de la leche, pero solo 10 gramos de proteína de la carne. Además, aproximadamente 6 a 7 gramos de proteína de soya se necesitan para producir 1 gramo de proteína animal.

## Metales pesados

Nosotros día a día estamos consumiendo enormes cantidades de metales pesados, los cuales tienen detección baja en las muestras clínicas que periódicamente realizan algunas empresas con técnicas de laboratorio obsoletas y que no reflejan la contaminación y *venenos* que nuestro cuerpo recibe para convencernos de que estos metales no les hacen daño a las comunidades humanas, animales y a la cadena alimentaria. Un 40 a 60 por ciento de los metales ingeridos son absorbidos a través de la barrera intestinal, dentro del cuerpo. Una excepción es el metilmercurio, el cual puede absorberse hasta en un 90 por ciento —podemos imaginar cuánto metilmercurio estamos recibiendo en nuestros cuerpos gracias a la minería a cielo abierto para extraer oro— (ver *Tabla 3*).

## Arsénico

Uno de los contaminantes más comunes y tóxicos es el arsénico, un elemento metaloide incoloro e insípido, ampliamente distribuido en la corteza terrestre y encontrado en las aguas subterráneas, en diversos países. La contaminación de las aguas es un problema grave en la India y en Bangladesh. En estos dos países, 60 a 100 millones de personas tienen gran riesgo, debido a la ingesta de aguas contaminadas con arsénico. La OMS refiere que un nivel óptimo de arsénico en el agua potable no debe exceder las 10 ppb.

La ruta de entrada al cuerpo del arsénico es el consumo de agua y de alimentos contaminados, y por inhalación. La absorción del arsénico a través de la piel es mínima, por lo que el lavado de manos y corporal con aguas contaminadas no es un peligro para la salud. El arsénico puede alcanzar niveles peligrosos en los alimentos; esto ocurre cuando aguas contaminadas con arsénico son usadas en la irrigación y se acumula en los cultivos, previo a su consumo. Los hombres, en Bangladesh, tienen los ingresos más elevados de arsénico, con estudios que muestran ingestas de 214 ug/persona/día, mientras que el consumo en USA y Canadá es de 88 y 59.2 ug/persona/día, respectivamente. Esto puede ser cuestión de exposición o factor de diferenciación en la composición de la microbiota intestinal en estos países. Recuerden que el arsénico mata la flora probiótica —microbiota— en el intestino, produciendo gran inflamación y aparición de enfermedades.

## Plomo

La exposición al plomo, un problema de salud pública grave, está asociado al desarrollo físico alterado, desórdenes gastrointestinales, función cognitiva disminuida y alterada, conducta antisocial, delincuencia y, en casos graves, la muerte.

A través de la historia, el plomo ha sido ampliamente utilizado en proyectos industriales y de construcción, lo que ha llevado a su distribución en todas partes, especialmente en pisos y polvo. Para la mayoría de las personas, la exposición al plomo proviene de fuentes secundarias. Este puede ser inhalado o ingresar a la atmósfera a través de fuentes industriales, fundición y, recientemente, mediante la gasolina. Puede también entrar a través del agua transportada por tuberías antiguas de plomo, en pinturas de casas y suelos contaminados, los cuales son más peligrosos para los niños.

La intoxicación por plomo puede darse con el consumo de alimentos y agua.

Dado que el plomo no se disipa, no es biodegradable o se descompone, el Pb depositado en el polvo y en el suelo se convierte en una fuente a largo plazo de la exposición.

La intoxicación por plomo es definida como niveles de plomo en sangre mayores o iguales a 10 mcg/dL, aunque alteraciones graves han sido vistas con niveles inferiores.

El plomo tiene la habilidad de bioacumularse en sangre y huesos. La vida media del plomo es de alrededor de treinta días, pero puede permanecer en el esqueleto por años; por esta razón, la intoxicación por plomo es un problema persistente. Es más grave en infantes. Entre 1999 y 2002, un estimativo de 310 mil niños en USA tenían niveles de plomo en sangre mayores a 10 ug/dL y 1.4 millones —casi el 14 por ciento—, niveles entre 5 y 9 ug/dL. Es difícil identificar las fuentes de ingreso, pues son múltiples, aunque se destacan el medio ambiente y la alimentación. En EE.UU., con el retiro del plomo de la gasolina, la proporción de niños de 1 a 5 años de edad con niveles mayores o iguales a 10 mcg/dL disminuyó en un 88 por ciento desde 1970, al 2.2 por ciento en los años 1999-2000. Esto demuestra el potencial de los políticos y las regulaciones que generan para mejorar el medio ambiente en que vivimos.

Las pinturas basadas en plomo son la fuente más común de exposición en dosis elevadas en niños preescolares. En USA, cerca de 3 millones de toneladas permanecen en aproximadamente 57 millones de casas construidas antes de 1980, lo que representa el 74 por ciento de estas viviendas. Unas 3.8 millones de viviendas ocupadas por personas jóvenes contienen pinturas con plomo en estado defectuoso. Las pinturas con plomo sobre superficies abrasivas de fricción, como el interior y exterior de los componentes de las ventanas, se inhala o ingiere a través de la acción de llevarse las manos a la boca, y esto ha sido identificado como el factor principal contribuyente a la carga corporal total de plomo en los niños.

Los niños pequeños, especialmente los menores de 2 años, son los más susceptibles a los efectos del plomo, debido al desarrollo rápido en curso del sistema nervioso central (SNC), el alto grado de absorción del plomo en el cuerpo y el comportamiento de llevarse todo a la boca en su etapa exploratoria, característica de esta edad.

Uno de los factores principales, en lo ambiental, causantes de los altos niveles de envenenamiento por plomo en una gran parte de las viviendas es la antigüedad de la construcción. Las viviendas de valor bajo, menor proporción de vivienda propia y una cantidad de viviendas vacías son todos factores de riesgo para la intoxicación por plomo. Las viviendas construidas antes de los 70 constituyen un riesgo grave.

La intoxicación por plomo es prevenible. Los médicos debemos tener un papel importante en las comisiones regulatorias y gestoras de leyes que busquen mejorar el medio ambiente. El tamizaje secundario de grupos de riesgo elevado para limitar el daño al SNC en niños susceptibles es vital. La mayoría de los niños expuestos son asintomáticos. La medición de los niveles de plomo en sangre es necesaria para identificar los infantes con niveles mayores o iguales a 20 mcg/dL o dos mediciones iguales o mayores a 15 mcg/dL, con muestras extraídas con menos de noventa días de diferencia.

Debido a que no todos los niños tienen riesgo igual a la exposición al plomo, la Academia Americana de Pediatría recomienda el uso de estrategias para detectar niños intoxicados en comunidades de riesgo elevado. En casas construidas antes de 1970, el 12 por ciento de los niños están intoxicados.

Las políticas federales en USA obligan a que a los niños, cuando se inscriben al Medicaid —seguridad social—, deben medírsele niveles de plomo entre los 12 y 24 meses de vida, y a los niños entre los 3 y los 7 años que no han tenido medición de los niveles.

La relación costo-beneficio de esta práctica es más económica en cuanto a prevenir alteraciones para toda la vida y la mejora en la productividad en las poblaciones, al evitar esta intoxicación.

## CADMIO

El cadmio generalmente se presenta en niveles bajos con otros metales en el ecosistema, pero se encuentra en concentraciones elevadas con el mineral de zinc. La dispersión hacia el medio ambiente proviene de fuentes diversas, incluyendo la disposición inadecuada de desechos electrónicos y producción industrial. La dieta humana es la fuente principal de exposición ambiental al cadmio en no fumadores alrededor del mundo. El depósito ambiental del cadmio, la minería de cualquier tipo y la aplicación de fertilizantes que contienen cadmio en granjas agrícolas lleva a la contaminación de los suelos e ingreso aumentado de cadmio en los productos y en el ganado. El cadmio está presente en casi todos los alimentos, pero la concentración varía dependiendo del tipo de alimento y del nivel de contaminación ambiental. Los alimentos y plantas que generalmente tienen concentraciones más elevadas son la carne, el huevo, los productos lácteos y el pescado. El fumar es otra fuente de exposición al cadmio. Un cigarrillo puede contener 1-2 µg de cadmio, pero esto varía según la marca. Una persona que fuma veinte cigarrillos al día absorbe más o menos 1 µg de cadmio diariamente.

El cadmio se acumula en el cuerpo y en los tejidos, con una vida media entre diez y treinta años, particularmente en el riñón. En áreas de exposición elevada, como en Tokio, la intoxicación crónica de la población por un río contaminado produce lo que se ha denominado la enfermedad de Itai-Itai, caracterizada por reblandecimiento óseo, lo que produce dolor articular e insuficiencia renal, además de otras complicaciones.

## CROMO

El cromo es un metal que se encuentra en aleaciones y sales. Se usa industrialmente y se halla en concentraciones entre 0.1 g/m3 en el aire y 4 g/kg en suelos. El cromo que existe *naturalmente* está presente como Cr (III) y el cromo hexavalente encontrado en el medio ambiente proviene de actividades humanas. Las formas de Cr trivalente (III) y de Cr hexavalente (VI) son las más importantes para la salud humana, a pesar de que son absorbidos pobremente a través del intestino.

Los estudios en simios han demostrado que las bacterias intestinales son la primera línea de defensa del cuerpo para convertir el Cr (VI) tóxico a un Cr (III) menos tóxico. Esto indica que la tolerancia bacteriana en animales estresados contribuye a las defensas del huésped.

## MERCURIO

El agua limpia es fundamental para la salud de todos los niños. Los contaminantes con efecto potencial sobre la salud de los infantes están presentes en aguas subterráneas y de superficie, originadas en la industria manufacturera, plantas municipales de tratamiento de aguas residuales, minería, desbordamientos en las instalaciones de tratamiento de agua, disposición en la tierra de los residuos de pozos sépticos y rellenos sanitarios, excrementos agrícolas y humanos, y la contaminación atmosférica.

Los seres humanos estamos expuestos a los efectos nocivos del metilmercurio, principalmente mediante el consumo de pescados y mariscos. El mercurio elemental entra en nuestros océanos, ríos, lagos y arroyos, procedente de fuentes naturales, y, en la gran mayoría, a través del hombre y sus industrias, por la contaminación del aire, desechos industriales y residuos de descargas. Los microorganismos en el sedimento convierten el mercurio en metilmercurio orgánico, un compuesto que ingresa a la cadena alimentaria humana, donde es bioacumulable y biomagnificable a medida que avanza en la cadena alimentaria.

Este metal puede encontrarse en forma orgánica o inorgánica, pero la orgánica es la más tóxica. El mercurio orgánico es soluble en grasa, se absorbe rápidamente a través del intestino y se acumula en el cuerpo fácilmente. La detoxificación del mercurio orgánico por las bacterias probióticas implica la conversión del mercurio metilado en mercurio inorgánico, el cual es menos absorbido por el intestino. El mercurio orgánico es internalizado por transporte pasivo, mientras que el mercurio inorgánico es importado en forma activa a las células por medio de transportadores específicos de mercurio. Este secuestro reduce la oportunidad de ser reabsorbido por el epitelio intestinal. El mercurio puede ser metabolizado a sustancias no peligrosas por la microbiota intestinal.(9)

En las especies predadoras como el atún, el tiburón y el pez espada, se acumulan las mayores cantidades de metilmercurio, pero en especies de agua dulce también se almacena el metilmercurio, en función del contenido de mercurio en las fuentes locales de agua —minería cercana a nuestras *fábricas de agua*, localizadas en nuestros páramos—. En general, los pescados con más vida acumulan más mercurio. La US Geological Survey (USGS) publicó recientemente un informe que indica que el 27 por ciento de los peces de agua dulce muestreados en todo EE.UU. tienen niveles de mercurio que exceden el límite seguro propuesto por la EPA.

Una vez que el mercurio es consumido, es soluble fuertemente en los lípidos —grasas, el componente de las membranas que cubren las células, entre otros—, absorbido a través del tubo gastrointestinal, y cruza fácilmente la barrera hematoencefálica —esta impide que ciertas sustancias puedan entrar al cerebro en condiciones normales—. Durante el embarazo, este compuesto cruza fácilmente la barrera placentaria —que cubre el feto en formación y se localiza entre el niño y el útero—, alcanzando en el feto antes de nacer y/o recién nacido niveles iguales o mayores que las concentraciones maternas. El metilmercurio también aparece en la leche materna y puede pasar al niño que está lactando. Los efectos nocivos del mercurio son peores durante el desarrollo pre y postnatal del sistema nervioso central y producen alteraciones severas a lo largo de toda la existencia del ser humano.

Los efectos de la exposición de las madres a niveles elevados en el desarrollo fetal están bien documentados. Los casos más prominentes y conocidos de intoxicación por MeHg sucedieron en Minimata, Japón, y en el noreste de Iraq, donde, incluso, aunque las madres no mostraron efectos nocivos y los bebés parecían normales al nacimiento, a los 3 años, la mayoría de los niños tenían grandes alteraciones y déficits cognitivos, motores y en el lenguaje. ¿Cuántos síndromes de hiperactividad que observamos en nuestros hijos pueden deberse al mercurio?

La evidencia ha demostrado que así la madre tenga niveles bajos de exposición y el niño posea niveles *normales* de exposición postnatal, se pueden presentar alteraciones graves en el desarrollo neurológico. Dos grandes estudios epidemiológicos han documentado los efectos negativos del mercurio en el desarrollo cognitivo —disminución del rendimiento en pruebas neuroconductuales, incluyendo pruebas de atención, función motora fina, lenguaje, habilidades visuales-espaciales y memoria verbal—.

La producción y combustión del carbón es la mayor fuente de contaminación por mercurio en todo el mundo —¿qué le espera, por ejemplo, a la Jagua de Ibirico, en del departamento del Cesar?—. Aunque tres veces más mercurio está presente hoy en día en el medio ambiente que en la época preindustrial, los niveles en los EE.UU. son hoy la mitad que en 1950, como resultado de la reducción y regulación del uso del mercurio —ejemplo: la regulación de las cámaras de combustión de residuos municipales peligrosos y la disminución en la producción de electricidad—.

Por desgracia, las emisiones de mercurio están en aumento en todo el mundo, debido a la construcción de centrales eléctricas de carbón, a medida que las naciones se han vuelto más industrializadas, especialmente en Asia. Estudios recientes documentados han demostrado niveles de mercurio 30 por ciento superiores a los registrados en la década de 1990 en el norte del océano Pacífico, secundarios al transporte de larga distancia de las emisiones de las fuentes asiáticas, lo que confirma que esto repercutirá, con el tiempo, en la salud humana en todo el mundo.

**Tabla 3. Efectos negativos asociados con la exposición y toxicidad de los metales pesados (síntomas y enfermedades que aumentan día a día)**

| Metal | Toxicidad aguda | Toxicidad crónica |
|---|---|---|
| | Efecto negativo de | |
| Arsénico | Orina sanguinolenta, malestar GI, diarrea, cefalea, vómito, convulsiones, coma y muerte. | Lesiones en piel, ampollas, enfermedad de pie negro, insuficiencia orgánica, cáncer, diabetes. Es mutagénico. |
| Cadmio | Insuficiencia hepática, pulmonar y testicular. | Lesión renal y ósea (osteoporosis), carcinoma (primario de próstata y renal), toxicidad a otros órganos. |
| Cromo | Vómito y diarrea, hemorragia y pérdida sanguínea en tubo GI. | Necrosis hepática y renal, úlceras en piel, *agujeros de cromo*, dermatitis irritativa; ulceración y perforación de septum nasal, cáncer nasal, faríngeo y GI. |
| Plomo | Problemas neuroconductuales, impulsividad, distractibilidad, poca capacidad de atención, fatiga, cefalea, náuseas y vómito. | Conducta antisocial, alteración en la síntesis de Hb, función renal alterada, sordera, ceguera, retardo, disminución del IQ, pérdida de memoria, disminución de la libido, fatiga. |
| Mercurio | Alteración en neurodesarrollo, disminución de la IQ; pérdida de memoria, atención, lenguaje y percepción espacial. Se asocia autismo y ALS. | Alteración en el neurodesarrollo, pérdida de IQ, alteración en las pruebas de memoria, lenguaje y percepción visual y espacial. Asociación con autismo y ALS. |

GI: gastrointestinal. ALS: esclerosis lateral amiotrófica. IQ: un índice de inteligencia.

Tabla modificada de: Bind, M. A.; Baccarelli, A.; Zanobetti, A.; Tarantini, L.; Suh, H.; Vokonas, P.; Schwartz, J. *Air Pollution and Markers of Coagulation, Inflammation, and Endothelial Function: Associations and Epigene-environment Interactions in an Elderly Cohort.* Epidemiology, 2012; 23(2): 332-340. doi: 10.1097/EDE.0b013e31824523f0.

## PTALATOS Y BISFENOLES

### PTALATOS

Los ptalatos son químicos sintéticos hechos por el hombre, de importancia pública incrementada debido a los efectos tóxicos potenciales en el sistema endocrino y reproductivo en desarrollo. Son usados en la manufactura de una variedad de productos industriales y caseros comunes. Estos químicos se encuentran en productos plásticos semejantes a juguetes para niños, lubricantes, artículos de cuidado infantil, estabilizadores químicos de los cosméticos, productos de cuidado personal y tuberías de cloruro de polivinilo (PVC), donde se usan para permitir que se torne blando y flexible. En las tuberías de PVC, los ptalatos se denominan plástico 3, y en perfumes y ambientadores, se nombran, a menudo, como *fragancias*.

Los ptalatos no están unidos químicamente a estos productos; por lo tanto, son continuamente liberados dentro del aire o mediante la lixiviación en líquidos, lo que lleva a la exposición continua a través de ingestión, transferencia por la piel e inhalación por los pulmones. Los niños son particularmente vulnerables a la exposición a los ptalatos, debido a la conducta de echarse todo a la boca y jugar en el piso; así llegan a su sistema nervioso y reproductivo.

Recientemente se ha comprobado que algunos ptalatos pueden, en forma adversa, afectar el sistema reproductivo del hombre.

Los ptalatos y los parabenos son clasificados como xenoestrógenos, que funcionan como disruptores endocrinos —sustancias que bloquean los sistemas de hormonas, especialmente en los órganos genitales y las diferentes glándulas del cuerpo, como la tiroides, suprarrenal, etcétera—, uniéndose a receptores estrogénicos.

Los ptalatos son tóxicos en el desarrollo y sistema reproductivo en modelos animales. El tracto reproductor masculino inmaduro es particularmente sensible al di-2-etil.hexil ptalato (DEHP) y al dibutil-ptalato (DBP). La toxicidad del DEHP y del DBP produce una incidencia incrementada de hipospadias y criptorquidia —malformaciones congénitas que se presentan en los órganos genitales de los niños—. Varios estudios en humanos han comprobado estos hallazgos en la función reproductora humana. Las concentraciones urinarias de monoetil ptalato (MEP), un metabolito del dietilptalato, han sido asociadas a daño en el DNA —herencia— del esperma en adultos de sexo masculino, con efectos adversos en todo el sistema reproductor y endocrino. Main y colaboradores encontraron que la exposición de ptalatos a través de la leche materna fue asociada con niveles anormales de hormonas reproductivas en lactantes de 3 meses de vida, lo que sugiere que la exposición temprana tiene un efecto adverso en el funcionamiento del sistema endocrino.

La concentración de metabolitos de ptalatos tiende a ser más elevada en lactantes, comparada con otros grupos de edad. Aunque los estudios han demostrado que los niños tienen una carga desproporcionada de estos productos en su cuerpo, las vías y fuentes de la exposición a los ptalatos en la infancia no ha sido bien caracterizada. De importancia particular en los niños es la succión y juego con juguetes plásticos y los productos de cuidado diario que son aplicados directamente en la piel. Los ptalatos han sido también encontrados en los alimentos y se piensa que son contaminantes que entran al alimento durante el procesamiento y empaque.

La ingestión de polvo que contiene ptalatos puede ser otra fuente de exposición en lactantes, quienes juegan siempre en el piso o al aire libre, en parques y jardines infantiles.

En este estudio se demuestra que las lociones, talcos y champús de niños fueron significativamente asociados a concentraciones en orina de MEP, MMP y MiBP. Esta asociación fue más fuerte en menores de 8 meses. Además, se encontró una asociación entre concentración de ptalatos y el número de productos utilizados.

No se halló relación entre ptalatos y productos de limpieza para bebés; no se observó en las toallitas húmedas ni en la crema #4® u otras cremas de pañal. Esto puede significar que no los poseen o no se midió el metabolito de los productos que lo contienen.

Por esto, hoy se recomienda no aplicar ningún tipo de sustancia en el cuerpo de los niños menores de 2 años, excepto las cremas antipañal con óxido de zinc.

Hay carencia de conocimiento en cómo los ptalatos son metabolizados y si pueden eliminarse de alguna manera del cuerpo de los niños.

En 2006, la Unión Europea prohibió el uso de seis ptalatos en los juguetes ablandadores de encías hechos con cloruro de polivinilo, diseñados para ser colocados en la boca de niños menores de 3 años. Estos son: DiNP, DEHP, DBP, di-isodecil ptalato, DnOP y BBzP.

Los parabenos se usan como conservantes para prevenir el crecimiento de bacterias y hongos en productos de cuidado personal tales como champús y acondicionadores, jabones, maquillaje, lociones y cremas, geles de afeitar, gel de cabello y productos preempacados.

## Bisfenoles

Los bisfenoles son sustancias químicas utilizadas como lubricantes y refrigerantes de transformadores, condensadores y otros equipos electrónicos, a causa de su alta resistencia al calor. Desafortunadamente, los bisfenoles no se descomponen en el medio ambiente y se bioacumulan en el medio ambiente, animales y seres humanos.

Además, los bisfenoles, en forma similar a los ptalatos, se filtran de los recipientes plásticos de policarbonato utilizados para almacenar líquidos. Incluso, el papel higiénico puede contenerlos. Los bisfenoles policlorados, después de entrar al cuerpo, son absorbidos por las células grasas y se almacenan en el tejido adiposo. Los bisfenoles no son solubles en agua, no se excretan del cuerpo y se acumulan a lo largo de la vida de un ser humano.

Los bisfenoles afectan más al niño que al adulto, pasando a través de la leche materna y en forma transplacentaria, donde afectan el sistema inmune —*sistemas de defensas*— y el desarrollo neuroconductual, causando retraso en el desarrollo, pérdida de memoria a corto plazo y puntajes bajos en pruebas de comportamiento, psicomotricidad e inteligencia. La alteración en el sistema inmune es causal de alergias e infecciones crónicas.

El uso de bisfenoles fue prohibido en USA, en 1979. Sin embargo, debido a la persistencia en el medio ambiente y no degradarse, siguen filtrándose en el suelo y en aguas subterráneas de los sitios de desechos peligrosos y vertederos. Ya que los bisfenoles se acumulan, estamos expuestos a ellos a través de la cadena alimentaria por comer pescados, cárnicos y productos lácteos en zonas consideradas contaminadas.

Los estudios en animales han demostrado que los bisfenoles pueden producir cáncer. Niveles elevados están relacionados con la obesidad, problemas tiroideos, anormalidades reproductivas, enfermedad cardiaca, problemas de conducta en los niños y trastornos neurodegenerativos.

## SOLVENTES ORGÁNICOS

Los solventes o disolventes volátiles son un grupo de sustancias químicas utilizadas en procesos industriales de fabricación de productos de consumo. Un disolvente es un líquido o gas usado para disolver un sólido, líquido o gas, o para crear una sustancia nueva. La exposición en los hogares y sitios de trabajo por contaminación del agua o del aire es causal del ingreso a nuestro cuerpo.

Otros sitios de exposición son los gases de escape de automóviles, pinturas, pegantes, adhesivos y diluyentes de laca. Los disolventes son usados en grandes cantidades para producir artículos de nuestros hogares, tales como muebles, materiales de construcción, pintura, calzado, limpieza y desengrasantes, tintas, productos farmacéuticos y aditivos de gasolina.

Las personas que viven y trabajan en las ciudades presentan exposición a esta clase de compuestos las 24 horas del día.

Los disolventes volátiles dañan el sistema nervioso central, el hígado y los riñones.

El benceno en particular produce lesiones severas a nivel del sistema hematológico y es un carcinógeno humano. Afectan en forma directa la médula ósea, produciendo diversos tipos de cáncer de médula, fuera de anemia y trombocitopenia. También son causales de enfermedades autoinmunes, trastornos neurodegeneraticos e infertilidad.

LECTURAS RECOMENDADAS

Magzamen, S.; Van Sickle, D.; Rose, L. D.; Cronk, C. *Environmental Pediatrics*. Pediatr. Ann., 2011; 40 (3): 144-151.

Searing, D. A.; Rabinovitch, N. *Environmental Pollution and Lung Effects in Children*. Curr. Op. Pediatr., 2011; 23: 314-318.

Monachese, M.; Burton, J. P.; Reid, G. *Bioremediation and Tolerance of Humans to Heavy Metals Through Microbial Processes: A Potential Role for Probiotics?* Appl. Environ. Microbiol., 2012, Sep.; 78(18) : 6397-6404. doi: 10.1128/AEM.01665-12.

Malhat, F.; Hagag, M.; Saber, A.; Fayz, A. E. *Contamination of Cows Milk by Heavy Metal in Egypt*. Bull Environ. Contam. Toxicol., 2012; 88(4): 611-613.

Van Winckel, M.; Vande Velde, S.; De Bruyne, R.; Van Biervliet, S. *Vegetarian Infant and Child Nutrition*. Eur. J. Pediatr., 2011; 170: 1489-1494.

Sathyanarayana, S.; Karr, C.; Lozano P.; Brown, E.; Calafat, A. M.; Liu, F.; and Swan, S. H. *Baby Care Products: Possible Sources of Infant Phthalate Exposure*. Pediatrics, 2008; 121: e260-e268.

Huang, Y. C.; Al-Hegelan, M. *Adverse Effects of Outdoor Air Polution*. Clin. Pulm. Med., 2012; 19: 14-20.

Bind, M. A.; Baccarelli, A.; Zanobetti, A.; Tarantini, L.; Suh, H.; Vokonas, P.; Schwartz, J. *Air Pollution and Markers of Coagulation, Inflammation, and Endothelial Function: Associations and Epigene-environment Interactions in an Elderly Cohort*. Epidemiology, 2012; 23(2): 332-340. doi: 10.1097/EDE.0b013e31824523f0.

Kellyn, S.; Betts, A. *Study in Balance: How Microbiomes Are Changing the Shape of Environmental Health*. Environ. Health Perspect., 2011, August; 119(8): a340-a346.

# CAPÍTULO 2

# INFLAMACIÓN

## RESPUESTA INFLAMATORIA AGUDA

Es difícil diferenciar entre salud y sentirse bien. Salud es un balance dinámico —homeostasis— en el control de las funciones corporales, como por ejemplo, aporte y uso de calorías y nutrientes, crecimiento, apoptosis —*muerte celular programada*—, inmunidad humoral y celular —sistemas de defensa—, células Th1 y Th2 —clasificación de los linfocitos de la sangre—, citocinas pro y antiinflamatorias, ácidos grasos saturados e insaturados, ácidos grasos omega-3 y 6, secreción de insulina y glucagón, etcétera.

En condiciones normales, o cuando una persona está afectada por estrés mental o físico, infección, trauma, cirugías, tratamientos médicos o durante el embarazo y parto, ocurren una serie de reacciones complejas en el cuerpo humano, denominadas de fase aguda (RIA).

Ciertos estados fisiológicos y experiencias en los cuales el organismo es *atacado* por estímulos externos e internos, incluyendo las enfermedades relacionadas con el estrés, están asociadas con el sistema inmune.

En la última década se ha demostrado que, en presencia de estrés crónico y depresión, las defensas del cuerpo —respuesta inmune innata y adaptativa— son activadas.

Si excluimos la flora bacteriana intestinal —microbiota—, el 75 por ciento de las células del sistema de defensa del cuerpo —inmune— está localizado en el tubo gastrointestinal y su funcionamiento está regulado, en la gran mayoría, por las bacterias intestinales.

Una cuestión importante es cómo el cerebro detecta estas alteraciones y articula una respuesta regulatoria propia, y a pesar de ser un sistema orgánico privilegiado, se afecta en casos de estrés crónico.

Estas respuestas comprometen el cuerpo entero, pero se presentan en especial en el sistema nervioso central, el hipotálamo, la hipófisis, en la cual, vía el *eje neuroendocrino*, activa todos los órganos en el cuerpo, en especial las glándulas suprarrenales, tiroides, gónadas, hígado; el intestino, su mucosa, los ganglios linfáticos y la flora intestinal.

Debemos recordar que el único sistema orgánico del cuerpo, en conexión directa con el sistema nervioso central (SNC), es el gastrointestinal, con más terminaciones nerviosas que el resto de los órganos del cuerpo.

La conexión íntima entre el SNC y el sistema gastrointestinal hace del intestino un órgano seria y profundamente comprometido en las reacciones de fase aguda. Durante episodios de estrés, hay secreción incrementada en el cuerpo de una sustancia llamada norepinefrina y otras catecolaminas, con cambios inmediatos en la red de vasos sanguíneos de la microvellosidad del intestino, con modificaciones en el medio ambiente intestinal, lo que produce activación y aumento de la virulencia de microorganismos patógenos, en especial las *enterobacteriáceas* —ejemplo de *enterobacteriáceas* es la bacteria llamada *Escherichia coli*, causal de infecciones frecuentes del sistema genitourinario de las mujeres en la vida adulta— y microorganismos considerados benignos y supresores modifican su fenotipo, tornándose patógenos potenciales.

Paralelo a esto, se libera una serie de mediadores o sustancias pro y antiinflamatorias, cuyo desequilibrio genera lo que hoy se conoce como respuesta inflamatoria aguda (RIA) —reacción de fase aguda—. La RIA es causada rápidamente por las bacterias patógenas o *malas*, una variedad de citocinas, y el estrés ambiental —contaminantes en el aire, como los productos de la combustión de la gasolina o diésel—.

Dos mecanismos principales de activación de la RIA han sido propuestos: 1) cuando una célula en el cuerpo se lesiona o daña libera una serie de componentes que son tóxicos para el resto del cuerpo. Estos componentes, en medicina, son llamados patrones moleculares asociados a daño de la célula o a bacterias patógenas (PMAP), activando las defensas del cuerpo (ver *Figura 1*); y 2) bastante común en diversos modelos de estrés, muestra un aumento en lo que se llama la permeabilidad del intestino, permitiendo que las bacterias *malas* o alguno de sus componentes entren a los vasos sanguíneos. Como ya mencionamos, estas *enterobacteriáceas* —ejemplo: *escherichia coli*— son la fuente principal de lo que se denomina lipopolisacáridos (LPS) —estructura muy importante en algunas bacterias—, que activan receptores cerebrales por vías diferentes, induciendo inflamación en el cerebro. Este mecanismo es visto en pacientes deprimidos y en varias enfermedades neurodegenerativas, como el síndrome de Alzheimer, así como en casos de fatiga crónica.

Figura 1. Función de los patrones moleculares asociados a patógenos (PAMP) como mediadores comunes de las enfermedades metabólicas

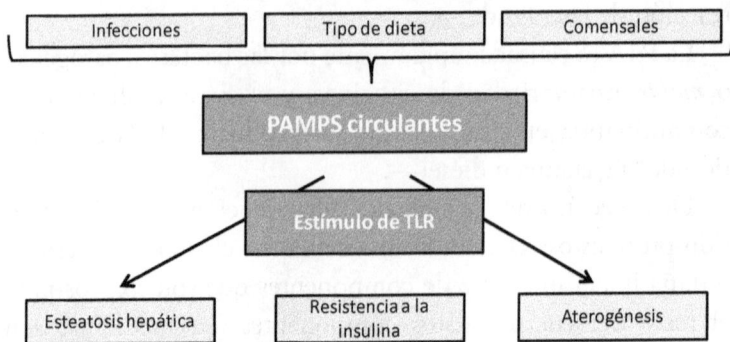

Los PAMP derivados de infecciones, alimentos, contaminación ambiental, etcétera, pueden ser absorbidos a través de las superficies mucosas del huésped, especialmente en el intestino delgado y la piel, y promover respuesta inflamatoria sistémica y alteraciones metabólicas, produciendo un riesgo aumentado de ateroesclerosis, resistencia a la insulina e hígado graso no alcohólico.

Figura modificada de: Erridge, C. *Diet, Commensals and the Intestine as Sources of Pathogen-associated Molecular Patterns in Atherosclerosis, Type 2 Diabetes and Non-alcoholic Fatty Liver Disease.* Atherosclerosis, 2011; 216: 1-6.

La inflamación es parte de una respuesta biológica compleja de los tejidos de los vasos sanguíneos hacia estímulos peligrosos como las bacterias patógenas y las células lesionadas e irritantes. Es una respuesta protectora del cuerpo para remover estímulos peligrosos e iniciar un proceso de cicatrización. La inflamación no es sinónimo de infección, así la inflamación sea producida por infecciones.

## Respuesta inflamatoria crónica

En forma similar, pero no idéntica, los mecanismos de defensa son activados cuando una persona es afectada por una enfermedad crónica o por un continuo o discreto estrés físico y mental. El mecanismo observado tiene similitudes con la RIA, pero con diferencias importantes; esto se denomina respuesta inflamatoria crónica (RIC) —respuesta de fase crónica—. La RIA se caracteriza por aumento en la temperatura, escalofríos, somnolencia, falta de apetito y cambios profundos en los niveles sanguíneos de proteínas en plasma, lípidos, minerales, hormonas, citocinas y elementos celulares. La RIC se caracteriza por fatiga crónica, pereza, disminución del apetito, actividad física reducida, humor disminuido, depresión mental y pérdida de fortaleza muscular. Los cambios en parámetros químicos y celulares, aunque obvios, son más discretos y lentos en su aparición.

Los individuos que más tarde en la vida van a presentar manifestaciones clínicas de enfermedades crónicas demoran meses y años antes de presentar elevaciones plasmáticas discretas pero significativas en las proteínas de fase aguda. Las proteínas y citocinas, como mencionamos, se producen en órganos como el hígado o el intestino, e inicialmente aumentan las defensas, pero luego inflaman.

La inflamación subaguda, diagnosticada por cambios en las células inflamatorias y por marcadores bioquímicos, es informada frecuentemente en personas con sobrepeso. La inflamación asociada a obesidad es producida principalmente por los macrófagos —células de defensa— residentes en el tejido adiposo —la grasa del abdomen—, y es considerada como un evento inmune peligroso, debido a la expansión rápida que produce en el cuerpo humano. La inflamación es la causa de la resistencia a la insulina y la diabetes mellitus (DM) tipo 2. Por lo tanto, la reducción o supresión de la inflamación crónica asociada a obesidad es una estrategia práctica para reducir los efectos peligrosos de la obesidad, y por estos, varios agentes antiinflamatorios han sido propuestos como tratamiento para la obesidad (ver capítulo de obesidad).

Figura 2. Obesidad y desórdenes metabólicos asociados

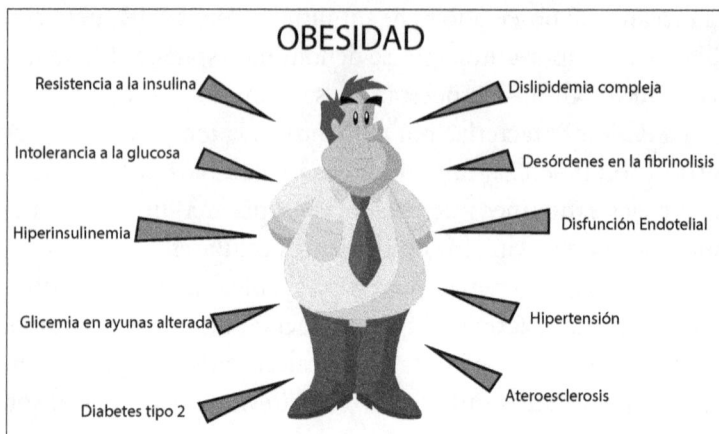

La obesidad es caracterizada por un grupo de desórdenes metabólicos relacionados con la homeostasis de la glucosa y el desarrollo de enfermedades cerebro cardiovasculares. En tiempo reciente, el desarrollo de estas patologías ha sido asociado a reacción inflamatoria leve.

Figura modificada de: Cani, P. D.; Delzenne, *N. M. The Role of the Gut Microbiota in Energy Metabolism and Metabolic Disease*. Curr. Pharm. Des., 2009; 15(13): 1546-1558.

En la *Tabla 1* describimos la respuesta metabólica incrementada —respuesta metabólica al estrés— común en la RIA y RIC.

| **Tabla 1. Alteraciones metabólicas en la respuesta inflamatoria aguda o crónica** |
|---|
| 1. Aumento de la glucogénesis hepática. |
| 2. Glucólisis incrementada. |
| 3. Disminución del ingreso de la glucosa al tejido muscular. |
| 4. Hiperlipidemia y lipólisis incrementadas, en especial en grasa visceral. |
| 5. Aumento en la producción de ácidos grasos no esterificados. |
| 6. Síntesis proteica incrementada en hígado. |
| 7. Aumento general en el ciclo proteico corporal. |
| 8. Hiperglicemia en sangre. |
| 9. Aumento de la resistencia a la insulina. |
| 10. Aumento en los niveles de fibrinógeno y la PAI-1. |
| 11. Disminución de los niveles de agentes antioxidantes como el glutatión. |
| El glucógeno es una de las sustancias que se forman en el cuerpo y así se deposita la glucosa o azúcar en el cuerpo. Glucogénesis significa producir dentro del cuerpo azúcar nueva; glucólisis es el consumo aumentado de la glucosa o azúcar; hiperlipidemia es el aumento de las grasas o lípidos. |

Muchas de estas funciones están fuera de control en individuos con RIC, y más temprano que tarde manifiestan signos del hoy denominado síndrome metabólico. Este afecta el 34 por ciento de la población americana y 15 por ciento de la europea, con aumento de su incidencia día a día en todo el mundo.

El síndrome metabólico está constituido por una serie de factores clínicos interrelacionados que incluyen la resistencia a la insulina, desequilibrio de las grasas o lípidos en el cuerpo, exceso de peso corporal y presión arterial elevada. Juntos, estos componentes incrementan el riesgo de enfermedades crónicas, incluyendo la diabetes tipo 2, enfermedades cardiovasculares, cáncer y crecimiento de la próstata.

El factor disparador que enlaza la inflamación con el síndrome metabólico no se ha dilucidado completamente. Existe la hipótesis de que la microbiota —flora probiótica— intestinal y la permeabilidad intestinal son factores importantes en el círculo vicioso de obesidad, síndrome metabólico e inflamación. La evidencia clínica y experimental ha demostrado que el daño de la barrera epitelial intestinal es el mayor factor contribuyente en la predisposición a padecer una serie de enfermedades autoinmunes, como la enfermedad celiaca, la enfermedad inflamatoria intestinal y la diabetes tipo 1. Ha sido demostrado que en muchos casos un incremento en la permeabilidad intestinal precede al desarrollo de la enfermedad.

La alteración química del intestino al ingerir detergentes, preservantes y surfactantes en los alimentos genera similar proceso en la barrera intestinal.

Ilback y colaboradores asumen que la permeabilidad intestinal incrementada puede estar asociada a la ingesta elevada de grasa, debido a los surfactantes naturales contenidos en los alimentos que contienen grasa o preservantes —la grasa en exceso funciona como patrones moleculares asociados a patógenos que activan la inflamación— o son el resultado de la digestión de la grasa, que puede inducir daño en el epitelio intestinal (ver *Figura 1*).

## Estrés oxidativo e hipótesis inflamatoria

La mayoría de las manifestaciones y enfermedades secundarias a una RIA o RIC son secundarias a las múltiples reacciones bioquímicas que generan en nuestro cuerpo, las especies reactivas de oxígeno (ROS) (ver capítulo de nitrosación e inflamación). En condiciones normales, el balance entre la generación y la disminución de ROS es controlado por el sistema corporal de defensas antioxidantes. En condiciones patológicas, cuando las ROS no son eliminadas en forma efectiva, el equilibrio se rompe. La generación excesiva de ROS ataca los lípidos, carbohidratos, proteínas y el DNA, produciendo estrés oxidativo, con aparición de diversos desórdenes y enfermedades. La hipótesis inflamatoria o modificación oxidativa es hoy ampliamente aceptada como génesis de diversas enfermedades y en especial en la arterioesclerosis, la cual es considerada un proceso multifactorial que incluye la oxidación del LDL —lipoproteína de baja densidad del colesterol o colesterol *malo*—, que genera eventos patológicos a través de vías diversas, produciendo la arterioesclerosis, generatriz, a la vez, de las manifestaciones y alteraciones endoteliales causales de las enfermedades cerebro cardiovasculares.

La oxidación de los lípidos y las apoproteínas presentes en el LDL —colesterol *malo*— lleva a cambios en su conformación, por el cual el LDL es menos hábil para entrar al sistema monocito-macrófago —células de *defensa* presentes en todo el cuerpo— de la pared arterial y remover el proceso de arterioesclerosis.

En el caso de las enfermedades neurodegenerativas actuales, ha sido postulado que el declive neuronal y conductual es el resultado de la vulnerabilidad incrementada a los insultos oxidativos e inflamatorios, creando *un medio ambiente fértil* para el desarrollo subsecuente de enfermedades neurodegenerativas relacionadas con la edad, como el Alzheimer.

Todos estos hallazgos indican que el estrés oxidativo se incrementa con el envejecimiento y lleva a un daño amplio de los componentes celulares y, finalmente, declive en las habilidades cognitivas y motoras.

LECTURAS RECOMENDADAS

Li, X.; Wang, X.; Chen, D.; Chen, S. *Antioxidant Activity and Mechanism of Protocatechuic Acid in Vitro.* Functional Foods in Health and Disease, 2011; 1(7): 232-244.

Aune, D.; Chan, D. S. M.; Lau, R.; Vieira, R.; Greenwood, D. C.; Kampman, E.; Norat, T. *Dietary Fiber, Whole Grains, and Risk of Colorectal Cancer: Systematic Review and Dose-response Meta-analysis of Prospective Studies*. B. M. J., 2011; 343: d6617. doi: 10.1136/bmj.d6617.

Fiala, M.; Mizwicki, M. T. *Neuroprotective and Immune Effects of Active Forms of Vitamin D3 and Docosahexaenoic Acid in Alzheimer Disease Patients*. Functional Foods in Health and Disease, 2011; 1(12): 545-554.

Joseph, J.; Cole, G.; Head, E.; Ingram, D. *Nutrition, Brain Aging, and Neurodegeneration*. J. Neuroscience, 2009; 29(41): 12795-12801.

Lerman, R. *A Nutritional Approach to the Metabolic Syndrome*. Functional Foods in Health and Disease, 2011; 1(2): 38-49.

Leber, B.; Tripolt, N. J.; Blattl, D.; Eder, M.; Wascher, T. C.; Pieber, T. R.; Stauber, R.; Sourij, H.; Oettl, K.; Stadlbauer, V. *The Influence of Probiotic Supplementation on Gut Permeability in Patients with Metabolic Syndrome: An Open Label, Randomized Pilot Study*. Eur. J. Clin. Nutr., 2012; 66(10): 1110-1115. doi: 10.1038/ejcn.2012.103.

Rupa, P.; Mine, Y. *Recent Advances in the Role of Probiotics in Human Inflammation and Gut Health*. J. Agric. Food Chem., 2012; 60: 8249-8256.

Miyazawa, K.; He, F.; Yoda, K.; Hiramatsu, M. *Potent Effects of, and Mechanisms for, Modification of Crosstalk between Macrophages and Adipocytes by Lactobacilli*. Microbiol. Immunol., 2012; 56(12): 847-854. doi: 10.1111/j.1348-0421.2012.00512.x.

Csáki, K. F. *Synthetic Surfactant Food Additives Can Cause Intestinal Barrier Dysfunction*. Medical Hypotheses, 76, 2011; 676-681.

Gárate, I.; García-Bueno, B.; Madrigal, J. L.; Caso, J. R.; Alou, L.; Gomez-Lus, M. L.; Micó, J. A.; Leza, J. C. *Stress-induced Neuroinflammation: Role of the Toll-like Receptor-4 Pathway.* Biol. Psychiatry, 2013; 73(1): 32-43. doi: 10.1016/j.biopsych.2012.07.005.

Cani, P. D.; Delzenne, N. M. *The Role of the Gut Microbiota in Energy Metabolism and Metabolic Disease.* Curr. Pharm. Des., 2009; 15(13): 1546-1558.

Halvorsen, B. L.; Carlsen, M. H.; Phillips, K. M.; Bøhn, S. K.; Holte, K.; Jacobs, D. R. Jr.; Blomhoff, R. *Content of Redox-active Compounds (i.e., Antioxidants) in Foods Consumed in the United States.* Am. J. Clin. Nutr., 2006; 84(1): 95-135.

Erridge, C. *Diet, Commensals and the Intestine as Sources of Pathogen-associated Molecular Patterns in Atherosclerosis, Type 2 Diabetes and Non-alcoholic Fatty Liver Disease.* Atherosclerosis, 2011; 216: 1-6.

CAPÍTULO 3

OXIDACIÓN Y NITROSACIÓN

La fuente de energía de la mayoría de las formas de vida es la fotosíntesis, la cual convierte la energía solar en energía redox en las plantas. Las plantas contienen concentraciones elevadas de numerosos metabolitos redox activos secundarios —ejemplo: antioxidantes—, semejantes a los polifenoles, carotenoides, tocoferoles, tocrotrienoles, glutatión, ácido ascórbico y enzimas con capacidad antioxidante, los cuales ayudan a proteger de la lesión oxidativa a los componentes celulares de las plantas (ver capítulos de fitoquímicos).

En las células animales, la producción antioxidante *de novo* es mucho más limitada, y la lesión oxidativa está comprometida en la patogénesis de la mayoría de las enfermedades degenerativas y en el envejecimiento. Por esto, cantidades incrementadas de ROS/RNS —especies reactivas de oxígeno/especies reactivas de nitrógeno— se forman en las células como consecuencia de los procesos de enfermedad —ejemplo: inflamación— y las alteraciones del medio ambiente —fumar, contaminantes ambientales, constituyentes y preservativos de alimentos, medicamentos, alcohol, radiación—, y si no son eliminadas por los antioxidantes, lesionan los componentes extracelulares y las células de, finalmente, todos los sistemas orgánicos corporales.

La ingesta de antioxidantes a mediante frutas y verduras reduce la lesión oxidativa y, por ende, la aparición de diversas enfermedades.

## Nitrosación

Tal vez dentro de las moléculas más importantes en la fisiología del cuerpo humano están los nitritos y nitratos que ingerimos a diario en diversidad de alimentos, Sin embargo, estos químicos, ampliamente utilizados hoy en la industria alimentaria, son los que generan más controversias en relación a la producción de cánceres diversos. Varios autores refieren que tienen un papel primordial en la génesis de diversos tumores del tubo gastrointestinal. A continuación, revisaremos qué es la nitrosación. Mantenemos el concepto químico, así pueda parecer complejo para muchos lectores.

La nitrosación es un proceso de conversión de los compuestos orgánicos en derivados N o S nitrosos; es decir, compuestos que contienen la funcionalidad de R-NO. La nitrosación, químicamente hablando, es la adición de un ión nitrosonio (NO+) a través de un ataque electrofílico sobre compuestos orgánicos, principalmente tioles (S-NO) o aminas (N-NO). Las aminas primarias (R-NH2), al reaccionar con nitritos, producen N-nitrosaminas, que degradan los alcoholes. Sin embargo, las aminas secundarias (R1-NH-R2) producen N-nitrosaminas estables, la mayoría de las cuales han sido mostradas como carcinogénicas en roedores después de activación enzimas del citocromo P-450. El citocromo P-450 es un conjunto de hemoproteínas encontradas en la mayoría de los seres vivos, que producen gran cantidad de reacciones y enzimas, vitales para la vida humana. La reacción del óxido de nitrógeno con un grupo tiol lleva a la formación de un S-nitrosotiol (RSNO). Juntas, la reacción de N-nitrosación y la de S-nitrosación pueden ocurrir en un pH ácido, con la formación de N-nitrosaminas, a pH neutro o básico. Las sustancias en las cuales el grupo N-nitroso es unido a un átomo de oxígeno son llamadas ésteres de nitrito. Cuando este oxígeno es el de la molécula del agua, se forman nitritos inorgánicos. Estos son los ingredientes aditivos de los alimentos usados para curar las carnes. Los compuestos S-nitrosos son usualmente preparados por la acción del ácido nitroso o un derivado de él, sobre un compuesto que contiene un átomo de hidrógeno fácilmente reemplazado, y ciertos miembros de esta clase son obtenidos por oxidación de aminas o por reducción de compuestos nitro.

El ejemplo típico de nitrosación en química orgánica es probablemente la nitrosación de tioles, que genera S-nitrotioles (RSNO), llamados tionitritos, como vemos en las siguientes ecuaciones:

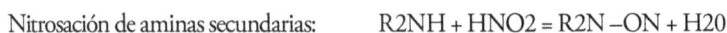

| Nitrosación de tioles: | $RSH + HNO2 = RS + H20$ |
|---|---|
| Nitrosación de aminas secundarias: | $R2NH + HNO2 = R2N -ON + H20$ |

Después del descubrimiento de las propiedades biológicas del óxido nítrico (ON), gran interés ha tomado la investigación de las especies RSNO, puesto que algunas ocurren en forma natural, con propiedades biológicas potentes, ya que pueden liberar ON. La habilidad de los nitrosotioles de actuar como transductores de la actividad del ON puede ser una de las más importantes funciones del cuerpo humano, y la S-nitrosación es un proceso fisiológico fundamental para entender la bioquímica del ON.

Marleta, en 1998, describió la formación endógena de N-nitroaminas carcinogénicas en mamíferos vía ON, mientras que el grupo de Tannednaum's describió la producción de productos de nitrosación en la saliva. El ingreso excesivo de nitritos o nitratos puede generar compuestos N-nitrosos, que son carcinogénicos. Sin embargo, el descubrimiento de productos endógenos de nitritos y nitratos ha cambiado la visión de estos aniones como aditivos sintéticos de los alimentos.

## FUENTES DE NITRITOS Y NITRATOS

Los humanos están expuestos a los nitratos en forma primaria a través del agua que bebemos y los vegetales que consumimos. Los nitratos están presentes en todos los materiales de las plantas, especialmente en las verduras y en los cultivos forrajeros, y se acumulan cuando las plantas maduran en medio ambientes ricos en nitrógeno.

Los nitratos presentes en el agua de beber son usualmente el resultado de la contaminación de las fuentes de agua por fertilizantes y desechos humanos y animales. El interés en el consumo de nitratos es debido a la conversión subsecuente de nitratos a nitritos, los cuales son vitales en la formación de compuestos N-nitrosos. La conversión endógena de nitratos a nitritos es una fuente significativa de exposición a nitritos; aproximadamente el 5 por ciento de los nitratos ingeridos en alimento y agua son convertidos a nitritos en la saliva. Los embutidos, productos de panadería y los cereales son otra fuente de nitritos. Las sales de nitrito son añadidas a la carne, pescado y aves de corral en cantidades mínimas, como un medio para preservarlas. Los humanos estamos expuestos a los compuestos N-nitrosos por fuentes exógenas y a través de la formación endógena. Las fuentes dietarias de nitrosaminas incluyen las carnes curadas, cerveza y pescado ahumado; estos alimentos, además, contienen nitrosaminas preformadas como resultado de la cocción y/o métodos de preservación. La cerveza es la que tiene más alto contenido de nitrosaminas por porción.

Las fuentes no dietarias incluyen los productos del tabaco, cosméticos y la exposición ocupacional de las fábricas de caucho y sus derivados, combustible de carros y aviones, y las curtiembres de cuero.

Sin embargo, debemos tener en cuenta que el ingreso de nitratos en conjunto a la vitamina C y, posiblemente a la E en algunos alimentos, puede inhibir el proceso de formación de nitrosaminas. Las frutas y vegetales son fuente de vitaminas, minerales y fibra dietaria, incluyendo la pectina.

Saber con certeza cuánto nitrato consumimos es muy difícil, debido a fuentes de error diversas dadas por desconocimiento en lo que realmente se añade a los alimentos; maneras diversas de medir los nitritos, nitratos y nitrosaminas; y cambios frecuentes de la cantidad de estos compuestos en la comida. No sabemos la cantidad de estos compuestos en las bebidas alcohólicas ni el contenido de nitrato/nitrito en el agua que se usa para producir bebidas no destiladas.

## Nitritos y cáncer

Desde 1980 vienen apareciendo diversos informes de la asociación de las N-nitrosaminas y cánceres humanos: el problema es que N-nitrosaminas se han venido detectado en humanos sanos. Es bien conocida la asociación entre inflamación crónica intestinal y riesgo de cánceres, efecto atribuido a la producción excesiva de ON que puede modificar directamente el DNA —*herencia*— o través de la inhibición de las enzimas reparadoras del DNA.

Aunque no hay evidencia que soporte un mecanismo biológico en la formación de N-nitrosaminas, sí existen diversos inhibidores efectivos de las reacciones de N-nitrosación en los sistemas biológicos.

Se ha descubierto que la vitamina C es un muy potente inhibidor de la formación de las N-nitrosaminas. Otro antioxidante, la vitamina E (alfa.tocoferol), inhibe también la formación de nitrosaminas. Actúan mediante sus mecanismos de óxido-reducción.

Los métodos contemporáneos de curación de carnes usan ácido ascórbico o eritorbato sódico —el eritorbato sódico o D-isoascorbato1 (C6H7NaO6) es un aditivo alimentario usado principalmente en carne, pollo y refrescos—. Químicamente, es la sal de sodio obtenida a partir del ácido eritórbico. Es utilizado en carne procesada, como las salchichas de *perritos calientes* y la carne de las hamburguesas, con el fin de reducir la tasa de nitrato a óxido nítrico, lo que permite a la carne mantener su color rosado. Se encuentra relacionado, a nivel estructural, con la vitamina C, con la cual comparte su actividad antioxidante. También ayuda a mejorar la estabilidad del sabor y a prevenir la formación de nitrosaminas carcinógenas. Cuando se añade a los alimentos como aditivo, su número E de identificación es E316 y sirve para prevenir las reacciones de N-nitrosación y facilitar el proceso de curado. La mayoría de los vegetales, los cuales son enriquecidos naturalmente con nitratos, son también ricos en antioxidantes, como las vitaminas C y E, y polifenoles, los cuales pueden actuar en la prevención de los efectos indeseables de la N-nitrosación.

La exposición humana a compuestos N-nitrosos formados endógenamente a menudo se ha sugerido como un factor causal en la carcinogénesis, en donde está relacionado con la infección bacteriana crónica, como se ve en una enfermedad del estómago denominada aclorhidria gástrica. Como consecuencia, el riesgo carcinogénico puede limitarse solo a una pequeña proporción de individuos colonizados, dependiendo de la prevalencia de la infección sostenida por bacterias con actividad significativa de N-nitrosación, particularmente con bacterias desnitrificantes.

Estudios han sugerido que los nitratos, nitritos y nitrosaminas tienen un papel etiológico en los resultados de embarazos adversos y otras condiciones de salud. Los nitratos y nitritos son precursores en la formación de compuestos N-nitrosos, una clase de compuestos genotóxicos formados por nitrosaminas y nitrosamidas. Los compuestos N-nitrosos son conocidos por causar malformaciones congénitas en modelos animales y el papel de estos en embarazos malogrados vale la pena seguir estudiándolo.

## OXIDACIÓN

Las reacciones de oxidación son reacciones normales en el organismo animal. Las especies reactivas de oxígeno, los radicales libres y las especies reactivas de nitrógeno, ya descritas, se producen en el organismo y tienen un papel esencial en la señalización celular, transcripción de genes y respuesta inmune.

En el metabolismo aerobio —necesita la presencia del oxígeno del aire—, la fuga de electrones a lo largo de la cadena de transporte de electrones en la mitocondria, produce el anión superóxido ($O2$-).

El estrés oxidativo ocurre como consecuencia de un desequilibrio entre la producción, acumulación y eliminación de las especies reactivas de oxígeno (ROS). Estas moléculas muy pequeñas incluyen el anión superóxido ($O2$-), el radical hidroxilo ($OH$-), peróxido de hidrógeno ($H2O2$) y el oxígeno singlete ($1O2$).

Ellos son altamente reactivos, debido a la presencia de electrones no apareados en la capa exterior. Los ROS se forman como un subproducto natural en el metabolismo normal del oxígeno y su exceso contribuye en el mecanismo de producción de diversas enfermedades, al alterar la regulación de la señalización que existe entre los órganos y las células del cuerpo, producir lesión oxidativa a macromoléculas celulares —lípidos, proteínas, DNA, RNA y carbohidratos—, membranas celulares con alteración de la función y muerte celular y lesión del DNA.

La fuente principal celular de ROS es la mitocondria —*fábrica de energía* en el interior de cada célula del cuerpo— y la nicotinamida adenina dinucleótido fosfato oxidasa (NADPH). El $O_2$ es producido por la cadena de transporte de electrones en la membrana mitocondrial interna y la tasa de producción es dependiente del potencial de la mitocondria. En presencia de la superóxido dismutasa mitocondrial, el oxígeno singlete puede ser convertido a $H_2O_2$, el cual puede difundirse fuera de la mitocondria, en el citoplasma. En presencia de concentraciones elevadas de hierro, el $H_2O_2$ puede formar el $O_2$- altamente reactivo vía reacción de Fenton.

La catalasa es responsable de convertir el $H_2O_2$ en agua y oxígeno.

La señalización redox es el proceso en el que los ROS y otras especies activas electrónicamente actúan como mensajeros en los sistemas biológicos. Todas las formas de vida mantienen un medio ambiente reducido entre esas células y es preservado por enzimas que mantienen el estado reducido a través de un ingreso constante de energía derivada del metabolismo. Los niveles incrementados y/o sostenidos de estrés oxidativo y mediadores relacionados juegan un papel muy importante en la mayoría de las enfermedades crónicas humanas, incluyendo la arterioesclerosis, diabetes, enfermedad cardiovascular, cáncer, enfermedad neurodegenerativa, enfermedades pulmonares y hepáticas crónicas.

La inflamación es una defensa del huésped activada por señales de peligro endógenas —patrones moleculares asociados a lesión (PMAD)— o exógenas —ejemplo: patrones moleculares asociados a patógenos (PMAP)—. La inflamación está fuertemente relacionada con la modulación redox.

La activación de los receptores de reconocimiento de patrones en las células inflamatorias induce la generación de ROS. Como consecuencia, las células activadas montan una respuesta antioxidante para contrarrestar los posibles efectos peligrosos de la oxidación. Cuando la reparación es completa, la homeostasis es restaurada.

## ESTRÉS OXIDATIVO, AUTOFAGIA, APOPTOSIS Y NECROSIS

Como una fuente principal en la producción de ROS, la mitocondria es muy susceptible al daño inducido por los ROS. Los ROS por sí mismos proporcionan una señal que lleva a la inducción de autofagia, apoptosis y necrosis.

La macroautofagia —autofagia— es el secuestro de organelos y proteínas de vida larga en vesículas de doble membrana, llamadas autofagosomas o vacuolas autofágicas, en el interior de la célula. La función primaria de la autofagia es reciclar componentes celulares para sostener el metabolismo durante períodos de privación de energía y prevenir la acumulación de productos dañados, proteínas tóxicas y organelos durante el estrés. En la mayoría de las situaciones, la autofagia promueve la supervivencia en respuesta al estrés y a la desnutrición.

La excesiva producción de ROS y la depleción de ATP por desacoplamiento de la fosforilación oxidativa promueven la muerte celular por necrosis. La liberación de la citocromo c (Cyt c) después del edema mitocondrial activa las caspasas e inicia la muerte celular por apoptosis.

## ANTIOXIDANTES EXÓGENOS Y ENDÓGENOS

El organismo tiene capacidad de eliminar los ROS mediante la presencia de antioxidantes exógenos y endógenos.

Los antioxidantes exógenos obtenidos de la dieta, incluidos la vitamina C, la vitamina E y los carotenos, juegan un papel vital en la prevención y control de los ROS.

Los antioxidantes endógenos incluyen las enzimas antioxidantes superóxido dismutasa, catalasa, glutatión peroxidasa, peroxiredoxinas, paraoxanasa y glutatión S-transferasa.

La variación en los genes que codifican para estas enzimas ha sido implicada en la génesis de la mayoría de las enfermedades actuales. La diferencia e inconsistencia entre diversos estudios puede tener relación importante más con la dieta del individuo que padece las enfermedades.

Figura 1. Relación general entre la producción de especies reactivas de oxígeno, estrés oxidativo, desarrollo de enfermedades, papel de los antioxidantes y la genética

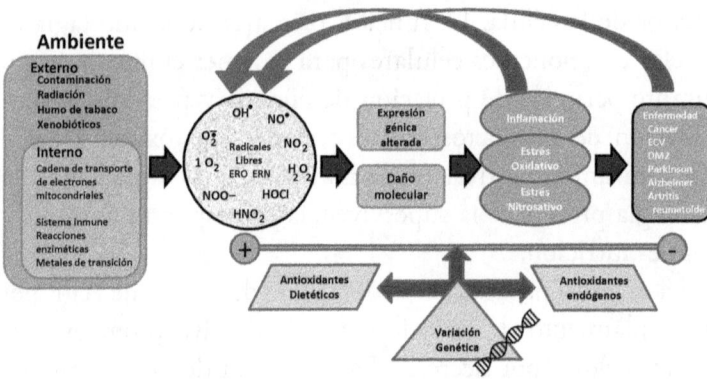

La acumulación de especies reactivas de oxígeno (ROS) por estímulos internos y externos puede ocasionar daño molecular y provocar estrés oxidativo y nitrosativo. Las ROS pueden alterar la expresión genética con inflamación, con producción de cantidades mayores de radicales libres, ROS y especies reactivas de nitrógeno, los cuales contribuyen al desarrollo de enfermedades crónicas. Los antioxidantes endógenos y alimenticios disminuyen la lesión oxidativa, nitrosativa e inflamación, disminuyendo la lesión a los diversos sistemas orgánicos. ACV: accidente cerebrovascular; DM2: diabetes mellitus tipo 2.

Figura copiada con autorización de: Da Costa, L. A.; Badawi, A.; El-Sohemy, A. *Nutrigenética y modulación del estrés oxidativo*. Ann. Nutr. Metab., 2012; 60 (suppl. 3): 27-36. doi: 10.1159/000337311.

Buscando equilibrar la producción de ROS, el organismo ha desarrollado un sistema de defensas para mantener la homeostasis redox. Cuando la producción y acumulación de radicales de oxígeno y nitrógeno supera la capacidad del organismo de defenderlo, se produce un estado de estrés oxidativo —o estrés nitrosativo— con daño directo a moléculas y tejidos, y activación de diversos factores intracelulares, como el FN-κβ, con producción de citocinas proinflamatorias e inflamación.

**Tabla 1. Antioxidantes exógenos frecuentes y sus fuentes dietéticas**

| Antioxidante exógeno | Fuente dietética |
|---|---|
| Vitamina C (ácido ascórbico/ ascorbato) | Naranja, mandarina, fresa, kiwi, brócoli, repollo, col. |
| Vitamina E (tocoferoles, tocotrienoles) | Aceite de oliva, coco, girasol; nuez, semillas. |
| Carotenoides (licopenos, α y β-carotenos) | Zanahoria, tomate, durazno, ciruela. Vegetales verdes: espinaca, col. |
| Polifenoles (flavonoles, antocianinas, flavonas) | Frutas: fresa, mora, uva, manzana. Vegetales: apio, cebolla, col. Leguminosas: frijol, garbanzo, lenteja, soya, nueces, pistachos. Vino, café, té, chocolate. |
| Elementos traza (selenio, zinc) | Pescado, mariscos, carne, pollo, granos. |

Tabla modificada de: Da Costa, L. A.; Badawi, A.; El-Sohemy, A. *Nutrigenética y modulación del estrés oxidativo*. Ann. Nutr. Metab., 2012; 60 (Suppl. 3): 27-36. doi: 10.1159/000337311.

LECTURAS RECOMENDADAS

Bryan, N. S.; Alexander, D. D.; Coughlin, J. R.; Milkowski, A. L.; Boffetta, P. *Ingested Nitrate and Nitrite and Stomach Cancer Risk: An Updated Review*. Food Chem. Toxicol., 2012; 50(10): 3646-3665. doi: 10.1016/j.fct.2012.07.062.

Da Costa, L. A.; Badawi, A.; El-Sohemy, A. *Nutrigenética y modulación del estrés oxidativo.* Ann. Nutr. Metab., 2012; 60 (suppl. 3): 27-36. doi: 10.1159/000337311.

Johnson, A. R.; Milner, J. J.; Makowski, L. *The Inflammation Highway: Metabolism Accelerates Inflammatory Traffic in Obesity.* Immunol. Rev., 2012; 249: 218-238.

Tang, D.; Kang, R.; Zeh, H. J., 3rd; Lotze, M. T. *High-mobility Group Box 1, Oxidative Stress, and Disease.* Antioxid. Redox Signal, 2011; 14(7): 1315-1335. doi: 10.1089/ars.2010.3356.

Halvorsen, B. L.; Carlsen, M. H.; Phillips, K. M.; Bøhn, S. K.; Holte, K.; Jacobs, D. R. Jr.; Blomhoff, R. *Content of Redox-active Compounds (i.e., Antioxidants) in Foods Consumed in the United States.* Am. J. Clin. Nutr., 2006; 84(1): 95-135. Esta referencia contiene el análisis antioxidantes de más de 3100 alimentos. Sugiero a los lectores que quieran profundizar en cada alimento consultar esta referencia, que es libre a través de Internet.

Griesenbeck, J. S.; Steck, M. D.; Huber, J. C.; Sharkey, J.; Rene, A. A.; Brender, J. D. *Development of Estimates of Dietary Nitrates, Nitrites, and Nitrosamines for Use with the Short Willet Food Frequency Questionnaire.* Nutr. J., 2009; 8: 16- 25.

# Capítulo 4

## Microbiota intestinal

### Composición

El cuerpo humano, en todas partes, pero en especial en el intestino, alberga una gran comunidad bacteriana, muy compleja, diversa, referida como microflora o microbiota intestinal —también llamada flora probiótica—. La microbiota intestinal contienen al menos 1012 bacterias y arqueas —microorganismos o bacterias que viven sin aire en el interior del intestino—, con 150 o más genes que nuestro genoma humano.

La microbiota intestinal, por estudios de secuencias de 16S rRNA, está compuesta en un 98 por ciento de cuatro troncos: *Firmicutes* (64%) —bacterias Gram (+)—, *Bacteroidetes* (23%) —bacterias Gram (-)—, *Proteobacteria* (8%) —bacterias Gram (-)— y *Actinobacteria* (3%) —Gram (+)—. Los *Verrucomicrobia*, *Fusobacteria* y el tronco *TM7* son el 2 por ciento restante (1,3). El término Gram (+) o (-) es una forma principal de clasificar las bacterias en base a si se colorean o no al aplicarles la tintura llamada Gram.

La microbiota o flora bacteriana del niño recién nacido (RN) es dominada inicialmente por las bacterias llamadas *Bifidobacterias* y sus diferentes subclases o especies, y, a través de sucesiones y reemplazos diversos, alcanza la flora adulta.

Tradicionalmente, se ha pensado que la microbiota del niño entre primer y segundo año de vida, en su inicio, es similar a la del adulto. Los niños entre el primer y el séptimo año de vida tienen mayor número de enterobacterias, incluso que el adulto. Los adolescentes poseen abundante número de *Bifidobacterium (B.)* y *Clostridium*, más que que los adultos.

La microbiota del adulto es estable a lo largo del tiempo y es bastante similar entre todos los individuos. Esto ha permitido la identificación de un microbioma núcleo con 66 bacterias predominantes. Turronin y colaboradores encontraron que el *Bifidobacterium pseudolongum* y el *B. bifidum* son las especies dominantes en la población de *Bifidobacterias* del adulto, mientras que el *B. longum, B. breve, B. pseudocatenulatum* y *B. adoslecentis* están ampliamente distribuidos a lo largo de todas las edades.

En el adulto mayor, las especies de Bacteroides —otras bacterias— empiezan a declinar con un incremento marcado de las enterobacterias. El análisis de la microbiota principal en el adulto mayor mostró una desviación clara a una comunidad dominada por cluster IV de *Clostridium*.

Otra situación importante es la diversidad de flora, de acuerdo con el país e incluso la zona geográfica. En los países del norte de Europa, los niños tienen conteos elevados de *Bifidobacterias*, mientras que en los países del sur, tienen predominio de *Bacteroides* y *Lactobacilos*.

Finalmente, Arumugan y colaboradores identificaron tres enterotipos —grupos de bacterias diferentes— predominantes en la raza humana. El enterotipo I es rico en bacterias llamadas *Bacteroides* y derivan su energía en forma predominante de carbohidratos y proteínas a través de fermentación. El enterotipo 2 es enriquecido por las bacterias llamadas *Prevotella* y *Desulfovibrio*, las cuales actúan transformando el moco que está en el intestino. El enterotipo 3 es el más frecuente y es rico en *Ruminococcus* y *Akkermansia*, los cuales degradan mucinas que son unos constituyentes del moco común. Además, los enterotipos 1 y 2 son capaces de producir vitaminas diferentes. Los autores proponen que esos enterotipos usan rutas diferentes para generar energía de sustratos fermentables disponibles en el colon.

Funcionalidad de la microbiota intestinal

La microbiota o flora bacteriana intestinal, fuera de su función digestiva, tiene un papel fundamental en el desarrollo del sistema inmune local y sistémico —*defensas* del cuerpo—, y controla la regeneración del epitelio intestinal —el epitelio es una de las capas que tiene el intestino y día a día se cambia por células más jóvenes—.

Figura 1. La microbiota regula las funciones metabólicas del huésped

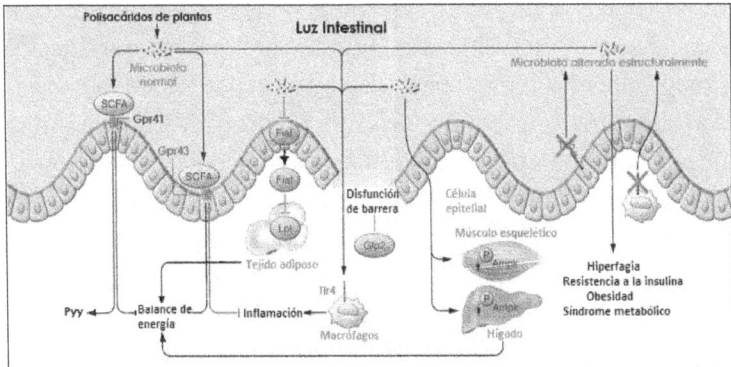

La microbiota controla la fisiología del huésped a varios niveles. Los productos fisiológicos microbianos semejantes a los ácidos grasos de cadena corta se unen a receptores (GPCR) en las células epiteliales intestinales (ejemplo: Gpr41 y Gpr43) para controlar el balance de energía y la respuesta inflamatoria del huésped. La activación de TLR5 afecta profundamente la composición estructural de la microbiota intestinal, la cual, a la vez, regula el apetito, ganancia de peso y la sensibilidad de la insulina a través de mecanismos desconocidos. Las señales bacterianas también regulan los depósitos de grasa periférica. Mediante otro mecanismo desconocido, la microbiota también regula la energía en el hígado y en el músculo. Fiaf: factor adiposo inducido por el ayuno; Glp2: péptido 2, similar al glucagón; Gpr 41/43: receptor acoplado a la proteína G; Lpl: lipoproteín lipasa; Pyy: péptido YY; SCFA: ácidos grasos de cadena corta.

Figura modificada de: Tilg, H.; Kaser, A. *Gut Microbiome, Obesity, and Metabolic Dysfunction.* J. Clin. Invest., 2011; 121(6): 2126-2132. doi: 10.1172/JCI58109.

Nicholson ha demostrado que la microbiota intestinal tiene un papel clave en promover la expresión de las enzimas del citocromo P450, las cuales poseen la capacidad de romper sustancias xenobióticas semejantes a los químicos tóxicos.

La microbiota también sintetiza la vitamina K —la vitamina K es importante para que el sistema de coagulación de la sangre funcione bien en el niño al nacer—. Se refiere a la microbiota como una *fábrica química* que produce diversidad de moléculas, incluyendo sustancias similares a medicamentos e incluso neurotransmisores. Igualmente, parece que sustancias producidas por las bacterias intestinales tienen la capacidad de unirse a receptores aril hidrocarbonados. Esto es muy importante, puesto que dichos receptores pueden cambiar la expresión de genes —forma de transmitir la herencia, enfermedades, etcétera— que afectan en forma adversa muchos procesos celulares humanos (ver *Figura 1*).

Otros procesos dirigidos por las bacterias intestinales son benéficos, como la metabolización de precursores de fitoestrógenos —sustancias similares a las hormonas llamadas estrógenos, que produce la mujer—. Así, es una manera en que estas *hormonas* de las plantas ejercen efectos antiinflamatorios y cardioprotectores.

Las dietas elevadas en grasas animales pueden afectar el epitelio del intestino, produciendo aumento o alteración en la permeabilidad intestinal, con respuesta inflamatoria. La administración de bacterias probióticas puede revertir estos procesos al generar una respuesta antiinflamatoria que estabiliza la barrera protectora que tiene el intestino.

Los agentes infecciosos han sido implicados en la génesis de la obesidad. En humanos obesos se ha encontrado un virus llamado adenovirus aviar.

La cirugía bariática ha disminuido el riesgo de enfermedad cardiovascular y cáncer, y esto se asocia a un aumento de la bacteria llamada *Enterobacter hormaechei* en la microbiota intestinal.

Figura 2. Factores que impactan la composición de la microbiota intestinal humana

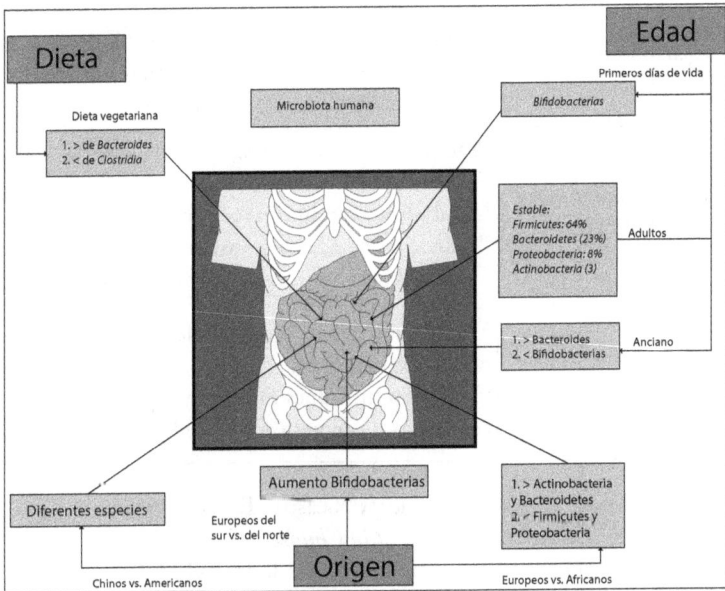

Figura modificada de: Angelakis, E.; Armougom, F.; Million, M.; Raoult, D. *The Relationship between Gut Microbiota and Weight Gain in Humans*. Future Microbiol., 2012, Jan.; 7(1): 91-109. doi: 10.2217/fmb.11.142.

En la *Tabla 1*, resumimos las funciones fisiológicas conocidas de la microbiota intestinal.

Tabla 1. Funciones fisiológicas de la microbiota intestinal
(flora probiótica)

| Funciones | Mecanismos/efectos |
|---|---|
| Funciones protectoras contra las bacterias patógenas | Desplazamiento de patógeno. Competencia por nutrientes. Producción de factores antimicrobianos. Activación de respuesta inmune local. Contribuyen en la función de barrera intestinal. |
| Desarrollo inmune | Producción de IgA. Control de la inflamación local y sistémica. Fortalecimiento de uniones estrechas. Inducción de tolerancia a alimentos. |
| Funciones digestivas y metabólicas | Producción de vitaminas. Fermentación de carbohidratos no digeribles. Metabolizan carcinogénicos de la dieta. Producción de ácidos grasos de cadena corta. Combustible y energía de epitelios y endotelios. |
| Desarrollo neuronal | Modulación del eje cerebro/intestino durante el desarrollo neuronal. Controlan funciones motoras y regulan conductas de depresión y ansiedad. |

Tabla modificada de: Buccigrossi, V.; Nicastro, E.; Guarino, A. *Functions of Intestinal Microflora in Children*. Curr. Opin. Gastroenterol., 2013, Jan.; 29(1): 31-38. doi: 0.1097/ MOG.0b013e32835a3500.

ALIMENTACIÓN Y FLORA INTESTINAL

Los hábitos dietéticos son uno de los factores principales que contribuyen a la diversidad de la microbiota humana. Las bac-

terias *Prevotella, Xylanibacter* y *Treponema* están presentes en
la flora intestinal de los niños africanos y no en la de los europeos, y esto está dado por la ingesta elevada de fibra dietaria, que maximiza la extracción de energía metabólica de los
polisacáridos de las plantas ingeridas. Estas bacterias pueden
fermentar xilanos y celulosa a través de enzimas activas contra
los carbohidratos (CH). Por lo tanto, la presencia de *Bacteroides*, y en especial del *Faecalibacterium prausnitzii*, indica la
importancia de tener una microflora con capacidad antiinflamatoria potente.

Walker y colaboradores, recientemente, encontraron que en
hombres obesos con dieta baja en CH, después de diez semanas, no hay cambios en la proporción de las bacterias *Bacteroidetes, Firmicutes, Actinobacteria* o *Proteobacteria*; sin embargo,
el *Eubacterium rectale* y *Ruminococcus bromii* aumentaron en
hombres obesos con una dieta integrada por almidones resistentes, mientras que el *Collinsella aerofaciens* mostró disminución proporcional en los obesos con dieta (ver *Figura 3*).

## PROBIÓTICOS Y SALES BILIARES

Los probióticos interactúan en la luz intestinal con los ácidos
biliares —constituyentes de la bilis—, lo que produce alteración en la farmacocinecia de muchos compuestos activos.

Las sales biliares incrementan la absorción de las drogas
que no son hábiles en cruzar las membranas celulares. Los
probióticos están comprometidos en el metabolismo de ácidos
biliares, entre otros, debido a la habilidad de algunas cepas de
hidrolizar las sales biliares. Después de la deconjugación, los
ácidos biliares libres son modificados a ácidos biliares secundarios —ácido deoxicólico (DCA) y ácido litocólico—. Estos
ácidos biliares secundarios, si se acumulan mucho, pueden ser
detrimentes para la salud humana, al alcanzar niveles elevados

en la circulación enterohepática, contribuyendo a la patogénesis del cáncer de colon y otras enfermedades gastrointestinales.

## Probióticos y colesterol

Existen diversos estudios que demuestran la habilidad de las bacterias probióticas de reducir los niveles de colesterol, gracias a la deconjugación enzimáticas de las sales biliares por acción de enzimas en la circulación enterohepática de los ácidos biliares. Las sales biliares primarias conjugadas son el compuesto orgánico más abundante en la bilis, secretadas y depositadas en la vesícula biliar, liberadas en el duodeno en respuesta a las hormonas intestinales y transportadas progresivamente en el intestino gracias a los movimientos intestinales. Por todo esto, la deconjugación de sales biliares reduce los niveles de colesterol por dos mecanismos. Uno de ellos, incrementa la síntesis *de novo* de ácidos biliares del colesterol, reemplazando las pérdidas a través de las heces, y por reducir la solubilidad y absorción subsecuente del colesterol de la luz intestinal. Otro mecanismo posible es la conversión del colesterol a coprostanol por cepas probióticas que producen reductasa de colesterol. El coprostanol se absorbe menos en el intestino humano, aumentando su excreción a través de las heces y reduciendo en forma subsecuente los niveles de colesterol sanguíneo.

## Bacterias intestinales y obesidad

### Tronco Bacteroidetes

Armougon y colaboradores encontraron una reducción significativa *de Bacteroidetes* en pacientes obesos, comparados con pacientes delgados o anoréxicos. Por otra parte, Schwiertz y colaboradores, en individuos obesos, observan lo contrario: un aumento de Bacteroidetes (ver *Figura 4*).

Las mujeres obesas antes de embarazarse tienen un número elevado de *Bacteroidetes* en relación a las mujeres de peso normal, y la ganancia escesiva de peso se asocia a un aumento mayor del *Bacteroidetes*. Larsen y colaboradores, en pacientes diabéticos, observan, asimismo, un incremento marcado de *Bacteroidetes*.

Igualmente, los pacientes obesos tienen niveles incrementados de *Prevotellaceae*, un subgrupo de *Bacteroidetes*. Al ordenar tratamiento dietético y actividad física, y haber pérdida de peso importante, los adolescentes presentan un incremento marcado en la tasa de *Bacteroidetes* y *Prevotella*. En otro estudio, después de la pérdida de peso se observa un incremento notable del *Bacteroides fragilis*. En niños entre las 3 semanas y el año de vida, Vael y colaboradores observan que los que tienen niveles elevados de *Bacteroides fragilis* y bajos de *Estafilococo* se asocian con peso elevado en edad preescolar.

## Tronco Firmicutes

Ley y colaboradores informaron que los niveles disminuidos de Bacteroidetes en obesos se correlacionan con niveles incrementados de *Firmicutes*, los cuales disminuyen cuando los pacientes ingresan a programas de reducción de peso.

En otro estudios, cuando los pacientes empiezan a perder peso, presentan niveles reducidos de *Clostridium hystoliticum*, *Eubacterium rectale* y *Clostridium coccoides*.

Los niños obesos de la India tienen niveles elevados de *Faecalibacterium prauznitzii*, sin encontrar diferencias en los niveles de *Bacteroidetes*, *Prevotella*, *Bifidobacterium*, grupo de *Lactobacillus acidophilus* o *Eubacterieum rectale*, comparados con los niños delgados. Duncan y colaboradores encontraron, en pacientes obesos, una reducción significativa asociada a dieta perdedora de peso en los niveles de *Roseburia* y *E. rectale*, un grupo de *Firmicutes* productores de butirato.

Trabajos recientes sugieren un papel en las especies de *Lactobacillus* con cambios de peso y en estudios en pacientes obesos y diabéticos, en más de la mitad se encuentran incrementos de las especies de *Lactobacillus*. Los pacientes con diabetes tipo 2 presentan niveles incrementados de *Lactobacillus* y *Bacilli* en relación a pacientes delgados.

## Tronco Actinobateria

Las bifidobacterias están presentes en concentraciones tan elevadas como 1010 células por gramo de materia fecal, siendo más abundantes en el recién nacido y lactante que en el adulto y persona mayor.

El tronco *Actinobacteria*, compuesto principalmente por el género *Bifidobacterium*, está relacionado también con la obesidad. Otro grupo importante de este grupo es el género *Collinsella*. Zhang y colaboradores revelan que la familia *Coriobacteriaceae* del tronco *Actinobacteria* está aumentado en pacientes obesos. Por otra parte, la mayoría de los estudios han mostrado disminución de los niveles de *Bifidobacterium* en pacientes obesos.

La presencia de especies de *Bifidobacterium* se correlaciona en forma positiva con mejor tolerancia a la glucosa, secreción de insulina inducida por glucosa y normalización de la inflamación de bajo grado. Por esto, la ingesta de mezclas de probióticos con concentraciones elevadas de Bifidobacterias tienen grandes beneficios en la salud humana.

## Figura 3. Cambios en la microbiota intestinal inducidos por una dieta elevada en grasas

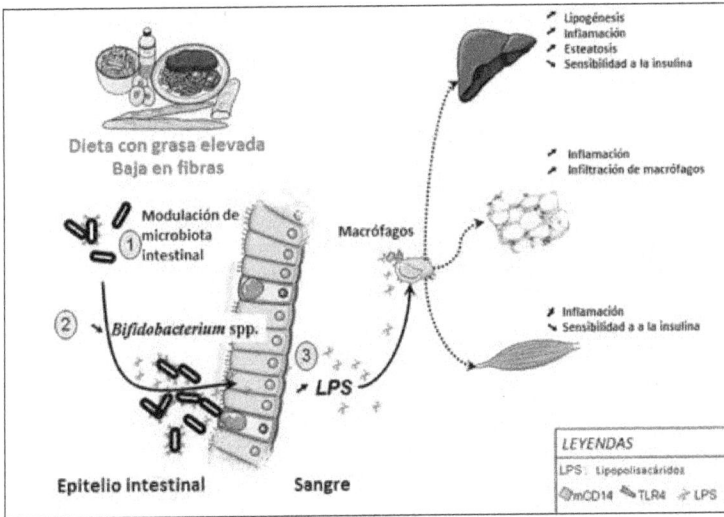

La dieta elevada en grasas animales produce endotoxinemia metabólica y dispara el desarrollo de enfermedades metabólicas, vía mecanismos dependientes de la activación de CD14/TLR-4.

Figura modificada de: Cani, P. D.; Delzenne, N. M. *The Role of the Gut Microbiota in Energy Metabolism and Metabolic Disease.* Curr. Pharm. Des., 2009; 15(13): 1546-1558.

Los factores gastrointestinales que más afectan la supervivencia de los probióticos después de su ingesta son las enzimas digestivas, el pH ácido del estómago, defensinas y las concentraciones elevadas de sales biliares en el intestino.

## Arquea y obesidad

Existen datos encontrados en relación a la presencia de especies de *Methanobrevibacter* y obesidad. Unos estudios demuestran aumento, y otros, disminución.

Finalmente, en la *Tabla 2*, resumimos las alteraciones en la flora —microbiota— probiótica intestinal en relación a los padecimientos más frecuentes en pediatría; flora que podemos modificar con mejoría de síntomas y signos en los niños, cuando administramos mezclas de probióticos en concentraciones elevadas y que contengan especies de Bifidobacterias.

Figura 4. Fermentación de carbohidratos por la flora probiótica intestinal

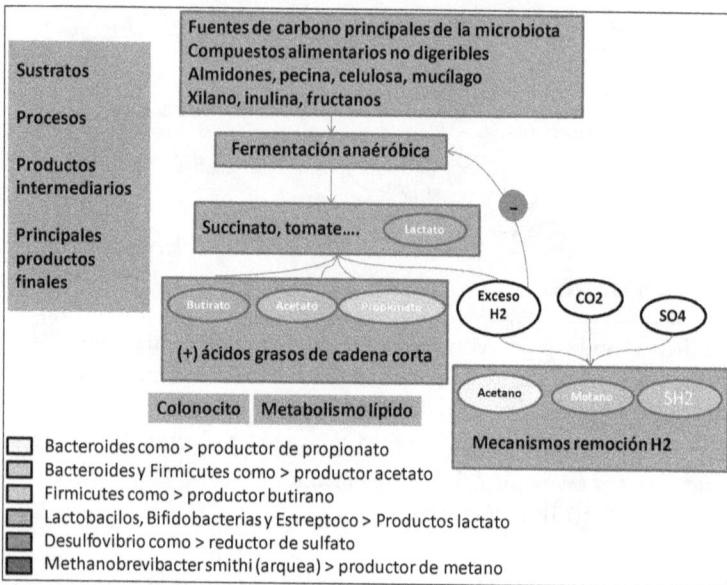

Figura modificada de: Angelakis, E.; Armougom, F.; Million, M.; Raoult, D. *The Relationship Between Gut Microbiota and Weight Gain in Humans.* Future Microbiol., 2012, Jan.; 7(1): 91-109. doi: 10.2217/fmb.11.142.

**Tabla 2. Cambios principales en la composición del microbiomo intestinal (flora probiótica) en enfermedades en niños de origen intestinal y extraintestinal**

| Enfermedad | Cambios en la composición de la microflora intestinal |
|---|---|
| Enfermedad celiaca | Carencia de bacterias del tronco *Bacteroidetes* con abundancia de *Firmicutes*. |
| Enfermedad inflamatoria intestinal | Concentración baja de *Faecalibacterium prausnitzi* y *Bifidobacterias*. Aumento de niveles de *Escherichia coli*. Reducción en la diversidad de la microbiota. |
| Síndrome inflamatorio intestinal | Porcentaje significativo de la clase *Gammaproteobacteria*. Presencia inusual de bacterias similares a *Ruminococcus*. |
| Enterocolitis necrotizante | Predominio de *Gammaproteobacterias*. Reducción en la diversidad de la microbiota. |
| Atopia | Conteo bajo de *Lactobacillus*, *Bifidobacterias* y *Bacteroides*. Conteo incrementado de *Clostridium difficile*. Reducción en la diversidad de la microbiota. |
| Obesidad | Aumento de *Firmicutes* a expensas de grupo *Bacteroidetes*. |
| Fibrosis quística | Menor riqueza de especies. Bajos conteos de bacterias ácido lácticas, *Clostridium*, especies diversas de *Bifidobacterium*, *Veionella* y *Bacteroidetes/Prevotella*. |

Tabla modificada de: Buccigrossi, V.; Nicastro, E.; Guarino, A. Functions of Intestinal Microflora in Children. Curr. Opin. Gastroenterol., 2013, Jan.; 29(1): 31-38. doi: 0.1097/MOG.0b013e32835a3500.

## Lecturas recomendadas

Angelakis, E.; Armougom, F.; Million, M.; Raoult, D. *The Relationship between Gut Microbiota and Weight Gain in Humans.* Future Microbiol., 2012, Jan.; 7(1): 91-109. doi: 10.2217/fmb.11.142.

Kellyn, S.; Betts, A. *Study in Balance: How Microbiomes Are Changing the Shape of Environmental Health.* Environ. Health Perspect., 2011, Aug.; 119(8): a340-a346.

Tilg, H.; Kaser, A. *Gut Microbiome, Obesity, and Metabolic Dysfunction.* J. Clin. Invest., 2011; 121(6): 2126-2132. doi: 10.1172/JCI58109.

Cani, P. D.; Delzenne, N. M. *The Role of the Gut Microbiota in Energy Metabolism and Metabolic Disease.* Curr. Pharm. Des., 2009; 15(13): 1546-1558.

González-Rodríguez, I.; Ruiz, L.; Gueimonde, M.; Margolles, A.; Sánchez, B. *Factors Involved in the Colonization and Survival of Bifidobacteria in the Gastrointestinal Tract.* FEMS Microbiol. Lett., 2013; 340(1): 1-10. doi: 10.1111/1574-6968.12056.

Pavlović, N.; Stankov, K.; Mikov, M. *Probiotics-interactions with Bile Acids and Impact on Cholesterol Metabolism.* Appl. Biochem. Biotechnol., 2012; 168(7): 1880-1895. doi: 10.1007/s12010-012-9904-4.

Buccigrossi, V.; Nicastro, E.; Guarino, A. Functions of Intestinal Microflora in Children. Curr. Opin. Gastroenterol., 2013, Jan; 29(1): 31-38. doi: 0.1097/MOG.0b013e32835a3500.

# Capítulo 5

## Bifidobacterias

Aunque las *Bifidobacterias* constituyen solo el 3 por ciento de la microbiota intestinal, tal vez son las bacterias intestinales más importantes y benéficas para la salud humana. El aumento o disminución de su concentración a nivel intestinal cumple un papel predominante en las funciones de todos los sistemas orgánicos del cuerpo. Por su importancia, le dedicamos un capítulo independiente en este libro.

### Generalidades

Las *Bifidobacterias* son bacilos Gram (+) anaeróbicos, no móviles, no formadores de esporas encontrados en el tracto GI de humanos y animales. Representan el 3 por ciento de la microbiota total del intestino de humanos adultos sanos y son la especie predominante en el tubo GI de niños, presentes en una concentración del 95 por ciento en RN alimentados con leche materna. Estudios recientes han reconfirmado que las *Actinobacterias*, grupo al cual pertenecen las *Bifidobacterias*, es el tercer grupo más importante integrante de la microbiota intestinal en personas adultas después de los *Bacteroidetes* y *Firmicutes*. Son utilizados en la actualidad, ampliamente, en la industria alimentaria y farmacéutica. Son clasificados como GRAS —generalmente reconocido como seguro—.

## MECANISMO DE ACCIÓN

Los efectos inmunomodulatorios observados con las Bifidobacterias son:

a) Incremento en la producción de IgA Inmunoglobulina A, sustancia de defensa mucosa.

B) Estímulo de la actividad fagocítica —la célula se come la sustancia— por las células mononucleares.

C) Estímulo de la actividad de las células *killer* —asesinas—.

D) Incremento en la respuesta linfocítica, realzando la producción de una respuesta balanceada de células colaboradoras T, con aumento de la producción de IL-10 y de factor de crecimiento transformante β —citocinas antiinflamatorias—.

E) Se asocian a la secreción de sustratos con propiedades antimicrobianas y secreción de mucina, inhibiendo la adherencia de bacterias patógenas.

F) Producción de ácidos orgánicos como el acético y láctico, inhibiendo el crecimiento de las bacterias patógenas.

G) Disminuyen la conversión de sales biliares primarias a secundarias.

H) Producen vitaminas, en especial del complejo B.

I) Incrementan la producción de IL-6 a nivel de las células epiteliales intestinales, lo cual favorece la expansión clonal de linfocitos B, aumentando el número de células productoras de IgA a nivel de la lámina propia del intestino.

Las *Bifidobacterias* están genéticamente adaptadas para utilizar leche materna y sus oligosacáridos como un sustrato mayor para su crecimiento. La administración oral de cepas específicas de *Lactobacilos*, en especial el L. *rhamnosus* GG, estimula el crecimiento de *Bifidobacterias*.

ESPECIES

El género *Bifidobacteria* está compuesto por más de treinta especies, de las cuales doce han sido vistas en humanos. Pertenece al phylum o tronco *Actinobacteria*. El *B. adolescentis* y el *B. longum* son las especies más encontradas en los adultos, mientras que la *B. infantis* y *B. breve* son más abundantes en niños. Sin embargo, diferencias cualitativas y cuantitativas existen en comunidades y en personas de la misma comunidad.

En estudios realizados en RN a término se ha visto que la *Bifidobacteria longum* es la especie más encontrada, con aislamientos de *B. bifidum* y *B. breve* en cantidades similares. En RN a término ha sido también observada la *B. animalis* subespecie *lactis*, la cual no había sido descrita en forma previa en RN humanos. Esta especie exhibe una elevada tolerancia al oxígeno y ha sido aislada de leches fermentadas.

Las *Bifidobacterias* aparecen en la materia fecal (MF) de prematuros extremos hacia el décimo día de vida y se tornan bacterias dominantes hacia los veinte días de vida. En el RN a término alimentado con leche materna, las Bifidobacterias aparecen hacia el cuarto día de vida.

Una especie de Bifidobacteria ampliamente utilizada en la industria alimentaria es la *B. animalis*, subespecie *lactis*, cepa Bb12, recientemente encontrada en el intestino de niños. Sin embargo, se ha demostrado que la Bb12 tiene elevada tolerancia al oxígeno, crecimiento diferencial en medios de cultivo basados en leche e hidroliza proteínas de la leche a diferencia de la *B animalis*, subespecie *animalis*.

Mohan y colaboradores informan que los RN que reciben *B. Bb12* tienen niveles de calprotectina —sustancia que produce el intestino cuando presenta inflamación— bajos en relación a RN sin probióticos, relacionado esto con maduración intestinal y atenuación de respuesta inflamatoria en respuesta a dieta y antígenos extraños. Concluyen que la administración de *B. lactis Bb12* desde el nacimiento lleva a un incremento de acetato, lactato e IgAs, y disminuye los niveles de calprotectina fecal.

Esta propiedad explica el papel de los probióticos en controlar enfermedades inflamatorias intestinales y alergias, y regular el sistema de defensa.

Concentraciones elevadas de calprotectina son encontradas en pacientes con cáncer colorrectal, enfermedad inflamatoria intestinal, tratamiento con AINES e infecciones bacterianas del tracto GI. Sirve como un marcador simple no invasivo para evaluar el grado de inflamación del tracto GI en RN, en especial, los que tienen riesgo de desarrollar ECN, los prematuros extremos y los RN con retardo de crecimiento intrauterino.

Pompei y colaboradores, en reciente estudio, demostraron que las cepas de *Bifidobacteria adolescentis* —DSM 18350 y DSM 18352— y la *B. pseudocatenulatum* —DMS 18353— son hábiles en sintetizar *in vitro* grandes cantidades de folatos —ácido fólico—, lo que confirma la hipótesis de que los probióticos son una excelente fuente de folatos en el intestino humano. Los folatos previenen las malformaciones congénitas del sistema nervioso central del niño. Por eso se administran en forma preventiva a todas las madres embarazadas.

## PREBIÓTICOS

En el colon, los oligosacáridos no digeribles —alimentos prebióticos— pueden ser degradados por las bifidobacterias a monosacáricos. La mayoría de los oligosacáridos no digeribles más abundantes en la dieta son los xilo-oligosacáridos, con gran efecto bifidogénico. Recientemente, enzimas que degradan los xilo-oligosacáridos semejantes a las exo-oligoxilanasas del *B. adolescentis* han sido caracterizadas. El *B. animalis, spp. lactis* BB12 es capaz de utilizar los xilo-oligosacáridos como una fuente de carbono, pero no puede fermentar los xilanos, arabinoxilanos o la xilosa. En contraste, otros estudios muestran que el *B. longum* NCC2705 es capaz de fermentar la xilosa como única fuente de carbono.

Por otra parte, varios estudios *in vitro* e *in vivo* muestran que los galacto-oligosacáridos añadidos a la dieta pueden modificar la microbiota intestinal al incrementar el número de bifidobacterias. Estos galacto-oligosacáridos son hidrolizados por β-galactosidasas. La inulina y frutooligosacáridos son oligosacáridos no digeribles presentes en varias frutas y vegetales, y se sabe que tienen efecto en el crecimiento de varias cepas de bifidobacterias.

En relación a los almidones, algunos estudios han demostrado la presencia de actividad de α-amilasa y pululanasa en varias cepas de bifidobacterias hábiles de utilizar, almidones, amilopectina y pululano —polisacárido polimérico compuesto de varias unidades de maltotriosa—. Por otro lado, los residuos lacto-*N*-biosa de los oligosacáridos de la leche materna pueden actuar como factor bifidogénico en niños alimentados con leche materna. Ellos son usados como fuente de carbohidratos por cepas que usualmente colonizan el tracto GI de niños, semejantes al *B. longum spp. infantis*, *B longum spp. longum*, *B. bifidum* y *B. breve*. Estos oligosacáridos no ejercen efecto probiótico en las especies dominantes del tubo digestivo de adultos, como *B. adolescentis*, *B. catenulatum*, *B. angulatum* y *B. dentium*, también como en otras especies de Lactobacilos y bacterias entéricas.

La mucina intestinal —el moco que cubre la capa interna del intestino— es uno de los más abundantes recursos metabólicos de las bacterias que habitan el tubo digestivo del humano. Estudios diferentes han demostrado la habilidad de diversas bifidobacterias de metabolizar el moco intestinal humano, como la *B. longum*, *B. breve* y *B. bifidum*. Esto contribuye a la capacidad de colonizar el intestino humano.

## Efectos benéficos de las bifidobacterias

Como lo refiere un editorial de *The Economist*, "las personas no somos simplemente personas; somos también una gran cantidad de microbios", y en especial las bifidobacterias son las responsables de la funcionalidad de todo el cuerpo humano. Diversos estudios realizados con todo tipo de cepas de bifidobacterias solas o en mezclas de probióticos en concentraciones elevadas —Eptavis®— han demostrado su utilidad en la prevención y cura de síndromes diarreicos, establecimiento de una microbiota saludable, alivio del estreñimiento y constipación, prevención de enterocolitis necrotizantes, control de infecciones producidas por enterobacteriaceas, intolerancia a la lactosa, reducción del colesterol, tratamiento de enfermedades inflamatorias del tubo gastrointestinal y en varios tipos de cáncer. En la *Tabla 3*, resumimos los diferentes padecimientos en los que las mezclas de probióticos en concentraciones elevadas ricas en Bifidobacterias han demostrado un beneficio considerable.

| **Tabla 3.** Enfermedades y padecimientos donde se han utilizado mezclas de probióticos con gran beneficio en la prevención y tratamiento de diversas enfermedades que afectan al ser humano |
| --- |
| Enfermedad diarreica aguda de origen infeccioso. |
| Enfermedad diarreica del viajero. |
| Síndrome diarreico asociado a antibióticos. |
| Enfermedad atópica (síndrome/enfermedad atópica, rinoconjuntivitis, asma, sinusitis). |
| Síndrome de colon irritable. |
| Enfermedad inflamatoria intestinal. |
| Enterocolitis necrotizante. |
| Artritis/lupus eritematoso sistémico. |
| Trasplante de órganos. |
| Prevención y control de obesidad. |
| Síndrome metabólico. |
| Terapia antioxidante y antienvejecimiento. |
| Enfermedades neurodegenerativas. |

## Lecturas recomendadas

Tormo Carnicé, R. *Probióticos. Concepto y mecanismos de acción*. An. Pediatr., Monogr., 2006; 4(1): 30-41.

Zuccotti, G. V.; Meneghin, F.; Raimondi, C.; Dilillo, D.; Agostoni, C.; Riva, E.; Giovannini, M. *Probiotics in Clinical Practice: An Overview*. J. Int. Med. Res., 2008; 36(S1): 1A-53A.

Solano-Aguilar, G.; Dawson, H.; Restrepo, M.; Andrews, K.; Vinyard, B.; Urban, J. F. *Detection of Bifidobacterium Animalis Subsp. Lactis (bb12) in the Intestine After Feeding of Sows and Their Piglets*. Appl. Envir. Microbiol., 2008; 74(20): 6338-6347.

Sun, Z.; Baur, A.; Zhurina, D.; Yuan, J.; Riedel, C. U. *Accessing the Inaccessible: Molecular Tools for Bifidobacteria*. Appl. Environ. Microbiol., 2012; 78(15): 5035-5042. doi: 10.1128/AEM.00551-12.

Amdekar, S.; Singh, V.; Deepak Singh, D. *Probiotic Therapy: Immunomodulating Approach toward Urinary Tract Infection*. Curr. Microbiol., 2011; 63: 484-490.

Mohan, R.; Koebnick, C.; Schildt, J.; Mueller, M.; Radke, M.; Blaut, M. *Effects of Bifidobacterium Lactis Bb12 Supplementation on Body Weight, Faecal pH, Acetate, Lactate, Calprotectin, and IgA in Preterm Infants*. Ped. Res., 2008; 64: 418-422.

Moreno de LeBlanc, A.; Dogi, C. A.; Maldonado-Galdeano, C.; Carmuega, E.; Weill, R.; Perdigón, G. *Effect of the Administration of a Fermented Milk Containing Lactobacillus Casei DN-114001 on Intestinal Microbiota and Gut Associated Immune Cells of Nursing Mice and After Weaning until Immune Maturity*. BMC Immunology, 2008, 9: 27. doi:10.1186/1471-2172-9-27.

Strozzi, G. P.; Mogna, L. *Quantification of Folic Acid in Human Faeces after Administration of Bifidobacterium Probiotic Strains.* J. Clin. Gastroenterol., 2008; 42: S179-S184.

Saavedra, J. *Use of Probiotics in Pediatrics: Rationale, Mechanisms of Action and Practical Aspects.* Nutr. Clin. Practice, 2007; 22: 351-365.

Carey, C. M.; Kostrynska, M.; Ojha, S.; Thompson, S. *The Effect of Probiotics and Organic Acids on Shiga-toxin 2 Gene Expression in Enterohemorrhagic Escherichia Coli O157:H7.* J. Microbiol. Meth., 2008; 73: 125-132.

Fujie, H.; Villena, J.; Tohno, M.; Morie, K. M.; Shimazu, Y.; cols: *Toll-like Receptor-2-Activating Bifidobacterium Strains Differentially Regulate Inflammatory Cytokines in the Porcine Intestinal Epithelial Cell Culture System: Finding New Anti-inflammatory Immunobiotics.* FEMS Immunol. Med. Microbiol., 2011; 63: 129-139.

Weng, M.; Walker, A. *Bacteria Colonization, Probiotics, and Clinical Disease.* Pediatr., 2006; 149: S107-S114.

Hoarau, C.; Lagaraine, C.; Martin, L.; Velge-Roussel, F.; Lebranchu, Y. *Supernatant of Bifidobacterium Brevis Induces Dendritic Cell Maturation, Activation, and Survival Through a Toll-like Receptor 2 Pathway.* J. Allergy Clin. Immunol., 2006; 117: 696-702.

Delgado, S.; O'Sullivan, E.; Fitzgerald, G.; Mayo, B. *in Vitro Evaluation of the Probiotic Properties of Human Intestinal Bifidobacterium Species and Selection of New Probiotic Candidates.* J. Appl. Microbiology, 2008; 104: 1119-1127.

Gueimonde, M.; Laitinen, K.; Salminen, S.; Isolauri, E. *Breast Milk: A Source of Bifidobacteria for Infant Gut Development and Maturation?* Neonatology, 2007; 92: 64-66. doi: 10.1159/000100088.

Damaskos, D.; Kolios, G. *Probiotics and Prebiotics in Inflammatory Bowel Disease: Microflora "on the Scope".* Br. J. Clin. Pharmacol., 2008; 65: 453-467.

Batel, M. J.; Suau, A.; Campeotto, F.; Magne, F.; Aires, J.; Ferraris, L.; Kalach, N.; Leroux, B.; Dupont, C. *Conditions of Bifidobacterial Colonization in Preterm Infants. A Prospective Analysis.* J. Ped. Gastroenterol. Nut., 2007; 44: 577-582.

Wang, Ch.; Shoji, H.; Sato, H.; Nagata, S.; Ohtsuka, Y.; Shimizu, T.; Yamashiro, Y. *Effects of Oral Administration of Bifidobacterium Breve on Faecal Lactic Acid and Short-chain Fatty Acids in Low Birth Weight Infants.* J. Ped. Gastroenterol. Nutr., 2007; 44: 252-257.

Kim, J. F.; Jeong, H.; Yu, D. S.; Choi, S. H.; Hur, C. G.; Park, M. S.; Yoon, S. H.; Kim, D. W.; Ji, G. E.; Park, H. S.; Oh, T. K. *Genome Sequence of the Probiotic Bacterium Bifidobacterium Animalis Subsp. Lactis AD011.* J. Bacteriol., 2009; 191(2): 678-679.

Nasco, L.; Ventura, M.; Zink, R.; Huys, G.; Swings, J. *Polyphasic Taxonomic Analysis of Bifidobacterium Animalis and Bifidobacterium Lactis Reveals Relatedness at the Subspecies Level: Reclassification of Bifidobacterium Animalis as Bifidobacterium Animalis Subsp. Animalis Subsp. Nov., and Bifidobacterium Lactis as Bifidobacterium Animalis Subsp. Lactis Subsp. Nov.* Int. J. Syst. Evol. Microbiol., 2004; 54: 1137-1143.

Yan, F.; Polk, D. B. *Probiotics and Immune Health.* Curr. Op. Gastroenterol., 2011; 27: 496-501.

Mohan, R.; Koebnick, C.; Schildt, J.; Mueller, M.; Radke, M.; Blaut, M. *Effects of Bifidobacterium Lactis Bb12 Supplementation on Body Weight, Fecal pH, Acetate, Lactate, Calprotectin, and IgA in Preterm Infants.* Ped. Res., 2008; 64: 418-422.

Lomax, A. R.; Calder, P. C. *Probiotics, Immune Function, Infection and Inflammation: A Review of the Evidence from Studies Conducted in Humans.* Curr. Pharmaceutical Design, 2009; 15: 1428-1518.

Gueimonde, M.; Laitinen, K.; Salminen, S.; Isolauri, E. *Breast Milk: A Source of Bifidobacteria for Infant Gut Development and Maturation?* Neonatology 2007; 92: 64-66. doi: 10.1159/000100088.

González-Rodríguez, I.; Ruiz, L.; Gueimonde, M.; Margolles, A.; Sánchez, B. *Factors Involved in the Colonization and Survival of Bifidobacteria in the Gastrointestinal Tract.* FEMS Microbiol. Lett., 2013; 340(1): 1-10. doi: 10.1111/1574-6968.12056.

Dongarrà, M. L.; Rizzello, V.; Muccio, L.; Fries, W.; Cascio, A.; Bonaccorsi, I.; Ferlazzo, G. Mucosal Immunology and Probiotics. Curr. Allergy Asthma Rep., 2013, Feb; 13(1): 19-26. doi: 10.1007/s11882-012-0313-0.http://www.economist.com/node/21560559

# Capítulo 6

## Fermentación bacteriana

Aunque la mayoría de los alimentos ingeridos son digeridos en el tubo gastrointestinal alto —intestino delgado—, un porcentaje pequeño, principalmente fibras dietarias, almidones resistentes y algunas proteínas, no tienen digestión en el intestino delgado. Estos representan la comida para la microbiota colónica —bacterias—, que procesa por fermentación esos materiales no digeridos, fabricando su propia energía, con producción de metabolitos claves para la homeostasis energética del huésped.

Las bacterias comensales o *probióticas* previenen la infección producida por bacterias entéricas patógenas al competir por los nutrientes y producir factores bactericidas, formando una *resistencia colónica*. Ellas asisten en la regulación del sistema inmune, procesan los metabolitos de medicamentos diversos y, en forma importante, sintetizan vitaminas como la biotina, el ácido fólico y la vitamina K, esenciales para el humano, lo que representa un ejemplo excelente de *simbiosis* —término utilizado para describir el equilibrio que existe entre las bacterias corporales y el cuerpo en sí—.

Una variedad de factores puede alterar la composición, distribución y actividad metabólica de este ecosistema, produciendo un estado de *disbiosis* —desequilibrio entre la concentración de bacterias buenas y malas—. Se incluyen: los antibióticos, estrés psicológico y físico, radiación, estre-

99

ñimiento o dismotilidad, cirugía gástrica e intestinal —que producen una concentración elevada de unas bacterias llamadas *Proteobacterias*, con disminución de otras, denominadas *Firmicutes* y *Bacteroidetes*—, y cambios en la dieta —la dieta occidental, rica en carnes rojas y grasa, promueve la creación de bacterias productoras de sulfuro de hidrógeno, inductoras del cáncer—.

Aunque gran número de bacterias que fermentan aminoácidos y especies están presentes en el intestino grueso, la gran mayoría tienen predominantemente mecanismos sacarolíticos, y, en consecuencia, la disponibilidad de carbohidratos es el principal factor nutricional que controla la composición de actividades metabólicas de la microbiota o flora bacteriana del intestino. La mayoría de los carbohidratos (CH) que ingresan al intestino lo hace en forma de polisacáridos, y la tasa a la cual estas sustancias pueden ser despolimerizadas controla la tasa a la cual los CH fermentables se tornan disponibles para la asimilación por parte de las bacterias.

Cantidades sustanciales de almidones (8-40 g) y polisacáridos no almidones (8-18 g) entran al colon humano diariamente. En países europeos, aproximadamente el 50 por ciento de los polisacáridos no almidonados son derivados de los cereales; 31 por ciento, de las frutas; y 16 por ciento proviene de las verduras. Aunque los almidones y los polisacáridos no almidonados son la fuente principal de CH en el intestino grueso, los oligosacáridos no digeribles están siendo introducidos en forma incrementada en la dieta occidental, de muchos de los cuales se dice tienen propiedades prebióticas. Una gama amplia de mucinas —sustancias componentes del moco del intestino— del tubo digestivo superior entran al colon, donde más moco es formado en las células de goblet de la mucosa del intestino grueso.

La fermentación de los CH por la microbiota —flora probiótica— resulta en la producción de ácidos grasos de cadena corta (ver capítulo de ácidos grasos), alimento principal de los colonocitos —células del intestino grueso—. El efecto prebiótico de algunos CH fermentables, incluyendo los fructanos —ejemplo: frucooligosacáridos y galacto-oligosacáridos— está bien establecido. Estos estimulan el crecimiento selectivo de Bifidobacterias luminales y *de Faecalibacterium prausnitzii*. Estas bacterias son inmunomodulatorias y limitan la colonización del intestino grueso por enteropatógenas —*bacterias malas*—.

Modificar el tipo de carbohidratos que comemos en la dieta altera la microbiota intestinal. La restricción de frutas, verduras y fibras fermentables altera la comunidad bacteriana intestinal en general.

Quitar los CH de cadena corta disminuye la población de Bifidobacterias a las cuatro semanas, con efectos secundarios graves a corto y largo plazo.

## Procesos de fermentación

Las comunidades quimioheterotróficas en el colon —forma de clasificar algunas bacterias normales— incluyen especies que tienen respiración anaeróbica —no necesitan el oxígeno del aire para vivir—; la mayoría de los organismos son especies fermentativas que generan energía a través de reacciones de fosforilación a nivel de sustratos.

Las bacterias fermentan los residuos de carbohidratos no digeridos en forma preferencial en el colon proximal, produciendo ácidos grasos de cadena corta (AGCC) y los gases hidrógeno y metano. Los mayores AGCC son el acetato, propionato y butirato. Los residuos de proteínas no digeridas son fermentados más distalmente, produciendo ácidos grasos ramificados, sulfuro de hidrógeno, amonio y varios compuestos fenólico e indólicos.

Comparadas con el metabolismo oxidativo, las fermentaciones son procesos energéticos ineficientes, con producción de pocas cantidades de ATP —adenosina trifosfato, la *gasolina de las células*—. Las fermentaciones son gobernadas por la necesidad de mantener el equilibrio redox —reacciones de oxidación y reducción presentes en todo el cuerpo—. Esto afecta el flujo de carbono a través de la bacteria, la producción de energía mediante la comida y el tipo de productos de fermentación que pueden ser formados. En términos cuantitativos, los ácidos grasos de cadena corta, son el principal producto final generado por la microbiota colónica, mientras que la formación de sustancias reducidas, como el gas hidrógeno, lactato, succinato, butirato y etanol, se utilizan para efectuar el equilibrio redox.

Una ecuación que describe el proceso completo de fermentación de los carbohidratos de la dieta en el intestino grueso ha sido descrita por Cummings.

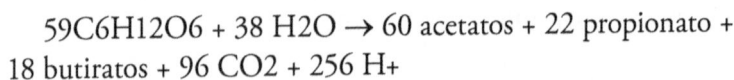

$$59C_6H_{12}O_6 + 38\ H_2O \rightarrow 60\ \text{acetatos} + 22\ \text{propionato} + 18\ \text{butiratos} + 96\ CO_2 + 256\ H^+$$

Los AGCC son producidos en el intestino medio, en concentraciones milimolares. Las concentraciones de acetato, propionato y butirato están en el rango de 20-43 mmol/L, 6-13 mmol/L y 6-15 mmol/L, respectivamente.

Más del 95 por ciento de los AGCC son absorbidos del intestino, y el acetato y el butirato son los principales AGCC producidos por las bacterias a partir de almidones, donde el acetato es el principal producto de fermentación a partir de la pectina y el xilano.

Como se ha mencionado, el tiempo de tránsito por el intestino grueso es uno de los factores más importante que afecta la estructura y función de la microbiota colónica.

En forma interesante, la formación de lactato y acetato son asociados con el metabolismo de Lactobacilos y Bifidobacterias, pero en la producción de butirato no están comprometidas estas bacterias, mostrando el papel que ejercen otras especies.

La flora metanogénica es un grupo importante de bacterias que colonizan el colon. Estas bacterias, anaeróbicas estrictas —viven sin aire—, producen metano como producto final de la fermentación. Las bacterias *Archae* metanogénicas son únicas, debido a que su metabolismo aumenta en presencia de productos de otras bacterias, y usan el hidrógeno y el amoníaco como sustrato para la producción del metano.

El microbioma compuesto principalmente de *Firmicutes* facilita el ingreso y la fermentación de carbohidratos indigeribles en AGCC, los cuales son el mecanismo principal del fenotipo —características físicas— obeso en simios y humanos.

Diversos estudios sugieren un papel antiobesidad de la fibra dietaria, al ser una fuente importante en la producción de AGCC por parte de las bacterias del intestino.

## EFECTOS FISIOLÓGICOS DE LOS ÁCIDOS GRASOS DE CADENA CORTA

Los efectos que produce cada AGCC en el funcionamiento del cuerpo humano están descritos en la *Tabla 1)*.

Los AGCC son una fuente significativa de energía, que contribuyen con más del 10 por ciento de las calorías diarias que necesita el ser humano para vivir.

Los AGCC disminuyen el pH en el interior del intestino grueso, lo que previene el crecimiento y desarrollo de bacterias patógenas —malas— sensibles al pH, inhibiendo la degradación de ácidos grasos primarios a ácidos grasos secundarios, que, se sabe, son carcinogénicos.

| Tabla 1. Funciones de los AGCC en el ser humano |
| --- |
| 1) Proporcionan energía a la mucosa intestinal, corazón, cerebro y músculo. |
| 2) En las células humanas, participan en los procesos de diferenciación, proliferación, crecimiento y muerte programada de las células del cuerpo. |
| 3) Regulan las funciones inmunes (sistema de defensa). |
| 4) Participan en la termogénesis (producción de calor). |
| 5) Regulan el metabolismo de los lípidos o grasas en el cuerpo. |

A continuación, describiremos las características principales de los ácidos grasos de cadena corta más importantes.

## Acetato

El acetato es producido en tales cantidades que es incompletamente metabolizado y absorbido, principalmente al torrente circulatorio.

Es el sustrato primario de la síntesis de colesterol en el tejido adiposo —grasa—, glándulas mamarias e hígado; afecta el metabolismo lípido en el huésped.

El acetato tiene efectos múltiples en la fisiología de los mamíferos. En tejido del colon, estimula la producción de células normales. Aumenta el flujo sanguíneo —cantidad de sangre que le llega a un órgano—, por lo que logra que el intestino funcione mejor. Por su efecto en las grasas, tiene papel fundamental en controlar la obesidad.

En relación a las defensas del cuerpo, disminuye la producción de sustancias proinflamatorias, aumentando la producción de anticuerpos en la sangre que controlan las bacterias y virus malos, especialmente en pacientes con cáncer.

## Propionato

Similar al acetato, este AGCC aumenta los movimientos del intestino, previniendo el estreñimiento. Su producción disminuye las ganas de comer, con un incremento en la sensación de saciedad, al elevar la cantidad de leptina, la hormona del cuerpo humano que regula esta sensación. Además, aumenta la adipogénesis.

El propionato es protector de la carcinogénesis y juega un papel fundamental al parar y bloquear el crecimiento de las células que producen el cáncer de colon, aumentando su apoptosis —muerte celular autoprogramada por las mismas células, una forma de *suicidio* de las células—.

El propionato y sus derivados, a través de diversas reacciones, inhiben la producción de sustancias inflamatorias por parte de los linfocitos y macrófagos a nivel de varios órganos del cuerpo y en el tejido graso del cuerpo.

El propionato es tomado principalmente por el hígado y usado como sustrato en la gluconeogénesis —mecanismo normal del cuerpo para producir glucosa—. Las tasas de producción elevadas de ácido propiónico disminuye los niveles de ácidos grasos en el plasma, al inhibir la lipólisis, inducir lipogénesis en el tejido adiposo y mermar la síntesis de ácidos grasos en el hígado, con disminución de la inflamación relacionada con ácidos grasos y una mejora en la sensibilidad a la insulina.

## Butirato

Este AGCC es probablemente el producto de fermentación bacteriano más interesante del colon humano. Es el principal combustible de las células epiteliales del colon y lo prefiere sobre la glucosa o azúcar para generar la energía que necesitan para vivir.

El acetato, el propionato y el butirato son metabolizados en gran extensión por el epitelio —una de las capas de tejido que forman el colon— para proporcionar energía, pero el butirato es especialmente importante como combustible de estas células y juega un papel importante en el crecimiento y producción de células nuevas en el intestino.

El epitelio del intestino grueso —colon— deriva un 60-70 por ciento de su energía de los productos de fermentación bacteriana. Los AGCC son metabolizados a $CO_2$ y cuerpos cetónicos, y son precursores de la síntesis lípida en las mucosas. Más del 70 por ciento del consumo de oxígeno en las células del colon humano es debido a la oxidación del butirato.

El butirato exhibe un rango amplio de propiedades antiinflamatorias y ha sido demostrado que restaura la permeabilidad intestinal. También media la modulación in vitro del sistema inmune por inducir la apoptosis. El butirato es un antiinflamatorio en pacientes con artritis reumatoidea.

Por todas estas funciones en el intestino humano, es protector en la aparición del cáncer localizado en el colon y en el recto. Muchos tumores producen sustancias que estimulan el crecimiento de nuevos vasos sanguíneos para así poder crecer y expandirse por el cuerpo; estas sustancias se llaman factores angiogénicos. El butirato inhibe su producción.

El butirato también ejerce un número de efectos protectores contra el daño en el DNA producido por las especies reactivas del oxígeno mencionadas previamente.

Uno de los factores ya mencionados, productores de todo tipo de enfermedad, es el daño de la barrera de defensa que tiene el intestino. El butirato protege el cuerpo al fortalecer esta barrera e impedir que bacterias y sustancias extrañas del cuerpo terminen produciendo inflamación y enfermedad.

Otra gran cantidad de atributos fisiológicos han sido encontrados en el butirato. Similar al propionato, el butirato promueve la saciedad, quita el apetito y previene la resistencia a la insulina.

## Lecturas recomendadas

Vipperla, K.; O'Keefe, S. J. *The Microbiota and Its Metabolites in Colonic Mucosal Health and Cancer Risk*. Nutr. Clin. Pract., 2012; 7(5): 624-665.

Macfarlane, G. T.; Macfarlane, S. *Fermentation in the Human Large Intestine. Physiologic Consequences and the Potential Contribution of Prebiotics*. J. Clin. Gastroenterol., 2011; 45: S120-S127.

Cox, M. A.; Jackson, J.; Stanton, M.; Rojas-Triana, A.; Bober, L.; y cols. *Short-chain Fatty Acids Act as Anti-inflammatory Mediators by Regulating Prostaglandin E2 and Cytokines*. World J. Gastroenterol., 2009; 15(44): 5549-5557.

Arora, T.; Sharma, R. *Fermentation Potential of the Gut Microbiome: Implications for Energy Homeostasis and Weight Management*. Nutr. Rev., 2011; 69(2): 99-106. doi: 10.1111/j.1753-4887.2010.00365.x.

Tuohy, K. M.; Conterno, L.; Gasperotti, M.; Viola, R. *Upregulating the Human Intestinal Microbiome Using Whole Plant Foods, Polyphenols, and/or Fiber*. J. Agric. Food Chem., 2012; 60(36): 8776-8782.

Staudacher, H. M.; Lomer, M. C.; Anderson, J. L.; Barrett, J. S.; Muir, J. G.; Irving, P. M.; Whelan, K. *Fermentable Carbohydrate Restriction Reduces Luminal Bifidobacteria and Gastrointestinal Symptoms in Patients with Irritable Bowel Syndrome*. J. Nutr., 2012; 142(8): 1510-1518.

Pimentel, M.; Chang, C. *Inflammation and Microflora*. Gastroenterol. Clin. N. Am., 2011; 40: 69-85.

Tilg, H.; Kaser, A. *Gut Microbiome, Obesity, and Metabolic Dysfunction*. J. Clin. Invest., 2011; 121(6): 2126-2132. doi: 10.1172/JCI58109.

CAPÍTULO 7

ENVEJECIMIENTO Y NEURODEGENERACIÓN

La enfermedad de Alzheimer (AD) es la causa principal de demencia en el mundo. El hallazgo principal en los tejidos del sistema nervioso es la formación de una sustancia llamada amiloide-$\beta$1-42 (A$\beta$), resultante de la ruptura de la proteína amiloide, constituyente normal del cerebro. Las causas principales de la enfermedad están relacionadas con estrés oxidativo —aumento de las reacciones de oxidación del cuerpo humano—, dislipidemia —aumento de las grasas malas en el cuerpo—, resistencia a la insulina, estrés físico y emocional, y carencia de actividad mental y física en personas que tienen susceptibilidad en sus genes a desarrollar este problema.

En la mayoría de las personas portadoras de enfermedades que hoy llamamos neurodegenerativas, llama la atención cómo las dietas elevadas en azúcar refinada y grasas modifican la concentración de la sustancia cerebral denominada dopamina, con efecto similar al que se observa en el cerebro de personas adictas a las drogas.

El tratamiento actual efectivo que puede ayudar a prevenir estas enfermedades es netamente preventivo e incluye ejercicio físico y mental, exposición al sol por períodos cortos a horas adecuadas y la ingesta de una dieta con cantidades bajas de grasas saturadas y azúcares refinados, con proporción elevada de carbohidratos complejos provenientes de cereales y vegetales, con ingesta elevada de fitoquímicos (ver capítulo de fito-químicos— y otros alimentos funcionales. Los antioxidantes semejantes a las vitaminas C y E deben incluirse en dosis fisiológicas. La dieta baja en colesterol debe ser estricta, debido a que los productos de oxidación del colesterol, como los oxiesteroles, tienen propiedades proinflamatorias. En principio, los fitoquímicos son útiles por sus propiedades antioxidantes, antiinflamatorias e hipolipemiantes.

## Inmunopatología del Alzheimer

La amiloidosis cerebral es la marca neuropatológica del AD y la limpieza cerebral es la meta de los tratamientos que se investigan en la actualidad con vacunas y anticuerpos. Las vacunas y anticuerpos son diseñados para estimular los sistemas de defensa, buscando que la microglia y macrófagos —estructura y células de las *defensas* en el cerebro— barran y limpien esta sustancia tóxica del cerebro.

Estudios diversos han demostrado la asociación entre deficiencia de vitamina D y demencia y disminución del conocimiento. La vitamina D tiene mecanismos importantes intracraneales para la salud cerebral. Por esto es importante, así la industria farmacéutica productora de bloqueadores solares diga lo contrario, recibir sol a horas apropiadas y en pocas cantidades, buscando regular el metabolismo de esta vitamina.

La vitamina D regula la función antimicrobiana de los macrófagos —células de defensa del cuerpo humano—, al aumentar la producción de la sustancia antiinfecciosa denominada interferón gamma por los linfocitos de la sangre humana.

Zandy y colaboradores, en 2004, mostraron que la ingesta diaria de antioxidantes en alimentos es superior a la ingesta de suplementos alimentarios, vendidos comercialmente, con mejoría a nivel de conocimiento y en la prevención de la demencia. Los antioxidantes en los alimentos que los contienen reducen las especies reactivas de oxígeno y realzan los efectos de los antioxidantes celulares, como la vitamina E. Cada día aparecen más estudios que demuestran la utilidad de la ingesta aumentada de alimentos diversos, equilibrados, ricos en fitoquímicos y polifenoles en la prevención de la mayoría de los trastornos neurodegenerativos que nos aquejan en la actualidad, en los cuales reacciones inflamatorias y oxidativas a nivel cerebral, potenciadas por los diversos contaminantes ambientales, son las causales de esta pandemia. En los diversos capítulos de este libro se describen varios artículos referentes al tema y la utilidad de los alimentos.

## LECTURAS RECOMENDADAS

1) Li, X.; Wang, X.; Chen, D.; Chen, S. *Antioxidant Activity and Mechanism of Protocatechuic Acid in Vitro*. Functional Foods in Health and Disease, 2011, 1(7): 232-244.

2) Fitó, M.; Guxens, M,; Corella, D.; Sáez, G.; Estruch, R.; De la Torre, R.; Francés, F.; Cabezas, C.; López-Sabater, M. del C.; Marrugat, J.; García-Arellano, A.; Arós, F.; Ruiz-Gutierrez, V.; Ros, E.; Salas-Salvadó, J.; Fiol, M.; Solá, R.; Covas, M. I. For the PREDIMED Study Investigators. *Effect of a Traditional Mediterranean Diet on Lipoprotein Oxidation: A Randomized Controlled Trial*. Arch. Intern. Med., 2007; 11; 167(11): 1195-1203.

3) Fiala, M.; Mizwicki, M. T. *Neuroprotective and Immune Effects of Active Forms of Vitamin D3 and Docosahexaenoic Acid in Alzheimer Disease Patients*. Functional Foods in Health and Disease, 2011; 1(12): 545-554.

4) Volkow, N. D.; Wang, G. J.; Fowler, J. S.; Telang, F. Overlapping Neuronal Circuits in Addiction and Obesity: Evi-

dence of Systems Pathology. Philos. Trans. R. Soc. Lond. B. Biol. Sci., 2008, Oct., 12; 363(1507): 3191-3200. doi: 10.1098/rstb.2008.0107.

# Capítulo 8

# Obesidad

La obesidad es definida como *la grasa corporal acumulada anormalmente o en exceso*. En general, una persona con un índice de masa corporal ≥ 30 es considerada obesa. En las dos últimas décadas, los cambios en el estilo de vida —incluyendo conductas alimentarias— han llevado a un incremento rápido en la prevalencia de obesidad en países desarrollados y en desarrollo.

En USA, se considera que el 65 por ciento de su población tiene sobrepeso. La obesidad es básicamente el desequilibrio entre el ingreso de comida y el gasto de energía en el cuerpo. Es gobernada por diversos factores: ingreso de alimentos, actividad física, estado emocional, genética y tipo de dieta. Entre los *factores externos*, cumplen un papel vital las bacterias intestinales.

Las personas obesas tienen riesgo elevado de desarrollar enfermedades cardiovasculares, diabetes tipo 2, hipertensión y varios tipos de cáncer, como el de endometrio, seno y colon. La obesidad también produce disfunción inmune —alteración de las defensas del cuerpo— y susceptibilidad incrementada a padecer infecciones bacterianas y virales. Esto hace de la obesidad un problema grave de salud pública.

El síndrome metabólico está constituido por una serie de factores clínicos interrelacionados que incluyen la resistencia a la insulina, hiperinsulinemia —aumento de niveles de la insulina—, tolerancia a la glucosa alterada, dislipidemia —desequilibrio de las grasas del cuerpo, con predominio de grasas *malas*—, exceso de peso corporal, presión arterial elevada y, lógicamente, obesidad con adiposidad central, con una tasa cintura/cadera mayor a 0.90 para hombres y 0.85 para mujeres. Juntos, estos componentes incrementan el riesgo de enfermedades crónicas, incluyendo la diabetes tipo 2 y enfermedades cardiovasculares. En el año 2004, en los Estados Unidos, 34 por ciento de los adultos llenaban este criterio. La intervención en el estilo de vida a través de ejercicio, dieta e ingesta de bacterias probióticas son el mejor medio preventivo.

## PATOGENIA

El tejido adiposo o grasa es un órgano similar al corazón, cerebro, intestino, etcétera. Está compuesto de unas células que llamamos adipocitos, que producen gran cantidad de sustancias y hormonas que intervienen en todo el funcionamiento del cuerpo. El crecimiento excesivo del tejido adiposo o grasa es el factor más importante de la obesidad. En general, el crecimiento excesivo es considerado el resultado del agrandamiento de los adipocitos existentes —hipertrofia— y formación de nuevos adipocitos —hiperplasia— por diferenciación excesiva de las células llamadas preadipocitos, que dan origen a los adipocitos nuevos —adipogénesis—, donde se localiza la grasa (ver *Figura 1*). Los adipocitos son importantes para el mantenimiento de un equilibrio de la energía que consume el cuerpo. Ellos, por ejemplo, al comer más calorías de las que necesitamos, producen sustancias u hormonas que hacen que se depositen como lípidos o más grasa en el abdomen, región glútea, hígado, etcétera. El cuerpo, al hacer ejercicio, necesita más glucosa para las células; los adipocitos liberan sustancias que queman la grasa y así se produce más glucosa, y, según las circunstancias, también producen esas sustancias mencionadas anteriormente, llamadas citocinas, que pueden generar más inflamación o antiinflamación, enviando, además, señales a otros órganos, como el cerebro y el intestino, regulando todas las funciones.

Estudios recientes han mostrado que el tejido adiposo —la grasa— tiene gran compromiso en el metabolismo y en la fisiología animal que lo que se pensaba previamente, y que la mayoría de las enfermedades asociadas a la obesidad son debidas a la actividad de los adipocitos. Por lo tanto, la regulación del crecimiento excesivo del tejido adiposo, a través del control de la hipertrofia e hiperplasia de los adipocitos, es una estrategia práctica para el manejo de la obesidad.

Figura 1. Diferenciación y formación de la célula llamada adipocito del tejido adiposo o grasa del cuerpo humano a partir de las células madre o multipotenciales

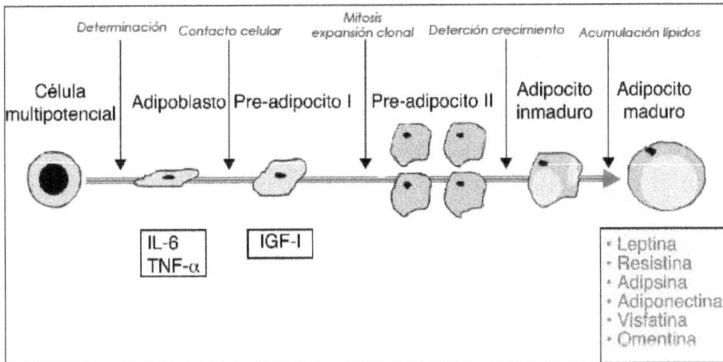

El cuerpo humano tiene unas células que llamamos células madre o multipotencial. Estas células, de acuerdo con el estímulo o señal que les llegue, son el origen de todas las células del cuerpo, sean del corazón, pulmón, intestino, etcétera. En el caso de la grasa del cuerpo o tejido adiposo, la célula madre origina otras células llamadas adipoblastos, y por una serie de etapas de desarrollo, forma el adipocito maduro. La formación de ese adipocito puede ser regulada por otras hormonas o sustancias que produce el cuerpo, como la leptina.

Figura modificada de: Martos-Moreno, G. A.; Kopchick, J. J.; Argente, J. *Adipoquinas en el niño sano y con obesidad.* An. Pediatr. (Barcelona), 2013; 78(3): 189.e1-189.315.

El tejido adiposo es considerado en la actualidad un órgano integrante del sistema endocrino —sistema de glándulas del cuerpo que producen las sustancias que conocemos como hormonas—. Hoy se conocen más de cincuenta sustancias u hormonas producidas a nivel de la grasa, llamadas adipocinas.

Las adipocinas o citocinas de la grasa se producen o activan por el tipo de grasa que comemos, los ácidos biliares que produce el hígado y las sustancias que llamamos oxiesteroles, descritos cuando hablemos de la soya. Estas adipocinas tratan de equilibrar el funcionamiento del colesterol y otras grasas del cuerpo, pero, a la vez, envían señales a las células de defensa del cuerpo, como los macrófagos, produciendo inflamación o antiinflamación, de acuerdo con la grasa o azúcar que comemos.

Todas las células y tejidos del cuerpo humano tienen unas estructuras que llamamos receptores. Un ejemplo para entender qué es un receptor es la cerradura de una puerta, donde la *chapa* es el receptor y la llave que abre la puerta es la citocina, y en el caso del tejido graso, esta llave o citocina la llamamos adipocina.

Uno de estos receptores o cerraduras es llamado PPAR-γ. El PPAR-γ puede regular el depósito de ácidos grasos y el metabolismo de la glucosa, y participa en la producción de los mismos adipocitos. Cuando comemos mucha grasa animal en la dieta, se *abren* o activan muchos receptores, lo que produce más adipocitos, que se agrandan, generando muchas adipocinas proinflamatorias, con un aumento de la inflamación crónica. Cuando comemos ácidos grasos —grasas— omega-3, disminuyen estos receptores y, por ende, la inflamación.

Los macrófagos son células de defensa localizadas en los tejidos, derivadas de otras células de la sangre, llamadas monocitos, y se dividen en tipo M1 y M2. Los macrófagos tipo M1 obtienen la energía para vivir a partir de la glucosa que comemos; los tipo M2 oxidan la grasa —ácidos grasos— para obtener la energía. La producción de estos receptores regula los macrófagos para que se produzcan del tipo M1 o M2. Los macrófagos se mueven por todo el cuerpo para defenderlo cuando es agredido por una bacteria, virus, sustancia tóxica, etcétera. Cuando se reproducen o ingresan a la grasa, son los culpables de generar una respuesta de defensa en el tejido adiposo o grasa, produciendo sustancias o citocinas, que son una de las causales de la falta de respuesta a la insulina que produce el páncreas en las personas obesas. A la vez, el aumento y agrandamiento de los adipocitos conlleva más inflamación, produciendo un círculo vicioso hasta que aparece el síndrome metabólico y las enfermedades que lo acompañan.

La leptina es una hormona peptídica secretada por los adipocitos que promueve la pérdida de peso, al regular el tamaño de la masa de tejido adiposo, reducir el ingreso de alimentos e incrementar la tasa metabólica. Murakami, en el año 2007, demostró la relación inversa entre niveles de leptina y el ingreso de fibra dietaria en mujeres japonesas jóvenes.

Entre las hormonas, la ghrelina juega un papel importante en los mecanismos de saciedad o sentirse *lleno* al comer. Es la única hormona intestinal conocida que estimula el apetito. La ghrelina es liberada en forma primaria en el estómago y en el duodeno, pero también en el íleo, el ciego y el colon. Los niveles de ghrelina son elevados durante el ayuno y caen rápidamente después de consumir algún alimento. La producción, se cree, es regulada por factores o señales nutricionales —tipo y composición de alimentos— y el ingreso de calorías —dosis de energía—.

Entre todos los nutrientes, los carbohidratos pueden ser los más efectivos en suprimir la concentración posterior a comer de la ghrelina —vista después del ingreso de glucosa, también como después del consumo de polisacáridos—. Los efectos de la fibra dietaria y de la ghrelina no están bien entendidos, debido a la diversidad de fibras y pocos estudios.

La adiponectina es otra adipocina bien conocida, regulada en forma inversa a la leptina. La adiponectina promueve la sensibilidad a la insulina y es antiinflamatoria. Niveles bajos de adiponectina se relacionan con el síndrome metabólico.

Similar a los macrófagos, los linfocitos T y B juegan un papel dinámico en la transición de un adipocito delgado a un estado de inflamación crónica y resistencia a la insulina en el paciente obeso. La inflamación subaguda, diagnosticada por cambios en las células inflamatorias y por marcadores bioquímicos, es informada frecuentemente en personas con sobrepeso. La inflamación asociada a la obesidad es producida principalmente por los macrófagos residentes en el tejido adiposo y es considerada como un evento inmune peligroso, debido a la expansión rápida que produce en el cuerpo humano. La inflamación es la causal de la resistencia a la insulina y la DM tipo 2. Por lo tanto, la reducción o supresión de la inflamación crónica asociada a obesidad es una estrategia práctica para reducir los efectos peligrosos de la obesidad.

La inflamación crónica asociada a la obesidad es inducida principalmente por infiltración y agregación de macrófagos para conformar granulisinas —sustancias antibacterianas que produce el cuerpo— alrededor de los adipocitos muertos. Enlaces endógenos —*señales de peligro*— provenientes de células adiposas muertas/dañadas semejantes a ácidos grasos saturados y patrones moleculares asociados a lesión son el estímulo principal para producir inflamación crónica, bastante peligrosa. Por esto, los probióticos funcionan en forma similar a estos enlaces exógenos, pero mejoran la inmunidad innata del huésped. Esta inflamación debe ser diferenciada de la inflamación crónica asociada a la obesidad, la cual tiene un fenotipo agudo y es considerada como una *inflamación homeostática*.

## OBESIDAD, SÍNDROME METABÓLICO Y MICROBIOTA INTESTINAL

Las actividades metabólicas de las bacterias intestinales facilitan la extracción de calorías de la comida ingerida y ayudan a depositar esas calorías en el tejido adiposo. La microbiota —flora bacteriana intestinal— entre personas obesas y delgadas es diferente. Las dietas elevadas en grasa llevan a una endotoxinemia metabólica —endotoxina es una sustancia tóxica; en este caso, esta sustancia *mala* es producida por alimentos *tóxicos*, como las grasas o azúcares refinados— de grado bajo en simios y la infusión de endotoxinas en estos modelos animales produce ganancia de peso y resistencia a la insulina. Resultados similares se encontraron en simios tratados con mezclas probióticas en concentraciones elevadas —eptavis—, que incrementan el número de especies de *Bifidobacterium*, produciendo mejoría en la tolerancia a la glucosa, secreción de insulina y disminución en el tono inflamatorio.

La resistencia a la insulina y el estrés oxidativo en simios se han asociado también al aumento de la permeabilidad intestinal inducida por las bacterias y sus productos. Estos estudios demuestran que las dieta elevadas en grasas inician cambios metabólicos que alteran la función de la barrera intestinal, con aumento de la permeabilidad intestinal; cambios relacionados con aumento de la producción de citocinas proinflamatorias.

La pérdida de peso es el tratamiento más efectivo de la obesidad, lo que influye en la composición de la microbiota intestinal, mejorando la función de los monocitos. Lograr esta pérdida de peso no es fácil.

Lam y colaboradores han demostrado desviación en la tasa entre las bacterias *Firmicutes* y *Bacteroidetes* asociada a dieta obesogénica. Los hallazgos más importantes se dieron en los *Firmicutes*, con fuerte asociación en cambios en *Lactobacillus* y *Oscillibacter*. Al administrar *Lactobacillus* y Bifidobacterias, se observa disminución de la permeabilidad intestinal y se mejora la función de la barrera de defensa que tiene el intestino. Esto impide la activación de la respuesta inflamatoria.

En forma reciente se ha visto que la administración de ciertas cepas de Lactobacilos protege a los animales contra la obesidad y, en forma contraria, otras cepas de *Lactobacilos* activan y causan proliferación de macrófagos y otras células del sistema inmune, modificando el sistema inmune del cuerpo. Esta asociación/interacción entre las células inmunes competentes y el tejido adiposo es mucho más profunda y complicada de lo que se creía.

En sujetos sometidos a *bypass* gástrico por obesidad mórbida, hay un incremento marcado de las *Gammaproteobacterias* —miembro de la familia de las *Enterobacteriaceae*—, con disminución proporcional de los *Firmicutes*.

## Control y tratamiento de la obesidad

Una manera de atacar la obesidad es a través de acciones terapéuticas que generen saciedad:

1) disminuir las calorías que comemos en la dieta;

2) modificar los macronutrientes —tipo de alimentos que comemos— de la dieta;

3) cambiar el índice glicémico de la dieta; e

4) ingerir en forma regular mezclas probióticas en concentraciones elevadas que contengan *Bifidobacterias*, lo que normaliza la relación *Firmicutes/Bacteroidetes* (ver *Figura 2*).

## Figura 2. Resumen de avances recientes y papel de los probióticos en la salud

**Probióticos: los suplementos maravillosos**

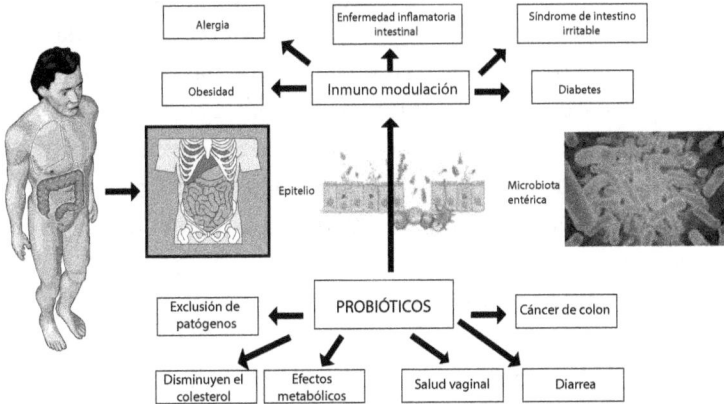

Figura modificada de: Leber, B.; Tripolt, N. J.; Blattl, D.; Eder, M.; Wascher, T. C.; Pieber, T. R.; Stauber, R.; Sourij, H.; Oettl. K.; Stadlbauer, V. *The Influence of Probiotic Supplementation on Gut Permeability in Patients with Metabolic Syndrome: An Open Label, Randomized Pilot Study.* Eur. J. Clin. Nutr., 2012; 66(10): 1110-1115. doi: 10.1038/ejcn.2012.103.

Entre los alimentos funcionales que incrementan el gasto energético y ayudan a controlar el peso, podemos mencionar:

1) Cafeína. Quema calorías. Es una de las mejores bebidas del mundo.

2) Té verde. Por su contenido de catequinas (ver capítulo de fitoquímicos) y cafeína, actúa en el mecanismo productor de calor —termogénesis—, modificando también el comportamiento de la grasa en el organismo. Dos porciones de té dan la cantidad exacta para bajar de peso. Cada porción proporciona 135 mg de EGCG y 75 mg de cafeína.

3) Capsaicina.

4) Calcio. Una dieta rica en calcio es protectora contra la ganancia de peso y parte de su mecanismo puede ser por el incremento del gasto de energía.

5) Cebada. De todos los granos, ciertas formas de cebada tienen el más bajo índice glicémico. La cebada perlada (IG 36) y la cebada quebrada (IG 72) tienen más bajo IG que el maíz dulce y el arroz instantáneo. Además, la cebada es rica en fibra (1.5%), lo que es ventajoso al mantener niveles buenos de glicemia y control de peso. Cada porción es de 1 g.

6) Verduras y frutas, de las cuales hablaremos en el capítulo respectivo.

7) Ingesta de ácidos grasos omega-3.

Los alimentos con índice glicémico elevado, como el pan blanco, las papas fritas y los refrescos, dan lugar a fluctuaciones en la glucosa sérica y en los niveles de insulina, con el consiguiente aumento en el apetito y en el peso.

Hay evidencias que demuestran que una dieta rica en proteínas incrementa la pérdida de peso y previene el reaumento. El estudio Diogenes —Multicenter European Study, Obesity and Genes— ha mostrado que un incremento modesto en el ingreso de proteínas, combinado con una reducción leve en el índice glicémico, puede prevenir la reganancia de peso después de una pérdida de peso y reduce la prevalencia del sobrepeso en los niños. El efecto benéfico del ingreso proteico elevado es debido a la termogénesis inducida por la dieta elevada en proteínas, que incrementa la saciedad y disminuye el apetito. Se ha especulado que este efecto también depende de la fuente proteica.

Los productos lácteos son ricos en proteínas. La leche contiene aproximadamente 32 g de proteína por litro: un 80 por ciento de caseína y un 20 por ciento de suero. La digestión y absorción del suero y de la caseína difiere, pues la caseína, a diferencia del suero, coagula en el estómago, debido a su precipitación por efecto de los ácidos gástricos. Por lo tanto, el tiempo de vaciamiento gástrico de la caseína es retrasado comparado con el del suero, lo que resulta en una liberación y absorción de aminoácidos de la caseína más lentas. Se ha sugerido que el suero, al ser más rápido, produce más saciedad que la caseína, que se considera lenta. Diepvens y colaboradores demostraron que la mezcla de suero y caseína produce más saciedad que el suero solo. Por esto, la leche produce aumento de peso, a diferencia de productos con suero o caseína únicamente.

Se ha demostrado que el probiótico *Lactobacillus reuteri* está asociado con la obesidad, y que el *Bifidobacterium animalis*, el *Methanobrevibacter smithii* y otras especies de *Lactobacillus*, como el *L. plantarum* y el *L. paracasei*, al peso normal.

Sin embargo, ciertas mezclas de probióticos multiespecie, con concentraciones elevadas de bifidobacterias, como el eptavis®, regulan la producción de leptina, por lo que tienen un gran papel, hoy en día, en el control y tratamiento de la obesidad.

LECTURAS RECOMENDADAS

1) Miyazawa, K.; He, F.; Yoda, K.; Hiramatsu, M. *Potent Effects of, and Mechanisms for, Modification of Crosstalk between Macrophages and Adipocytes by Lactobacilli.* Microbiol. Immunol., 2012; 56(12): 847-854. doi: 10.1111/j.1348-0421.2012.00512.x.

2) Franks, I. *New Light Shed on Obesity-associated Gut Microbiota.* Nature Reviews Gastroenterology & Hepatology, 2011; 8: 537.

3) Arora, T.; Sharma, R. *Fermentation Potential of the Gut Microbiome: Implications for Energy Homeostasis and Weight Management.* Nutr. Rev., 2011; 69(2): 99-106. doi: 10.1111/j.1753-4887.2010.00365.x.

4) Lerman, R. *A Nutritional Approach to the Metabolic Syndrome.* Functional Foods in Health and Disease, 2011; 1(2): 38-49.

5) Mencarelli, A.; Distrutti, E.; Renga, B.; D'Amore, C.; Cipriani, S.; Palladino, G.; Donini, A.; Ricci, P.; Fiorucci, S. *Probiotics Modulate Intestinal Expression of Nuclear Receptor and Provide Counter-regulatory Signals to Inflammation-driven Adipose Tissue Activation.* PLoS One., 2011; 6(7): e22978.

6) Lam, Y. Y.; Ha, C. W.; Campbell, C. R.; Mitchell, A. J.; Dinudom, A.; Oscarsson, J.; Cook, D. I.; Hunt, N. H.; Caterson, I. D.; Holmes, A. J.; Storlien, L. H. *Increased Gut Permeability and Microbiota Change Associate with Mesenteric Fat Inflammation and Metabolic Dysfunction in Diet-induced Obese Mice.* PLoS One, 2012; 7(3): e34233.

7) Potter, A. S.; Foroudi, S.; Stamatikos, A.; Patil, B. S.; Deyhim, F. *Drinking Carrot Juice Increases Total Antioxidant Status and Decreases Lipid Peroxidation in Adults.* Nutr. J., 2011, Sep., 24; 10: 96.

8) Leber, B.; Tripolt, N. J.; Blattl, D.; Eder, M.; Wascher, T. C.; Pieber, T. R.; Stauber, R.; Sourij, H.; Oettl, K.; Stadlbauer, V. *The Influence of Probiotic Supplementation on Gut Permeability in Patients with Metabolic Syndrome: An Open Label, Randomized Pilot Study.* Eur. J. Clin. Nutr., 2012; 66(10): 1110-1115. doi: 10.1038/ejcn.2012.103.

9) Choudhary, M.; Grover, K. *Development of Functional Food Products in Relation to Obesity.* Func. Foods Health Dis., 2012: 2(6): 188-197.

10) Lorenzen, J.; Frederiksen, R.; Hoppe, C.; Hvid, R.; Astrup, A. *The Effect of Milk Proteins on Appetite Regulation and Diet-induced Thermogenesis.* Eur. J. Clin. Nutr., 2012; 66(5): 622-627.

11) Johnson, A. R.; Milner, J. J.; Makowski, L. *The Inflammation Highway: Metabolism Accelerates Inflammatory Traffic in Obesity.* Immunol. Rev., 2012; 249: 218-238.

12) Delzenne, N. M.; Neyrinck, A. M.; Cani, P. D. *Modulation of the Gut Microbiota by Nutrients with Prebiotic Properties: Consequences for Host Health in the Context of Obesity and Metabolic Syndrome.* Microb. Cell Fact., 2011; 10, Suppl. 1: S10. doi: 10.1186/1475-2859-10-S1-S10.

13) Cani, P. D.; Delzenne, N. M. *The Role of the Gut Microbiota in Energy Metabolism and Metabolic Disease.* Curr. Pharm. Des., 2009; 15(13): 1546-1558.

14) Fan, C.; Zirpoli, H.; Qi, K. *n-3 Fatty Acids Modulate Adipose Tissue Inflammation and Oxidative Stress.* Curr. Opin. Clin. Nutr. Metab. Care, 2013; 16(2): 124-132. doi: 10.1097/MCO.0b013e32835c02c8.

15) Martos-Moreno, G. A.; Kopchick, J. J.; Argente, J. *Adipoquinas en el niño sano y con obesidad.* An. Pediatr. (Barcelona), 2013; 78(3): 189.e1-189.315.

# Capítulo 9

# Fibra dietaria

## ¿Qué es una fibra dietaria?

El término fibra dietaria fue usado por primera vez por el australiano Eben Hipsley, en 1951, para describir la lignina, celulosa y hemicelulosa de los alimentos. De acuerdo con la IOM (Comité de Nutrición del Instituto de Medicina de USA—, en el año 2001, la fibra dietaria consiste en las fibras asociadas a las paredes celulares de las plantas, presente en las frutas, vegetales y cereales, y las fibras aisladas que se añaden a los alimentos procesados.

La fibra dietaria está constituida por un grupo de sustancias de origen vegetal que son resistentes a la digestión y absorción en el intestino delgado, pero que sufren una digestión parcial o total en el colon.

Las fibras han sido aceptadas como un constituyente esencial de una dieta saludable, por lo que se recomienda un ingreso diario de 25-35 g o 3 g/1000 k. Los americanos consumen solamente 12-18 g/día.

Los azúcares o carbohidratos más importantes que conocemos son la glucosa y la fructosa —azúcar de la fruta—, que llamamos monómeros, etcétera. Cuando esta glucosa se une varias veces en una misma molécula, la llamamos polímero o polisacárido, que son una mezcla de monómeros. El almidón, la celulosa y la pectina son ejemplos de polímeros, formados a partir de la unión en cadena de cientos de moléculas de glucosa.

La mayoría de los polisacáridos —mezcla de azúcares— complejos de las plantas caen dentro de la definición europea de fibra dietaria. En el mundo occidental, la ingesta de fibra es de 20 g por día comparada con las poblaciones con ingesta normal de frutas y verduras, que consumen diariamente un promedio de 70-120 g de fibra diaria.

La fibra ha sido clasificada como soluble e insoluble. La diferencia se hace en base a las propiedades químicas y a la cantidad de fibra de la planta donde es obtenida, sin reflejar en forma necesaria los efectos fisiológicos.

La fibra insoluble ayuda a mantener un tránsito intestinal normal y la soluble tiene efectos beneficiosos sobre la micro-flora —bacterias— del colon, donde es fermentada, generando ácidos grasos de cadena corta (AGCC). Los AGCC son el alimento más importante de las células del intestino (ver capítulo de fermentación bacteriana).

En 2008, la Comisión Europea definió a la fibra dietaria como: "polímeros de carbohidratos con tres o más unidades monoméricas, que no son digeridos ni absorbidos en el intestino delgado humano.

De acuerdo con esta definición, se clasifican en estas categorías:

1) Polímeros comestibles de carbohidratos de origen natural en el alimento consumido.

2) Polímeros de carbohidratos comestibles que han sido obtenidos a partir de materia prima alimentaria, a través de medios físicos, enzimáticos o químicos, y que tienen un efecto fisiológico benéfico, demostrado mediante pruebas científicas generalmente aceptadas.

Químicamente, la fibra incluye los poli y oligosacáridos no digeribles y compuestos, los cuales están muy asociados en las plantas.

El CODEX —estándares de alimentación internacional patrocinados por la Organización Mundial de la Salud (OMS) y la Organización de Alimentación y Agricultura de las Naciones Unidas (FAO)—, en 2009, publicó sus definiciones, incluyendo fibras aisladas y polímeros sintéticos que tienen efectos fisiológicos benéficos. La definición también incluye la lignina y otros compuestos asociados que son intrínsecos y están intactos en la pared celular de las plantas. Solamente la definición de la IOM, en 2002, menciona la función inmune como una de las funciones blanco de la fibra.

## Constituyentes de la fibra dietaria

En la *Tabla 1*, anotamos los alimentos y constituyentes de la fibra dietaria, destacando los que tienen metabolismo en el colon.

Desde el punto de vista de la capacidad de fermentación en el colon, podemos admitir que las pectinas, las gomas, la inulina, los FOS (fosfo-oligosacáridos) y algunos almidones resistentes son fibras con un alto grado de fermentabilidad, mientras que las hemicelulosas, la celulosa y la lignina son fibras escasamente fermentables.

**Tabla 1. Alimentos y componentes principales de la fibra dietaria (Johnson 2005)**

| Fuente alimentaria | Polisacáridos y sustancias relacionadas |
|---|---|
| Cereales | Celulosa, arabinoxilanos, glucoarabinoxilanos, $\beta$-□- glucanos, lignina y ésteres fenólicos. |
| Frutas y vegetales | Celulosa, xiloglucanos, arabinogalactanos, materia péptica y glicoproteína. |
| Semillas de leguminosas | Celulosa, xiloglucanos, galactomananos y materias pécticas. |
| Productos manufacturados | Gomas (goma guar, goma arábica), alginatos, carragenina y gomas de celulosa modificadas (metil celulosa, carboximetilcelulosa). |

Modificada de: Mikušová, L.; Šturdík, E.; Holubková, A. *Whole Grain Cereal Food in Prevention of Obesity.* Acta Chimica Slovaca, 2011; (4): 95-114.

## ALMIDONES RESISTENTES

Los almidones resistentes (RS) son almidones —polímeros— o productos de su degradación que escapan a la digestión y no son absorbidos en el intestino delgado de individuos saludables.

Los almidones resistentes se clasifican en cuatro categorías, de acuerdo con las características que hacen que no se puedan absorber en el intestino delgado. Varios estudios han mostrado los beneficios de los RS en mejorar la salud; uno de los principales es mantener los niveles de glucosa en sangre, promover la formación de bolo fecal, disminuir el ingreso de calorías al cuerpo y controlar el metabolismo y la oxidación de las grasas o lípidos.

Debido a que son resistentes a la digestión en el intestino delgado, las bacterias residentes en el colon —bacterias probióticas— son capaces de utilizar los RS como alimento. Esta fermentación lleva a un incremento en los niveles de ácidos grasos de cadena corta, especialmente butirato, con reducción de los niveles de ácidos biliares secundarios, fenol y amonio.

Los efectos metabólicos son la base de los beneficios documentados en la salud que producen los RS e incluyen la prevención del cáncer de colon y enfermedades que afectan el intestino grueso, como el colon irritable.

Los almidones o féculas se encuentran distribuidos ampliamente en tubérculos, como las papas, en granos y semillas, en un gran número de frutos y en los rizomas de muchas plantas. La cantidad de almidón resistente puede variar, dependiendo de varios factores, como el contenido de agua de los alimentos, la temperatura y el tiempo de cocción.

## OLIGOSACÁRIDOS Y POLISACÁRIDOS

Los oligosacáridos de origen vegetal son la inulina y los fructo-oligosacáridos (FOS). Estos compuestos están formados por una cadena de unidades de fructosa con una unidad de glucosa terminal.

### INULINA

La inulina es un polímero linear de la fructosa —azúcar de la fruta—, perteneciente al grupo de los fructanos. Es encontrada en forma natural en las plantas dicotiledónicas, como cebolla, topinambur —alcachofa de Jerusalén: especie de girasol; se parece al jengibre—, raíz de achicoria, ajo, puerro, espárragos y trigo, y es industrialmente aislada. Puede ser añadida para incrementar la fibra en los alimentos y se utiliza como prebiótico —alimento para las bacterias probióticas—.

Es usada también como reemplazo de la grasa y del azúcar. Es bien tolerada a dosis bajas como 20 g/día, pero puede causar síntomas como flatulencia a dosis elevadas. La inulina es ampliamente aceptada como una fibra dietaria, debido a su fermentabilidad y capacidad de formar bolo fecal.

### FRUCTO-OLIGOSACÁRIDOS (FOS)

Los FOS se obtienen por hidrólisis enzimática de la inulina, con un promedio de nueve monómeros de fructosa. En humanos, no son digeribles por las enzimas del intestino delgado; pasan intactos, sin ser absorbidos. En el colon, son fermentados por la acción de la microflora intestinal y son usados selectivamente por bacterias consideradas benéficas, como las Bifidobacterias y los Lactobacilos, presentes habitualmente en el intestino. Por ello, los FOS tienen características de prebióticos.

Los FOS han sido extensamente examinados en estudios en humanos y en animales, donde se ha establecido su efectividad y seguridad. No son genotóxicos, cancerígenos ni tóxicos, y son levemente laxantes; producen flatulencia solo cuando se administran en grandes dosis.

## POLIDEXTROSA

La polidextrosa es un polímero de glucosa indigerible, sintetizado y patentado en USA, en 1973. Fue desarrollada como un sustituto de la glucosa para disminuir el valor energético de la comida. La polidextrosa es bien tolerada y funciona como laxante.

**Tabla 2. Efectos fisiológicos benéficos de la fibra dietaria mencionados en la definición de fibra dietaria realizada por el Instituto de Medicina de las Academias Nacionales (IOM), AACC internacional (AACC) y la Unión Europea (EU)**

| Autoridad | Efectos fisiológicos benéficos |
|---|---|
| IOM 2001 | Efecto laxante. Disminución de los niveles de colesterol. Disminución de los niveles de glucosa posterior a comer. Influye en la función inmune (sistema de defensa del cuerpo). Fermentación y producción de ácidos grasos de cadena corta. |
| AACC (2000) | Efecto laxante. Disminución de los niveles de colesterol. Disminución de los niveles de glucosa sanguínea. |
| EU (2008) | Disminución del tiempo de tránsito intestinal. Aumento del bolo fecal. Fermentabilidad por la microflora colónica. Disminución del colesterol sanguíneo total. Disminución del colesterol LDL sanguíneo. Disminución de la glicemia sanguínea poscomida. Disminución de los niveles de insulina sanguínea. |

Modificada de: Raninen, K.; Lappi, J.; Mykkänen, H.; Poutanen, K. *Dietary Fiber Type Reflects Physiological Functionality: Comparison of Grain Fiber, Inulin, and Polydextrose.* Nutr. Rev., 2011; 69(1): 9-21.

## EFECTO FISIOLÓGICO DE LA FIBRA DIETARIA

Los efectos fisiológicos de la fibra resultan de sus propiedades químicas y físicas. La degradabilidad, peso molecular, viscosidad, tamaño de la partícula, propiedades de intercambio catiónico, absorción de ácidos orgánicos y la capacidad de retención de agua son ejemplos de esas propiedades. En la *Tabla 2*, resumimos los principales efectos.

La degradabilidad realza la utilización de la fibra por las bacterias colónicas en la fermentación intestinal. La fermentación disminuye el pH en el colon e incrementa la biomasa bacteriana, llevando a un incremento en el gasto fecal y la producción de gases y ácidos grasos de cadena corta (AGCC). Los AGCC son la fuente principal de energía de las células epiteliales del intestino y de los endotelios de las paredes de vasos sanguíneos.

Un alimento rico en fibra es procesado más lentamente y la absorción de nutrientes ocurre en un período mayor de tiempo. Uno de los factores es la necesidad de romper y dispersar los alimentos en forma adecuada, y esto parece demorar el proceso digestivo. Por lo tanto, una dieta rica en fibra es usualmente energéticamente menos densa y más grande en volumen, lo que limita en forma espontánea el ingreso de energía.

La fibra dietaria puede alterar la respuesta y acción de las hormonas intestinales circulantes relacionadas con la respuesta glicémica. Ellas pueden actuar al controlar los factores de la saciedad y la homeostasis de la glucosa.

Como se refirió, los efectos fisiológicos de la fibra dietética soluble provienen, en gran medida, de su fermentación en el colon. Este proceso es fundamental, ya que gracias a él se producen el mantenimiento y el desarrollo de la flora bacteriana, como también de la integridad y fisiología de las células epiteliales, lo que es relevante para la absorción y el metabolismo de nutrientes. Como resultado de esta fermentación bacteriana se producen hidrógeno, dióxido de carbono, gas metano y ácidos grasos de cadena corta (AGCC), como los ácidos acético, propiónico y butírico. Estos sustratos tienen importantes efectos sobre el colonocito, ya que los AGCC inducen crecimiento y reparación de la mucosa colónica. El butirato es el substrato energético preferencial de los colonocitos. Los AGCC se generan en el metabolismo del ácido pirúvico producido por la oxidación de la glucosa. Existen dos vías para la metabolización del piruvato. En una de ellas se genera propionato, a través del succinato. En la otra vía, se convierte el piruvato en acetil-CoA, que, posteriormente, es hidrolizado para formar acetato o butirato (ver *Figura 1*).

Figura 1: Fermentación bacteriana y producción de ácidos grasos de cadena corta

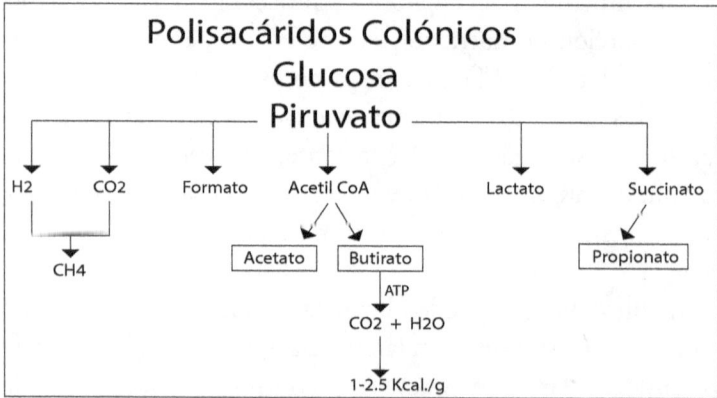

Tomada (con permiso) de: Valenzuela, A.; Maiz, A. *El rol de la fibra dietética en la nutrición enteral.* Rev. Chil. Nutr., 2006; 33(2): 342-351.

La fibra viscosa forma un gel al unirse con el agua y, por lo tanto, disminuye el tiempo de vaciamiento gástrico y la tasa de absorción de glucosa, triglicéridos y colesterol. El tamaño grande, las partículas y la capacidad de retención de agua disminuyen el tiempo de tránsito por incrementar el bolo fecal, lo cual previene la constipación o estreñimiento, y diluye los componentes carcinogénicos que vienen con ciertas comidas en el tubo digestivo.

Hay que tener presente que los métodos de procesamiento de alimentos, incluyendo el tamaño de la partícula del grano en el molido o proceso de cocción, pueden modificar la digestibilidad de polisacáridos complejos y afectar en forma importante las bacterias intestinales. En forma similar, más del 90 por ciento de los polifenoles o fitoquímicos de las plantas escapan a la digestión y absorción en el intestino delgado, llegando al colon. De esta manera, la microbiota intestinal humana —bacterias probióticas— puede ser vista como un socio extremadamente coevolucionado, asociado con el genoma humano —el genoma es la secuencia de ADN contenida en los veintitrés pares de cromosomas que existen en el núcleo de cada célula que forma el cuerpo humano—, con una codificación importante con las funciones del huésped, permitiéndole al humano obtener compuestos biológicamente activos de energía, a partir de componentes alimentarios que, de otra manera, permanecerían inaccesibles, siendo excretados en forma de residuos.

La disminución del pH promueve el crecimiento de bacterias benéficas, como las *Bifidobacterias y lactobacilos*, mejorando la absorción de algunos minerales e inhibiendo la conversión de los ácidos biliares primarios —un componente de la bilis producida en el hígado— a ácidos biliares secundarios carcinogenéticos.

Como se refirió, la preparación y el procesamiento de alimentos, los componentes añadidos y el cocinar o congelar pueden afectar en forma importante la proporción de almidones de la dieta que se tornan resistentes y alcanzan el colon. Por ejemplo, las bebidas ricas en polifenoles ingeridas al mismo tiempo que los alimentos afectan en forma directa la digestión de almidones al inhibir, en el intestino superior, las enzimas que los degradan, disminuyendo los picos poscomida de glucosa. En forma similar, la reacción de Maillard en alimentos cocinados puede incrementar la resistencia de las macromoléculas de los alimentos a la digestión, llevando a que los carbohidratos y proteínas alcancen el colon sin ser digeridos.

## Propiedades de las fibras del grano, inulina y polidextrosas

La diferencia clave es que la fibra del grano contiene polisacáridos, los cuales, en asociación con otros componentes, producen una arquitectura de la pared celular compleja, mientras que la inulina y la polidextrosa son aisladas y sintetizadas con menor peso molecular.

La fibra de los granos, como por ejemplo los cereales, incluye polímeros de carbohidratos de la pared de la célula de la planta comestible, que está presente en el alimento en forma natural al ser consumido. Buenas fuentes de fibras de granos incluyen los cereales integrales y el salvado.

La cebada y la avena son especialmente ricas en β-glicanos, y la principal fibra dietaria en el trigo y en el centeno son los arabinoxilanos. Diversas preparaciones de fibras se producen al fraccionar los granos y están compuestos de β-glicanos y arabino-oligosacáridos.

Es obvio que, debido a la gran heterogeneidad, las fibras de los granos no son bien definidas y los alimentos cereales que se procesan en forma diferente y en base a granos diferentes pueden producir una variedad de funciones.

## EFECTOS DE LA FIBRA DE LOS GRANOS, INULINA Y POLIDEXTROSA EN LA GLUCOSA Y EN LOS LÍPIDOS

Las fibras pueden afectar el metabolismo de la glucosa al disminuir la carga glicémica (GL) de los alimentos o por interferir en la liberación y absorción de la glucosa en el intestino delgado. Las fibras viscosas solubles se relacionan especialmente con la absorción atenuada de la glucosa, pero las fibras insolubles de los cereales han mostrado mejorar la sensibilidad a la insulina.

Las fibras solubles viscosas reducen el colesterol sérico en cerca de un 5-10 por ciento para una carga de 5-10 g en sujetos con hipercolesterolemia, mientras que las fibras insolubles no tienen este efecto.

La ingesta de cebada y de avena disminuye el colesterol total y el LDL. Algunos estudios en humanos sanos han mostrado una respuesta atenuada de glucosa después de una comida simple con 4 g o más de fibra soluble y después de un desayuno estándar posterior a una comida vespertina alta en carbohidratos indigeribles. Además de la respuesta en la glucosa, los efectos benéficos en la respuesta a la insulina posprandial y la secreción de insulina temprana han sido mostrados con la ingesta de pan integral de centeno en sujetos sanos y con síndrome metabólico, aunque no se observó efecto en la respuesta de glucosa. Los betaglucanos de la cebada tienen efecto en la respuesta de glucosa, debido a la viscosidad elevada, pero en relación al metabolismo lipídico no se ha demostrado nada.

La polidextrosa posee una excelente capacidad de retención de agua, pero no forma solución viscosa. No tiene efectos en la glucosa alimentaria ni en los niveles de colesterol.

## FERMENTABILIDAD DE LA FIBRA DE LOS GRANOS, INULINA Y POLIDEXTROSA

La fermentación de la fibra por la microbiota del colon en condiciones anaeróbicas resulta en la producción de AGCC, como el acetato, propionato y butirato (ver capítulo de fermentación bacteriana). Las fibras altamente fermentables son fermentadas predominantemente en el colon proximal, mientras las menos fermentables alcanzan el colon distal. Hasta acá, la inulina es fermentada en el colon proximal; la fibra de los granos, en todo el intestino grueso; y la polidextrosa, principalmente, en el colon distal.

Los granos contienen fibras dietarias fermentables en cantidad variable. Las principales fibras fermentables de los granos son los fructanos, los arabinoxilanos y los β-glucanos. El salvado del centeno, del trigo y de la avena es fermentado *in vitro* a una tasa más lenta que la inulina; esa fermentación se mantiene después de 24 horas. La fermentación de la avena es ligeramente más rápida que la del trigo o que la del salvado de centeno. Por la fibra viscosa y soluble, la inulina es eficientemente fermentada por los microbios del intestino, mientras que la polidextrosa es fermentada más lenta y gradualmente a través del intestino, mientras que una gran proporción es excretada en las heces.

El trigo contiene 12 por ciento de fibras totales, donde del 9 al 11 por ciento es insoluble, mientras que el 1-3 por ciento son fibras solubles. En las legumbres, el contenido total varía de 10.7 a 14.3 por ciento. El garbanzo y la lenteja poseen un contenido de 16.3 y 15.9 por ciento, respectivamente. El garbanzo tiene amplia utilidad en el tratamiento de diabéticos.

## FIBRAS DEL GRANO Y MICROBIOTA INTESTINAL (BACTERIAS PROBIÓTICAS)

Finalmente, una de las funciones más importantes de la fibra dietaria es ser uno de los alimentos —prebióticos— más importantes de las bacterias intestinales.

Hooda y colaboradores encuentran en su estudio que el phylum —tronco o linaje o división— bacteriano predominante en todas las muestras fue el *Firmicutes* (~ 93%), seguido por las *Actinobacterias y Bacteroidetes*. Llama la atención en este trabajo el gran predominio de los *Firmicutes*.

Entre los *Firmicutes*, la familia *Ruminococcaceae, Lachnospiraceae* y *Eurobacteriaceae* contienen miembros que son importantes para la degradación de la fibra dietaria y son productores de ácidos grasos de cadena corta.

Los ácidos grasos no solo sirven como energía para el epitelio colónico, sino que son nutrientes sistémicos.

El butirato es la mayor fuente de energía de los colonocitos y un enlace importante con la salud intestinal, al estimular la proliferación celular, promoción de apoptosis y prevención de cáncer colónico.

El género *Faecalibacterium*, y específicamente el *F. prausnitzii*, es un bien conocido productor de butirato, con poderosas propiedades antiinflamatorias. Este género se incrementa bastante después de la ingesta de inulina, fibra de arroz y polidextrosa. La concentración de butirato fecal no se correlaciona con los niveles de este género. Debemos recordar que estos ácidos grasos son absorbidos rápidamente por el epitelio del colon.

El *F. prausnitzii* influye en la inflamación intestinal, vía sus efectos antiinflamatorios, independientes de la vía butirato. En pacientes con enfermedad inflamatoria intestinal, se han encontrado niveles bajos *de F. prausnitzii*.

Una prevalencia elevada de otro productor de butiratos con la ingesta de fibra de maíz fue el género *Roseburia spp.* Este género bacteriano tiene capacidad elevada de formar ácido linoleico, conjugado con el ácido linoleico, que trae grandes beneficios para la salud.

Igualmente, después de la ingesta de fibra soluble de maíz se aumenta la cantidad del género *Lactobacillus*, estimulando el crecimiento de *Bifidobacterias*, con reducción de las especies de *Bacteroides* y *Ruminococcus bromii*.

Varios estudios demostraron que los almidones resistentes inducen alteraciones en la composición de la microbiota intestinal, con incremento en las *Bifidobacterias adolescentis y Bacteroides*, con disminución de las enterobacteriáceas.

## Lecturas recomendadas

Raninen, K.; Lappi, J.; Mykkänen, H.; Poutanen, K. *Dietary Fiber Type Reflects Physiological Functionality: Comparison of Grain Fiber, Inulin, and Polydextrose.* Nutr. Rev., 2011; 69(1): 9-21.

Valenzuela, A.; Maiz, A. *El rol de la fibra dietética en la nutrición enteral.* Rev. Chil. Nutr., 2006; 33(2): 342-351.

Hooda, S.; Boler, B. M.; Serao, M. C.; Brulc, J. M.; Staeger, M. A.; Boileau, T. W.; Dowd, S. E.; Fahey, G. C. Jr.; Swanson, K. S. *454 Pyrosequencing Reveals a Shift in Fecal Microbiota of Healthy Adult Men Consuming Polydextrose or Soluble Corn Fiber.* J. Nutr., 2012; 142(7): 1259-1265.

Tuohy, K. M.; Conterno, L.; Gasperotti, M.; Viola, R. *Upregulating the Human Intestinal Microbiome Using Whole Plant Foods, Polyphenols, and/or Fiber.* J. Agric. Food Chem., 2012; 60(36): 8776-8782.

Martínez, I.; Kim, J.; Duffy, P. R.; Schlegel, V. L.; Walter, J. *Resistant Starches Types 2 and 4 Have Differential Effects on the Composition of the Fecal Microbiota in Human Subjects.* PLoS One, 2010; 5(11): e15046. doi: 10.1371/ journal.pone.001504.

# Capítulo 10

# Fitoquímicos o polifenoles

Todas las plantas, incluyendo frutas, verduras, nueces y especias, producen una gran variedad de componentes químicos —más de cien mil de peso molecular bajo—, denominados, en general, fitoquímicos o polifenoles, que no necesariamente intervienen en el metabolismo de la planta, pero tienen una cantidad de funciones que realzan la supervivencia de las plantas. Estos componentes los produce la planta como un proceso evolutivo para defenderse de los ataques de las bacterias, la luz ultravioleta (LUV), insectos depredadores, estrés por sequía, etcétera, y así combaten el estrés oxidativo e inflamación en las plantas.

Los polifenoles se encuentran en abundancia en frutas, vegetales, chocolate y nueces, así como también en bebidas como té, café, chocolate, vino y leche de soya. En las hojas de té, por ejemplo, los polifenoles pueden ser más del 30 por ciento de su peso seco.

Una clase de polifenoles es denominada glicósidos, y otra, agliconas. Los glicósidos de polifenol constituyen casi el 80 por ciento de todos los compuestos polifenólicos en los tejidos de las plantas, mientras que las agliconas son raras. La glicosilación —proceso bioquímico en el que se añade un carbohidrato a otra molécula— tiene una influencia significativa en el ingreso de los polifenoles. Las agliconas flavonoides son hidrofóbicas —capacidad de una sustancia o molécula de no mezclarse con el agua— y pueden ser transportadas a través de las membranas biológicas gracias a difusión pasiva. Los glicósidos flavonoides no experimentan hidrólisis ácida en el estómago y son transportados al intestino en su forma nativa, donde son hidrolizados para ser digeridos por las bacterias intestinales.

| Tabla 1. Efectos benéficos de los fitoquímicos o polifenoles de frutas y verduras en el cuerpo humano |
| --- |
| 1. Poder antiinflamatorio y antioxidante. |
| 2. Efecto directo en la señalización en el cerebro, que aumenta la comunicación entre las neuronas. |
| 3. Capacidad de disminuir el exceso de calcio en las células. |
| 4. Aumentan el efecto protector a nivel cerebral; tienen unas proteínas de defensa del cuerpo llamadas de choque-estrés. |
| 5. Reducción de las señales de estrés que producen varias citocinas proinflamatorias; disminuyen la oxidación e inflamación en el cuerpo. |

Además, las antocianinas —una clase de fitoquímico o polifenol— contenidas en el arándano entran al cerebro y mejoran el rendimiento cognoscitivo. La ingesta de bayas —arándano, fresa, mora— incrementa en forma significativa las funciones *buenas* a nivel del hipocampo del cerebro.

Las personas que consumen una *dieta mediterránea* rica en frutas, verduras y, en general, en polifenoles, tiene riesgo reducido de accidente cerebrovascular (ACV) —trombosis o hemorragia cerebral—. Los efectos protectores de los polifenoles están dados al mejorar la función del endotelio —capa interna de los vasos sanguíneos— y ejercer efecto neuroprotector y/o antiinflamatorio.

Youdim y colaboradores, en 2003, demostraron los efectos en tejidos periféricos de los flavonoles: a) estabilizan el tejido conectivo —es el soporte de todos los órganos del cuerpo—; b) promueven la formación de colágeno —es una proteína que forma fibras, producido por el tejido conectivo, y es el componente más importante de la piel y de los huesos—; y c) ayudan a prevenir la lesión por oxidación en los vasos sanguíneos. Por esto, los fitoquímicos y polifenoles ingeridos a través de los alimentos descritos son preventivos y retrasan el envejecimiento corporal y cerebral.

## CLASIFICACIÓN DE LOS FITOQUÍMICOS O POLIFENOLES

Aunque para el lector común todos estos términos pueden ser *cansones* e *inútiles*, considero importante mencionarlos todos, pues, día a día, en la prensa, radio, televisión, redes sociales, son descritos como componentes de alimentos saludables, suplementos dietarios, cremas de belleza, productos para adelgazar, etcétera, permitiéndole a quien se siente atraído por el tema informarse con certeza sobre qué tipo de alimento o producto es realmente útil para el cuerpo humano.

Los fitoquímicos o polifenoles se clasifican así (ver *Figura 1*):

## FENOLES TOTALES

Los fenólicos o fenoles son la clase principal de fitoquímicos, e incluye el término *polifenoles*, que se traduce o significa una molécula con uno o más grupos fenólicos.

## FLAVONOIDES

Los flavonoides son una subclase de fenólicos e incluye las seis subclases principales: flavonoles, flavonas, flavanonas, flavan-3-oles, flavonoles y antocianinas. Los flavan-3-oles, flavonoles y antocianinas son los principales encontrados en las nueces. Dentro de las flavonas se hallan la apigenina y la luteolina. En las isoflavonas están la genisteína y la daidzeína. Entre los flavonoles, podemos mencionar la quercetina y el kaempterol. En las catequinas están la hidrato-catequina y la epigallocatequina galato. Entre las flavanonas se mencionan la hesperitina y la naringina.

## Figura 1. Clasificación de los polifenoles y flavonoides derivados de las plantas

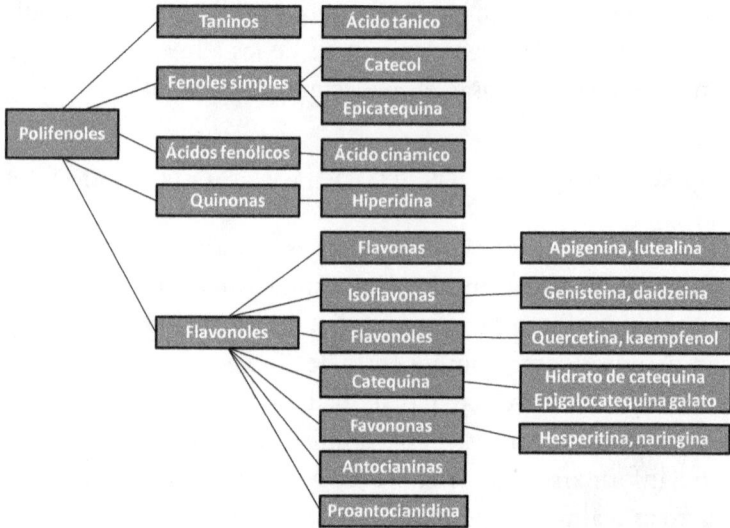

Modificada de: Hidalgo, M.; Oruna-Concha, M. J.; Kolida, S.; Walton, G. E.; Kallithraka, S.; Spencer, J. P.; De Pascual-Teresa, S. *Metabolism of Anthocyanin by Human Gut Microflora and Their Influence on Gut Bacterial Growth*. J. Agric. Food Chem., 2012; 60(15): 3882-3890.

La quercetina y sus glicósidos son los polifenoles o flavonoides más encontrados en frutas y verduras. La fuente principal de glicósidos de quercetina son el vino rojo, cebollas —principalmente glucósidos—, pimienta y té —principalmente rutinoside—. Los alimentos con más alto contenido de rutina son el trigo sarraceno, bayas oscuras, melocotón, cereza, cítricos en general, pimiento verde y té Rooibos —árbol rojo sudafricano, *Aspalathus linearis*—. Las fuentes principales de flavonoides son el jugo de naranja y pomelo, con un 63 por ciento; las naranjas, 34, y los pomelos, 4.8 por ciento. La naringina, la naringenina, la hesperidina y la hesperitina son abundantes en las frutas cítricas como naranja, mandarina, toronja y limón. Fuentes buenas de catequina son el té, chocolate, vinagre, vino rojo, uvas, duraznos, manzanas y bayas.

## PROANTOCIANIDINAS

Las proantocianidinas (PAC) son oligómeros flavan-3-oles enlazados a través de uniones carbono-carbono.

Las PAC de los frutos secos están compuestas principalmente por catequina (+) y epicatequina (-), pero también incluyen la afzelequina —presente en las almendras— y la epigalocatequina —en avellana, nuez, pistacho—. Entre los frutos secos, las PAC tipo A han sido encontradas solamente en las almendras.

Los metabolitos —sustancia o molécula producida durante el procesamiento o metabolismo de otra sustancia o droga en el cuerpo— derivados del procesamiento de las proantocianidinas en el colon humano han sido encontrados como reductores de la respuesta inflamatoria en el cuerpo, con mejoría en las enfermedades que llamamos autoinmunes —el sistema de defensa del cuerpo ataca al mismo cuerpo—, las cuales perjudican el intestino y las articulaciones.

## ANTOCIANINAS

Las antocianinas son unos flavonoides polifenólicos responsables del color rojo vivo hasta el azul de algunas plantas y frutas.

Las antocianinas más frecuentes en la naturaleza son los glucósidos de cianidina, delfinidina, malvidina, pelargonidina, peonidina y petunidina. El ingreso diario de antocianinas en humanos ha sido calculado entre 3-215 mg/día. Los estudios más recientes sugieren un consumo promedio entre 57-69 mg/día.

Las antocianinas de las uvas se localizan en la piel de las uvas y en la epidermis de las hojas.

Las antocianinas de los alimentos están biodisponibles principalmente en su forma glicosilada intacta. Se absorben en el estómago y se localizan en el cerebro, plasma de la sangre, hígado y riñón, y son excretados en la orina.

Un ingreso elevado de antocianinas reduce un 12 por ciento el riesgo de hipertensión y los jugos cítricos, fuente elevada de flavonoles, reducen el riesgo de trombosis y hemorragia cerebral (ACV). Las antocianinas entran al cerebro con facilidad, donde ejercen los efectos benéficos descritos. Estos hallazgos soportan estudios que sugieren efectos benéficos de extractos de plantas semejantes al ginkgo biloba, que reflejan la acción de estos flavonoides.

## CATEQUINAS

Los antioxidantes contenidos en el té verde, el cual contiene el grupo flavonoide catequina, disminuye la muerte celular epitelial, en respuesta al estrés que produce la oxidación del cuerpo.

La manzana y el té verde son muy ricos en catequinas, en forma similar al chocolate. Las manzanas tienen 7-23 mg, y el té verde, 5-16 mg de epicatequina por porción —125 mg y 200 mL, respectivamente, dependiendo de la variedad de manzana y marca de té, y condiciones de consumo o bebida—, pero poseen menos energía que el chocolate.

Las catequinas presentan un efecto benéfico antiviral y anticrecimiento de tumores. Estudios en animales demostraron que las catequinas del té verde, café y chocolate redujeron los síntomas en animales con enfermedades del colon, disminuyeron la concentración del amiloide —causal de las lesiones en la enfermedad de Alzheimer— e incrementaron el peso en los enfermos de cánceres. En personas con artritis, disminuyen la inflamación y los síntomas asociados a esta. En pacientes con cáncer de próstata, inhiben el crecimiento maligno de las células cancerosas.

## FLAVONOLES

Los flavonoles, otra clase de flavonoides —siendo la quercetina el más estudiado—, son constituyentes incoloros de la piel de las bayas y protectores de la radiación ultravioleta, así como barrenderos de radicales libres de oxígeno (ROS). Contribuyen al color vino tinto como copigmento de las antocianinas. La quercetina-3'-O-sulfato es uno de los metabolitos mayores en el plasma de personas que consumen cebolla frita, la cual contiene, además, quercetina-4'-O-glucósido y quercetina-3,4'-O-diglucósido, los cuales se absorben en el intestino delgado.

La quercetina ha sido probada de ser un antioxidante excelente, pero también posee propiedades anticáncer, antiinflamatorias, antiproliferativas y capacidad de cambiar la expresión de los genes. En consecuencia, la quercetina es un suplemento dietario popular que soporta el sistema inmunológico. Sin embargo, de acuerdo con la así llamada *paradoja nutricional*, cuando un elemento es administrado en exceso, alcanza el límite de toxicidad. El ingreso diario de quercetina de fuentes alimentarias varía entre 5 a 40 mg, pero puede alcanzar hasta 500 mg/día cuando el consumo de frutas y verduras es elevado, especialmente cuando las cáscaras son consumidas.

Varios suplementos dietarios con quercetina están disponibles en las farmacias y la dosis diaria recomendada es usualmente alrededor de 500 mg de aglicona de quercetina. Los efectos tóxicos de la quercetina han sido observados solamente en estudios *in vitro*. Por esto, la suplementación prolongada con quercetina debe vigilarse, por los efectos posiblemente tóxicos. Los suplementos, por lo general, contienen las formas aglicona de la quercetina, mientras que los alimentos poseen grandes cantidades de varios derivados de la quercetina que pueden tener una disponibilidad biológica mayor que las agliconas solas.

Recientemente, Miene y colaboradores demostraron que los metabolitos microbianos de la quercetina y los ácidos clorogénico/cafeico ejercen un efecto protector sobre el cáncer de colon, y, al mismo tiempo, disminuyen la lesión en el ADN en pacientes con cáncer intestinal. Las urolitinas de la granada y de la granadilla, por ejemplo, disminuyen el crecimiento de células en el cáncer de próstata.

## FLAVANOLES

Los flavan-3-oles, también conocidos como flavanoles, son los constituyentes principales del ingreso de polifenoles en la dieta y están presentes en gran cantidad de alimentos y bebidas como monómeros y oligómeros de procianidinas. La fuente más importante de flavan-3-oles está en el chocolate, vino rojo, café, té verde, uvas negras, bayas y manzanas.

## FLAVANONAS

Las más importantes son la hesperitina, la naringina, la naringenina y la hesperidina.

La hesperetina y la naringenina están presentes naturalmente en las frutas cítricas, en forma de 7-O-rutinosides, hesperidina y narirutine. Después de ser comidas, las sustancias son digeridas por enzimas y absorvidas a través de las células intestinales, donde son transportadas a los capilares o conductos linfáticos. La mayoría de las sustancias son transportadas por la vena porta al hígado, donde son metabolizadas o eliminadas en forma directa antes de entrar a la circulación sistémica.

El efecto inhibitorio de la ponciretina, hesperetina, naringenina y diosmetina en el crecimiento de la bacteria *Helicobacter pylori* —produce úlcera duodenal y parece ser cancerígeno— ha sido comprobado.

La catequina-(+) inhibe en forma significativa el crecimiento de la bacteria llamada *Clostridium histolyticum*. El crecimiento de las especies de *Clostridium* disminuyó en forma sustancial al consumir dietas ricas en taninos y polifenoles del vino rojo, mientras que los *Bacteroides* y *Lactobacilos* fueron estimulados.

Las flavanonas naringenina y la hesperetina tienen efectos protectores en el cerebro, al disminuir la inflamación crónica.

## ESTILBENOS

Los estilbenos son similares a las chalconas, ya que su estructura consiste en dos grupos fenilos interconectados a través de un enlace eteno. El resveratrol (ver capítulo de vino y jugo de uvas) y el piceid son los únicos estilbenos identificados en los frutos secos y se encuentran en el pistacho. La uva es rica en resveratrol.

## FITOESTEROLES

Los esteroles de las plantas o fitoesteroles son moléculas que nos recuerdan el colesterol, pero son encontrados en forma exclusiva en las plantas. Los fitoesteroles más comunes en la dieta humana son: β-sitosterol, campesterol y estigmasterol.

Los fitoesteroles de los frutos secos están compuestos principalmente por β-sitosterol.

El mecanismo por el cual los fitoesteroles ejercen esta protección no es conocido. Se propone que, por inhibición del crecimiento de las células cancerosas, aumentan la apoptosis —muerte celular programada— y disminuyen la formación de nuevos vasos sanguíneos en los tumores.

Recientemente se ha informado de la presencia de un gen común entre cáncer, metabolismo lipídico e inflamación. En un estudio en ratones, se demostró que la ingesta de fitoesteroles reduce el cáncer de seno en ratas, al disminuir la oxidación en el cuerpo. La ingesta de ácido grasos *malos* aumenta los cánceres.

Los fitoesteroles son conocidos por disminuir los niveles de colesterol LDL —lipoproteína de baja densidad—. Los fitoesteroles ejercen efecto protector en la enfermedad cardiovascular y en varios tipos de cáncer, especialmente el de seno. En forma interesante, la incidencia de cáncer de seno, próstata y colon son bajos en países asiáticos por su dieta rica en plantas ricas en fitoesteroles, a diferencia de la dieta occidental, donde hay predominio de grasas animales.

## Carotenoides

Los carotenoides más abundantes en el plasma humano incluyen los β-carotenos, los α-carotenos, las β-criptoxantinas, las xantofilas —luteína, zeaxantina— y los licopenos.

Estos seis carotenoides suman ~ el 70 por ciento de los identificados en el plasma humano y los tejidos. Los carotenoides son divididos en dos grupos principales: xantófilos, carotenoides oxidados, que incluyen la luteína, la zeaxantina y la β-criptoxantina; y los carotenos, carotenoides hidrocarburos, que son ciclados, como los α-carotenos y los β-carotenos y lineares, como los licopenos.

Las xantofilas son las que le dan el color amarillo a la yema del huevo, siendo este el alimento con más contenido encontrado en la naturaleza, aún mayor que los vegetales. El color naranja de la zanahoria y de la calabaza es dado por los β-carotenos.

Fuentes ricas de licopenos son el tomate, la sandía, el pomelo rosado y el durazno.

A diferencia de los alimentos de otras plantas, los frutos secos contienen cantidades muy pequeñas de carotenoides con α- y β-carotenos, β-criptoxantina, luteína y zeaxantina, encontrada en concentraciones de ug/100 g en todas las variedades. Los pistachos tienen una excepción modesta, con un contenido medio de β-carotenos y luteína de 0.21 a 4.4 mg/100 g de peso seco, respectivamente.

Las propiedades biológicas de los carotenoides son múltiples; algunas están relacionadas con su función de provitamina A, y otras, al enfriamiento de estados excitados electrónicamente

—ejemplo: en condiciones de exceso de exposición a la luz en el centro de la reacción de fotosíntesis de las plantas—. Este efecto es muy importante en humanos, en especial en piel y ojos.

## ABSORCIÓN Y TRANSPORTE DE CAROTENOIDES

El ser humano absorbe una porción significativa de los licopenos intactos en forma directa y así entran a la circulación, acumulándose en el plasma, hígado y tejidos periféricos. La vida media de los carotenoides en plasma está en ≤ a 12 días para los β-carotenos, α-carotenos y criptoxantina, y entre 12-33 días para los licopenos y 33-61 días para la zeaxantina y luteína. El procesamiento de alimentos y la cocción que causan ruptura mecánica de la matriz alimentaria y la liberación de los carotenoides pueden mejorar la absorción intestinal.

Estudios diferentes han demostrado que la ingesta elevada de carotenoides disminuye el eritema inducido por la luz ultravioleta —quemadura de sol— y las lesiones producidas por exposición prolongada al sol.

Esto es importante si se ingieren dentro de la dieta y no comiendo componentes aislados. La pasta de tomate contiene cantidades grandes de licopeno y es una fuente dietética natural que protege contra los efectos de la radiación UV. La ingesta de 40 g/día de pasta de tomate, que equivale a ingerir 16 mg/licopeno/día en un período de diez semanas, lleva a una elevación de licopeno en plasma de 0.7 mmol/L, con incremento de licopeno en piel. A la cuarta semana, no se ven efectos, pero a la décima, sí. Al ingerir extractos o bebidas con tomate se observan efectos similares no vistos al tomar licopeno sintético.

Se ha demostrado que otros carotenos diferentes a los β juegan un papel de importancia en la prevención del cáncer. Los α-carotenos y los licopenos muestran mayor actividad que los β-carotenos en la supresión de tumores en varios órganos. Una mezcla de carotenoides consistentes en licopenos, α-carotenos y β-carotenos, y en menor proporción con otros carotenoides semejantes al fitoeno y fitoflueno, previenen el cáncer hepático en pacientes con hepatitis crónica y cirrosis. No debemos olvidar el papel de las β-criptoxantinas en la prevención del cáncer.

## ÁCIDOS FENÓLICOS

Los ácidos fenólicos están asociados con riesgo bajo de enfermedades crónicas y protegen contra carcinogénesis y mutagénesis —cambios en el DNA—. Las frutas, bayas y vegetales son una fuente rica de ácidos fenólicos. En forma interesante, el contenido de ácidos fenólicos en granos de cereales es comparable y aún más elevado que el encontrado en frutas, bayas y vegetales.

La disponibilidad y accesibilidad de los ácidos fenólicos en frutas, vinos y vegetales es buena y la mayoría de los ácidos fenólicos está presente en formas libres o como conjugados con ácidos quínico, málico y tartárico, y con restos de azúcares, los cuales pueden ser hidrolizados en el tracto intestinal superior. A diferencia de los ácidos fenólicos libres en frutas y vegetales, los ácidos fenólicos, unidos a fibras, son no hidrolizados por las enzimas del intestino delgado, alcanzando el colon en forma intacta, procesados por la flora probiótica, con los consabidos beneficios para la salud.

## FITOQUÍMICOS AZUFRADOS

Los fitoquímicos que contienen azufre de dos clases diferentes están presentes en todos los vegetales crucíferos —brócoli, repollo, col, etcétera—. Estos son glucosinolatos —GLS, previamente llamados tioglucósidos— y S-metil-cistína sulfóxido (SMCSO). Los dos fitoquímicos organosulfurados, GLS y SMCSO, o, más específicamente, la mayoría de sus metabolitos, muestran acción anticarcinogénica y preventiva en la aparición del cáncer en general.

Hay más de 120 GLS caracterizados en plantas estudiadas, aunque su función en las plantas no está clara, pero su olor y su sabor potente sugieren un papel en las defensas antibacterianas de las plantas.

Los GLS no son activos en el animal que los consume hasta que ellos son enzimáticamente hidrolizados a un isotiocianato asociado por la enzima endógena mirosinasa, que es liberada por la ruptura de la célula de la planta a través de la recolección, procesamiento o masticación.

Los componentes GLS más caracterizados en el brócoli son el sulforasano, el fenetil isotiocianato, el alil isotiocianato y el indol-3-carbinol, pero la mayoría de otros isotiocianatos están presentes en cantidades bajas y pueden contribuir a las propiedades anticarcinogénicas de estas plantas.

Algunos investigadores han concluido que la evidencia de beneficios para la salud del sulforafano es tan fuerte y suficiente que justifica el desarrollo de productos a partir de esta molécula.

## OTRAS CLASES DE FITOQUÍMICOS

Los frutos secos también contienen fitatos y las subclases lipídicas de las clorofilas y esfingolípidos. Otros constituyentes fenólicos son los lignanos, alkifenoles y taninos hidroxilables. Las almendras contienen también el alcalide melatonina y la naftoquinona juglona.

## TANINOS

Los taninos son un grupo de compuestos fenólicos poliméricos, ampliamente distribuidos en las plantas. Los taninos tienen propiedades astringentes importantes.

Los taninos forman complejos con varios compuestos que tienen las bacterias *malas* o patógenas, como las denominadas adhesinas bacterianas, enzimas y proteínas de transporte de la membrana celular, que producen inactivación de estas proteínas y así frenan el crecimiento de las bacterias. Son efectivos contra los hongos filamentosos, esporas y bacterias.

## Metabolismo de los polifenoles

Un problema en los estudios de metabolismo es que la concentración en plasma de los polifenoles no refleja la realidad de su absorción.

Los polifenoles afectan el metabolismo de la glucosa a través de vías diferentes, incluyendo la digestión de carbohidratos y la absorción de glucosa en el intestino, estimulando la secreción de insulina por las células ⊠ del páncreas, metabolismo de la glucosa en el hígado, y activando receptores de insulina a nivel del ingreso de glucosa en tejidos sensibles a la insulina.

Hay variación en cómo los diversos polifenoles son metabolizados y absorbidos, lo cual explica las diferencias en su función. Una situación que influye en forma importante en su disponibilidad es el tipo de bacterias que tiene cada persona en su intestino.

Por esto es más importante tener un equilibrio en la dieta, y si no es alcanzado, es importante tener una flora intestinal sana. Los diferentes polifenoles existentes en el mercado como suplementos dietarios, tomados en dosis elevadas, no muestran el mismo efecto que los ingeridos través de una dieta sana y equilibrada.

## Fitoquímicos-polifenoles y microbiota intestinal

Hay consenso en que la flora bacteriana intestinal juega un papel vital en los efectos benéficos de los polifenoles. La microbiota presente en el tubo digestivo puede metabolizar los polifenoles dietarios para formar componentes bioactivos, con significancia fisiológica diferente. Paralelo a este metabolismo microbiano, los polifenoles pueden también modificar la composición y/o actividad de la población bacteriana intestinal.

Cantidades significativas de polifenoles son absorbidas por el intestino, pero un gran número no se absorbe y se concentra en el íleon y en la luz colorrectal. El efecto biológico depende de su biodisponibilidad. La absorción intestinal es altamente variable, usualmente lenta e incompleta. Por ejemplo: la mayoría de los polifenoles del jugo de manzana se absorbe en el intestino delgado y más del 85 por ciento de los polifenoles del arándano entra al colon.

Las bacterias intestinales actúan sobre los polifenoles, produciendo metabolitos con significancia fisiológica diferente. A la vez, los polifenoles actúan sobre la microflora intestinal.

Luego, los compuestos fenólicos dietarios son usualmente transformados por las bacterias intestinales y, a la vez, la población bacteriana es modulada por los polifenoles en una interacción de dos vías fenólicos-microbiota.

Como un órgano metabólico, la composición celular de la miocrobiota intestinal está determinada por el proceso de selección y competición. La prevalencia de la comunidad *Bacteroidetes* posterior a la ingesta regular de vino tinto, té verde o frutas ricas en polifenoles se debe a que tienen más enzimas degradantes de los polifenoles y este puede ser el mecanismo por el cual reducen el peso. Por esto, tanto el ingreso de polifenoles como la ingesta de bacterias probióticas tienen papel complementario en los tratamientos actuales de obesidad.

Por su papel antibacteriano, los polifenoles hoy son utilizados en el tratamiento de diversas infecciones bacterianas. Los polifenoles de las plantas inhiben la glucosiltransferasa que media la adherencia del *Streptococcus mutans* y otras bacterias en la superficie de los dientes, previniendo las caries dentales. Los polifenoles del arándano inhiben el crecimiento de la bacteria *Escherichia coli* a nivel del sistema genitourinario —la *Escherichia coli* es la principal bacteria causal de infección urinaria en la mujer—; los de la cáscara de manzana, inhiben el crecimiento de la bacteria *Helicobacter pylori*; y el resveratrol de la uva y del vino inhiben el crecimiento de la *Escherichia coli* O157:H7, *Salmonella thyphimurium* y *Listeria monocytogenes*, bacterias productoras de infecciones intestinales graves. Por esto, los flavonoides, junto con las bacterias probióticas o *buenas*, son constituyentes de diferentes medicamentos para tratar infecciones, en especial genitourinarias.

Resultados similares han sido obtenidos con los flavanones —herperetina, hesperidina, naringina, narigenina— de las frutas cítricas. La naringenina y la quercetina son inhibidores efectivos del crecimiento del *Estafiloco aureus* —bacteria que produce abscesos en la piel en niños— y de la adherencia de la *S. typhimurium* —produce la fiebre tifoidea— a las células del intestino.

Los mecanismos antibacterianos de los polifenoles no han sido bien entendidos, pero se ha propuesto: 1) pueden unirse a las membranas de las células de las bacterias, bloqueando el crecimiento de estas; y 2) las bacterias *malas* contienen metaloenzimas y los flavonoides pueden formar complejos fuertes con los metales pesados, inhibiendo las enzimas y afectando el crecimiento de las bacterias patógenas.

Hay que tener en cuenta que la ingesta de suplementos dietarios ricos en polifenoles, en cantidades grandes, puede inhibir el crecimiento de bacterias benéficas, las cuales son responsables de la bioconversión de polifenoles, realzando su biodisponibilidad y ejerciendo un efecto contrario al buscado al ingerir estos suplementos.

## Lecturas recomendadas

1) Joseph, J.; Cole, G.; Head, E.; Ingram, D. *Nutrition, Brain Aging, and Neurodegeneration*. J. Neuroscience, 2009; 29(41): 12795-12801.

2) Andres-Lacueva, C.; Shukitt-Hale, B.; Galli, R. L.; Jauregui, O.; Lamuela-Raventos, R. M.; Joseph, J. A. *Anthocyanins in Aged Blueberry-fed Rats are Found Centrally and May Enhance Memory*. Nutr. Neurosci., 2005; 8(2): 111-220.

3) Duda-Chodak, A. *The Inhibitory Effect of Polyphenols on Human Gut Microbiota*. J. Physiol. Pharmacol., 2012; 63(5): 497-503.

4) Bugianesi, R.; Catasta, G.; Spigno, P.; D'Uva, A.; Maiani, G. *Naringenin from Cooked Tomato Paste is Bioavailable in Men*. J. Nutr., 2002; 132: 3349-3352.

5) Cassidy, A.; Rimm, E. B.; O'Reilly, E. J.; Logroscino, G.; Kay, C.; Chiuve, S. E.; Rexrode, K. M. *Dietary Flavonoids and Risk of Stroke in Women*. Stroke, 2012 43(4): 946-451.

6) Mitsou, E. K.; Kougia, E.; Nomikos, T.; Yannakoulia, M.; Mountzouris, K. C.; Kyriacou, A. *Effect of Banana Consumption on Faecal Microbiota: A Randomized, Controlled Trial*. Anaerobe, 2011; 17(6): 384-387.

7) Tuohy, K. M.; Conterno, L.; Gasperotti, M.; Viola, R. *Up-regulating the Human Intestinal Microbiome Using Whole Plant Foods, Polyphenols, and/or Fiber*. J. Agric. Food Chem., 2012; 60(36): 8776-8782.

8) Hidalgo, M.; Oruna-Concha, M. J.; Kolida, S.; Walton, G. E.; Kallithraka, S.; Spencer J. P.; De Pascual-Teresa, S. *Metabolism of Anthocyanins by Human Gut Microflora and Their Influence on Gut Bacterial Growth*. J. Agric. Food Chem., 2012; 60(15): 3882-3890.

9)  Sofo, A., Nuzzo, V.; Tataranni, G.; Manfra, M.; De Nisco, M.; Scopa, A. *Berry Morphology and Composition in Irrigated and Non-irrigated Grapevine (Vitis Vinifera L.).* J. Plant. Physiology, 2012; 169: 1023-1031.

10) Vajdy, M. *Immunomodulatory Properties of Vitamins, Flavonoids and Plant Oils and Their Potential as Vaccine Adjuvants and Delivery Systems.* Expert Opin. Biol. Ther., 2011; 11(11): 1501-1513.

11) Bustos, I.; García-Cayuela, T.; Hernández-Ledesma, B.; Peláez, C.; Requena, T.; Martínez-Cuesta, M. C. *Effect of Flavan-3-ols on the Adhesion of Potential Probiotic Lactobacilli to Intestinal Cells.* J. Agric. Food Chem., 2012; 60(36): 9082-9088.

12) Bredsdorff, L.; Lise, I.; Nielsen, F.; Rasmussen, S. E.; Cornett, C.; Barron, D.; Bouisset, F.; Offord, E.; Williamson, G. *Absorption, Conjugation and Excretion of the Flavanones, Naringenin and Hesperetin from α-rhamnosidase-treated Orange Juice in Human Subjects.* Br. J. Nutr., 2010; 103: 1602-1609.

13) Hollman, P. C.; De Vries, J. H.; Van Leeuwen, S. D.; Mengelers, M. J.; Katan, M. B. *Absorption of Dietary Quercetin Glycosides and Quercetin in Healthy Ileostomy Volunteers.* J. Clin. Nutr., 1995; 62: 1276-1282.

14) Miene, C.; Weise, A.; Glei, M. *Impact of Polyphenol Metabolites Produced by Colonic Microbiota on Expression of COX-2 and GSTT2 in Human Colon Cells (LT97).* Nutr. Cancer, 2011; 63: 653-662.

15) González-Sarrías, A.; Azorín-Ortuño, M.; Yáñez-Gascón, M.; Tomás-Barberan, F. A.; García-Conesa, M. T.; Espín, J. C. *Dissimilar In Vitro and In Vivo Effects of Ellagic Acid and Its Microbiota-derived Metabolites, Urolithins, on the Cytochrome P450 1A1.* J. Agric. Food Chem., 2009; 57: 5623-5632.

16) Jasuja, R.; Passam, F. H.; Kennedy, D. R.; Kim, S. H.; Hessem, L. V.; Lin, L.; Bowley, S. R.; Joshi, S. S.; Dilks, J. R.; Furie, B. C.; *Flaumenhaft, R. Protein Disulfide Isomerase Inhibitors Constitute a New Class of Antithrombotic Agents.* J. Clin. Invest., 2012. doi: 10.1172/JCI61228.

17) Song, L.; Thornalley, P. J. *Effect of Storage, Processing and Cooking on Glucosinolate Content of Brassica Vegetables.* Food Chem. Toxicol., 2007; 45(2): 216-224.

18) Llaverias, G.; Escolà-Gil, J. C.; Lerma, E.; Julve, J.; Pons, C.; Cabré, A.; Cofán, M.; Ros, E.; Sánchez-Quesada, J. L.; Blanco-Vaca, F. *Phytosterols Inhibit the Tumor Growth and Lipoprotein Oxidizability Induced by a High-fat Diet in Mice with Inherited Breast Cancer.* J. Nutr. Biochem., 2012; 30: 1-12.

19) Wang, X. D. *Lycopene Metabolism and Its Biological Significance.* Am. J. Clin. Nutr., 2012; 96 (suppl): 1214S-1222S. Este artículo es una revisión excelente y completa de los licopenos en todos sus mecanismos de acción.

20) Potter, A. S.; Foroudi, S.; Stamatikos, A.; Patil, B. S.; Deyhim, F. *Drinking Carrot Juice Increases Total Antioxidant Status and Decreases Lipid Peroxidation in Adults.* J. Nutr., 2011, Sep; 24: 10: 96.

21) Nishino, H.; Murakoshi, M.; Satomi, Y. *Health Promotion by Antioxidants.* Functional Foods in Health and Disease, 2001; 1(12): 574-581.

22) Hole, A. S.; Rud, I.; Grimmer, S.; Sigl, S.; Narvhus, J.; Sahlstrøm, S. *Improved Bioavailability of Dietary Phenolic Acids in Whole Grain Barley and Oat Groat Following Fermentation with Probiotic Lactobacillus Acidophilus, Lactobacillus Johnsonii, and Lactobacillus Reuteri.* J. Agric. Food Chem., 2012; 60(25): 6369-6375.

23) Vasanthi, H. R.; Mukherjee, S.; Das, D. K. *Potential Health Benefits of Broccoli: A Chemico-biological Overview.* Mini Rev. Med. Chem., 2009; 9(6): 749-759.

24) Rastmanesh, R. *High Polyphenol, Low Probiotic Diet for Weight Loss because of Intestinal Microbiota Interaction.* Chemico-Biological Interactions, 2011; 189: 1-8.

25) Mandalari, G.; Bennett, R. N.; Bisignano, G; y cols. *Antimicrobial Activity of Flavonoids Extracted from Bergamot (Citrus Bergamia Risso) Peel, a Byproduct of the Essential Oil Industry.* J. Appl. Microbiol., 2007; 103: 2056-2064.

26) Nimalaratne, C.; Lopes-Lutz, D.; Schieber, A.; Wu, J. *Effect of Domestic Cooking Methods on Egg Yolk Xanthophylls.* J. Agric. Food Chem., 2012; 60(51): 12547-12552. doi: 10.1021/jf303828n.

27) Tsai, Y. J.; Tsai, T. H. *Mesenteric Lymphatic Absorption and the Pharmacokinetics of Naringin and Naringenin in the Rat.* J. Agric. Food Chem., 2012; 60 (51): 12435-12442. doi: 10.1021/jf301962g.

# Capítulo 11

## Geomicrobiología

La geomicrobiología es la ciencia que estudia cómo las bacterias interactúan con los procesos geológicos y geoquímicos. En 1980, diversos estudios explicaron cómo el *Bacillus subtilis* era hábil para interactuar con un rango de metales tóxicos como el cobre, hierro, magnesio, oro y plomo. Esta habilidad fue atribuida a las diferencias entre la carga neta negativa de las bacterias y la carga catiónica de muchos metales. Esta teoría refería o explicaba de qué modo los sitios nucleares de la superficie celular tenían la habilidad de unirse a metales con carga opuesta. Una vez unidos a la pared celular, se produce un sitio de nucleación donde una gran concentración de metales se une y precipita en la pared celular.

A raíz de esto fue que el US Geological Survey (USGS) lanzó el término biomedicación. En 1992, la USGS añadió nutrientes a suelos contaminados en Hanahan, SC, para activar especies bacterianas en el suelo. Al año siguiente, el 75 por ciento de los compuestos tóxicos en el suelo habían sido removidos. El uso de bacterias naturales del suelo y del agua permitió esto, mejorando los resultados, al utilizar microorganismos modificados genéticamente, como la *Pseudomona fluorescens* KH44, diseñada en la Universidad de Tennessee. La cepa fue hábil para detectar hidrocarburos aromáticos policíclicos tóxicos y degradarlos.

Jaime Forero Gómez | Martha Helena Forero Sepúlveda

## Mecanismo de acción bacteriano

Tres mecanismos de acción principales de unión de los metales a la pared celular de las bacterias son conocidos: 1) reacciones de intercambio iónico con el péptidoglicano —un polímero que constituye la estructura básica de la pared de las bacterias— y con el ácido teicoico —otra estructura de la pared de las bacterias presente solo en las bacterias Gram positivas (+)—; 2) precipitación a través de reacciones de nucleación —cambios de estado entre sustancias; un ejemplo es cómo se forma un gas a partir de un líquido—; y 3) formación de complejos con enlaces de nitrógeno y oxígeno. Las bacterias Gram negativas (-), en especial, las especies de *Bacillus*, tienen capacidad elevada de absorción, debido a su alto contenido de péptigoglicano y ácido teicoico en su pared celular. Las membranas celulares de las bacterias Gram negativas son bajas en estos componentes y son malas para absorber metales. El tronco *Firmicutes* es el principal en el colon y está compuesto principalmente por *Bacillus* y *Clostridium*, e incluye a los *Lactobacillus* como el grupo mayor. Luego, el cuerpo humano tiene gran población bacteriana capaz de unirse y secuestrar metales que entran al cuerpo.

La detoxificación es la habilidad de remover drogas, mutágenos y otros agentes peligrosos del cuerpo. La detoxicación es el mecanismo de prevención de entrada de compuestos dañinos al cuerpo. La detoxicación usualmente ocurre en el tubo digestivo, hígado y riñones, antes de que los compuestos puedan diseminarse y alcanzar órganos en el cuerpo, produciendo lesión. Es por este proceso que la microbiota intestinal, los lactobacilos y otras bacterias probióticas tienen un papel importante en unirse a metales pesados, previniendo la entrada al cuerpo humano y protegiendo al huésped.

La habilidad de los lactobacilos en unirse y secuestrar metales depende de los mecanismos de resistencia de la cepa.

En relación con el mercurio y el arsénico, el método principal de resistencia es a través de la expulsión activa de los metales del citoplasma de la célula. Las bacterias que tienen la habilidad de exportar metales fuera de la célula reducen el daño del organismo, al disminuir la concentración celular.

## Remoción de arsénico

A diferencia de otros metales pesados, el arsénico es una especie aniónica con carga negativa, y esto es un problema para las interacciones metal-bacteria, debido a que parte del éxito de una bacteria es su interacción de la pared celular cargada negativamente con el metal cargado positivamente.

Aunque los grupos aniónicos carboxílicos y fosfato son los grupos iónicos más abundantes en los lactobacilos que le dan la carga negativa, la capa de péptidoglicano y las proteínas de superficie, como la S, son conocidas por tener carga positiva. Las cepas de *Lactobacillus acidophilus* y *L. crispatus* DSM 20584 producen proteínas de capa-S. Esto podría explicar la afinidad con el arsénico. Singh y Sharma demostraron que el *Lactobacilo acidophilus* —bacteria presente en el yogur— tiene la habilidad de unirse y remover arsénico del agua en concentraciones de 50 a 1000 ppb, y la remoción máxima ocurrió a las cuatro horas de la exposición, de una manera dependiente de la concentración. Por esto es concebible pensar que yogures con lactobacilos puedan ser usados en forma práctica para remover este metal en países como la India y Bangladesh.

## Remoción de plomo y cadmio

Halttunen y colaboradores han mostrado que los *Lactobacillus* y *Bifidobacterias* pueden, en solución, unirse al cadmio y al plomo. Ellos observan una unión muy rápida con todas las especies estudiadas, lo que se logra entre cinco minutos y una hora. Más importante aún es el hecho de que el metal permanece fuertemente secuestrado por la célula y no se disocia aún cuarenta y ocho horas después de las pruebas.

Ibrahim también comparó la habilidad del *Lactobacillus rhamnosus* LC-705 con el *Propionibacterium freudenreichii* para absorber plomo y cadmio en solución, observando una unión máxima a la hora de exposición. Algunas cepas de *Bifidobacterias longum* son conocidas por producir exopolisacáridos — otra manera de llamar a los polímeros como el péptidoglicano, descrito anteriormente—, los cuales contienen grupos cargados positivamente, incluyendo el carboxil, el hidroxil y el fosfato, que tienen un gran porcentaje de carga negativa, que incrementa el número de enlaces capaces de unirse a metales catiónicos como el cadmio y el plomo. Parece que el *Enterococo faecium* EF031 y el *E. faecium* M74 también secuestran metales pesados y forman complejos rápidamente, los cuales se eliminan con la cepa bacteriana, a través de la defecación.

## REMOCIÓN DE MERCURIO

Desafortunadamente, no existen datos publicados sobre la habilidad de los lactobacilos u otros probióticos de unirse y absorber el mercurio. Estudios no publicados han mostrado que ciertas especies de lactobacilos parecen secuestran mercurio y tienen mecanismos de degradación.

## LECTURAS RECOMENDADAS

Monachese, M.; Burton, J. P.; Reid, G. *Bioremediation and Tolerance of Humans to Heavy Metals through Microbial Processes: A Potential Role for Probiotics?* Appl. Environ. Microbiol., 2012, Sep.; 78(18): 6397-6404. doi: 10.1128/ AEM.01665-12.

Magzamen, S.; Van Sickle, D.; Rose, L. D.; Cronk, C. *Environmental Pediatrics*. Pediatr. Ann., 2011; 40(3): 144-151.

# Capítulo 12

## Alimentos procesados y empaquetados

### Alimentos empaquetados

El contenido elevado de ácidos grasos insaturados *trans* en alimentos procesados y de panadería es probablemente un contribuyente alto en los efectos adversos de estos productos alimenticios en relación a enfermedad cerebro cardiovascular, trastornos neurodegenerativos, enfermedades autoinmunes y padecimientos psiquiátricos, en especial la depresión (ver capítulo de ácidos grasos). Hoy se consideran las grasas trans más peligrosas para el cuerpo humano que el mismo cigarrillo.

La herencia es la causal de un tercio de riesgo de desarrollar una enfermedad autoinmune, mientras que los factores medioambientales —ciertos alimentos procesados, contaminación ambiental— no hereditarios son la causa en los dos tercios restantes.

Los efectos adversos de las grasas trans en enfermedad cardiovascular se piensa son mediados por el incremento en el plasma del colesterol LDL —lipoproteína de baja densidad del colesterol; colesterol *malo*—, reducción en el colesterol HDL —lipoproteína de alta densidad; colesterol *bueno*—, cambios proinflamatorios, disfunción endotelial y, posiblemente, también, resistencia a la insulina y desplazamiento de ácidos grasos esenciales de las membranas celulares.

Tratando de controlar esto, la industria alimentaria ha añadido antioxidantes industriales, los cuales parece que atacan el hígado, con gran lesión secundaria.

Los alimentos procesados son también ricos en carbohidratos (CH). Hay evidencia abundante del papel de los CH y de las proteínas en la concentración plasmática de triptófano y aminoácidos neutros de cadena larga. La concentración cerebral de triptófano —precursor aminoácido esencial de la serotonina, un transmisor cerebral— depende de la concentración plasmática de triptófano y de aminoácidos neutros de cadena larga, los cuales compiten con el transporte del triptófano, a través de la barrera hematoencefálica. Varios estudios han encontrado una disminución importante en triptófano plasmático en relación a los aminoácidos neutros de cadena larga después de la ingestión de alimentos ricos en proteína o proteína con grasa. En forma contraria, los alimentos que contienen CH con un índice glicémico elevado han sido asociados, a través de la secreción de insulina, con incremento en la tasa triptófano/aminoácidos neutros de cadena larga.

Además, un análisis reciente demostró que una alimentación rica en alimentos procesados o fritos, granos refinados, productos azucarados y cerveza se relacionó con los puntajes más altos en el General Health Questionnaire GHQ-12 —una prueba diseñada para medir síntomas psicológicos—.

Varios estudios han arrojado que una variación en un 50 por ciento en la tasa de triptófano/aminoácidos neutros es suficiente para cambiar en forma significativa la secreción de serotonina.

Sin embargo, el papel de cada grupo de alimentos es diferente. Mientras, en forma lineal, la alimentación con comidas rápidas se asocia a riesgo de depresión, los productos de panadería ejercen un efecto umbral. La diferencia en la composición de todos los alimentos puede explicar los resultados diferentes. La fuente principal de ácidos grasos trans son productos comerciales de pastelería, como la margarina, pizza, croquetas y hamburguesas de comida rápida. Además, algunos estudios han sugerido que las dietas cetogénicas con grasas elevadas y bajas de carbohidratos pueden alterar la cognición.

Las dietas ricas en grasas totales o saturadas aumentan la producción de radicales libres de oxígeno y promueven estados proinflamatorios. Estas dietas inducen daño oxidativo e inflamación, y están asociadas con plasticidad neuronal disminuida y pobre habilidad cognitiva en los modelos animales. Debemos recordar que la depresión está asociada con un estado proinflamatorio leve continuo, disfunción endotelial, alteración en el perfil lipídico —grasas— y cambios en el funcionamiento de la glucosa y de la insulina. Liu y colaboradores encontraron una frecuencia elevada de depresión en personas que basan su dieta en alimentos *listos para consumir* y comidas rápidas.

En forma similar, síntomas depresivos fueron asociados positivamente con el consumo de dulces, con cantidades grandes de azúcares refinados. Mikolajczyk y colaboradores encontraron una asociación positiva entre comidas rápidas, aperitivos y consumo de dulces con síntomas depresivos y estrés entre las estudiantes mujeres.

## PANES

Los arabinoxiloxanos (AX) son constituyentes del pan de trigo y de centeno (ver capítulo de granos y cereales).

Los AX son una de las fracciones principales de fibra dietética en los cereales como el trigo. Sin embargo, el contenido de AX en los granos varía en forma importante dentro de las capas del núcleo, debido a que el AX constituye más del 15 -30 por ciento del salvado, y el endosperma contiene solamente un 1-3 por ciento de AX. Típicamente, una parte menor de AX es AX extraíble del agua. El AX no extraíble del agua es pésimamente degradado en el colon y similar a otras fibras insolubles; incrementa el bolo fecal y acelera el tránsito del quimo a través del intestino. En forma contraria, el AX extraíble del agua es fácilmente fermentado y sus efectos se han asociado a un pH intestinal reducido y mejoría en el metabolismo de glucosa y de lípidos. En general, una reducción del pH en el intestino grueso, debido a la formación de ácidos grasos de cadena corta, como producto primario de fermentación de los CH, es considerada benéfica, debido a que previene el crecimiento de bacterias patógenas. Además, la acidificación del intestino grueso puede alterar la generación de productos de degradación de las proteínas, los cuales tienen efecto carcinogénico in vitro.

En los años recientes, el AX de los cereales ha ganado interés, debido a que los productos de su hidrólisis, los oligosacáridos de arabinoxilano (AXOS), han sido propuestos como un componente alimenticio con gran poder prebiótico.

Un ingreso diario de 10.0 g de AXOS en voluntarios sanos es bien tolerado y promueve el crecimiento de bifidobacterias en el colon, mientras suprime la excreción de p-cresol y fenol urinario, catabolitos potencialmente peligrosos producidos durante la fermentación de proteínas.

La ingesta de AXOS estimula la formación de butirato en el colon, debido a que el acetato es el principal metabolito de la fermentación de los AXOS y es fácilmente convertido a butirato por las bacterias butirogénicas presentes en el colon. Además, los AXOS estimulan la producción de xilanasa por las bifidobacterias, permitiéndolas fermentar los AX extraíbles o no del agua.

## Lecturas recomendadas

1. Sánchez-Villegas, A.; Toledo, E.; De Irala, J.; Ruiz-Canela, M.; Pla-Vidal, J.; Martínez-González, M. A. *Fast-food and Commercial Baked Goods Consumption and the Risk of Depression*. Public Health Nutr., 2012; 15(3): 424-432.

2. Damen, B.; Cloestens, L.; Broekaert, W. F.; Francois, I.; Leoscroart, O.; y cols. *Consumption of Breads Containing in Situ Produced Arabinoxylan Oligosaccharides Alters Gastrointestinal Effects in Healthy Volunteers*. J. Nutr., 2012; 142: 470-477.

# Capítulo 13

## Alimentos funcionales

Un nutriente se considera funcional si se demuestra satisfactoriamente que puede modificar una función en el cuerpo, da beneficios nutricionales, mejora constantemente la salud y no tiene efectos secundarios. Los nutracéuticos, en algún tiempo referidos como *alimentos funcionales*, han causado debate por estar en una línea entre alimentos y medicina. Cuando un alimento está siendo cocinado o preparado usando *inteligencia científica*, con o sin conocimiento de cómo o por qué está siendo usado, es llamado *alimento funcional*. Luego, los alimentos funcionales proporcionan al cuerpo las cantidades adecuadas de vitaminas, grasas, proteínas y carbohidratos necesarios para una supervivencia saludable. Cuando el alimento funcional ayuda en la prevención o tratamiento de enfermedades diferentes a los problemas producidos por una deficiencia, como por ejemplo, la anemia, son llamados nutracéuticos. Ejemplos de nutracéuticos incluyen los productos lácteos fortificados —la leche es el nutriente, y su ingrediente natural, la caseína, es un farmacéutico— o el jugo de naranja —el jugo es el nutriente y el ácido ascórbico es el farmacéutico—.

## SUPLEMENTO DIETARIO

Un suplemento dietario es definido como un producto.
1. Un concentrado, metabolito, constituyente o extracto de una vitamina —vitamina E—, mineral —calcio—, hierba —ginseng—, botánica —kava— o aminoácido —triptófano—.
2. Tiene por objeto suplementar la dieta.
3. Es tomado como píldora, polvo, cápsula, tableta o líquido.
4. Es marcado como *suplemento dietario*.

**Tabla 1. Productos naturales, no minerales, no vitaminas más omúnmente usados**

| Nombre | Usos informados | Mecanismo de acción |
|---|---|---|
| Aceite pescado y/o Ω-3 | Más comúnmente usado para prevenir enfermedad cardiaca y ACV. Disminuye la presión arterial y niveles de triglicéridos. | El aceite contiene los ácidos grasos eicosapentaenoico y docosahexaenoico, los cuales disminuyen los niveles de colesterol y triglicéridos. |
| Glucosamina y condroitina | Son utilizados para reducir el dolor en la osteoartritis. | La glucosamina es un amino-azúcar encontrado en el cartílago. El sulfato de condroitina ayuda a que el cartílago retenga agua. |
| Equinácea | Prevenir la gripa, resfriado y otras infecciones | La equinácea contiene inulina, la cual activa la vía alterna de complemento, aumentando la fagocitosis y produciendo citocinas antiinflamatorias. |
| Semilla de lino y fibra psyllium | Más comúnmente usado para bajar el colesterol y como laxante. | El lino tiene fibra soluble que aumenta el bolo fecal. La fibra se une al colesterol. La semilla posee ácido α-linolénico y fitoestrógenos que disminuyen la agregación plaquetaria, colesterol e inflamación. |

| Ginkgo biloba | Mejora la memoria y previene el Alzheimer y otras demencias. | Las hojas contienen flavonoides y otros terpenoides, además de ácidos orgánicos. Disminuye la muerte celular inducida por el amiloide. |
|---|---|---|
| Ginseng | Incrementa la sensación de sentirse bien (física, emocional y mentalmente). | Contiene ginsenoides que estimulan el SNC, estimula los linfocitos NK e inhibe agregación plaquetaria. |
| Coenzima Q-10 | Usado para tratar condiciones cardiacas y alteraciones secundarias a problemas oncológicos. | La Co Q10 es una sustancia similar a las vitaminas e interviene en diversas funciones del cuerpo, como antioxidante e interviniendo en el metabolismo de energía. |

Modificada de: Zelig, R.; Rigassio Radler, D. *Understanding the Properties of Common Dietary Supplements: Clinical Implications for Healthcare Practitioners.* Nutr. Clin. Pract., 2012; 27(6): 767-676.

## Lecturas recomendadas

Marotta, F.; Celep, G. S.; Cabeca, A.; Polimeni, A. *Novel Concepts on Functional Foods and Nutrigenomics in Healthy Aging and Chronic Diseases: A Review of Fermented Papaya Preparation Research Progress.* Functional Foods in Health and Disease, 2012; 2(5): 120-136.

Choudhary, M.; Grover, K. *Development of Functional Food Products in Relation to Obesity.* Funct. Foods Health Dis., 2012; 2(6): 188-197.

Zelig, R.; Rigassio Radler, D. *Understanding the Properties of Common Dietary Supplements: Clinical Implications for Healthcare Practitioners.* Nutr. Clin. Pract., 2012; 27(6): 767-776. doi: 10.1177/0884533612446198.

# Capítulo 14

## Alimentos orgánicos

La agricultura y la ganadería orgánicas utilizan un enfoque en la producción de cultivos y cría de ganados al evitar los productos químicos, sintéticos, hormonas, agentes antibióticos, ingeniería genética e irradiación. En USA, el Departamento de Agricultura (USDA) tiene implementado el Programa Orgánico Nacional (NOP), en respuesta a la producción orgánica de alimentos. El NOP tiene normas vigentes desde octubre de 2002. Incluyen requisitos específicos para los cultivos y el ganado.

Para ser calificados como orgánicos, los cultivos deben producirse en granjas que no han utilizado pesticidas, herbicidas y fertilizantes durante tres años antes de la cosecha y tener una zona de amortiguación suficiente para disminuir la contaminación de las tierras adyacentes. La ingeniería genética, la radiación ionizante y la depuración de lodos están prohibidas.

La fertilidad del suelo y el contenido de nutrientes es manejado principalmente por medio de prácticas de cultivo, rotación y usar cultivos de cobertura, complementado con residuos animales y fertilizantes de los mismos cultivos. Las plagas, malezas y enfermedades son manejadas principalmente por medios físicos y controles mecánicos y biológicos, en lugar de pesticidas sintéticos y herbicidas. Se permiten excepciones con sustancias incluidas en la lista nacional autorizada.

El ganado orgánico debe ser criado sin el uso rutinario de antibióticos, agentes u hormonas de crecimiento, y contar con acceso al aire libre. Si el animal es tratado con antibióticos, no puede ser vendido como orgánico. Las prácticas de salud preventiva incluyen vacunas y el uso de vitaminas y suplementos minerales. La USDA certifica estos animales de acuerdo con estas guías y realiza visitas anuales para asegurar su cumplimiento.

## ETIQUETADO

Los consumidores se enfrentan a una amplia gama de términos en los productos alimenticios comercializados, algunos regulados y otros no. Los requisitos de etiquetado se aplican a productos crudos, frescos y procesados con ingredientes agrícolas. Estos requisitos de etiquetado se basan en el porcentaje de ingredientes orgánicos en un producto determinado. Los productos etiquetados como *cien por ciento orgánicos* deben contener solo ingredientes y auxiliares —sal y agua— producidos en forma orgánica. Los productos etiquetados como *orgánicos* deben contener por lo menos en un 95 por ciento ingredientes orgánicos procesados —excluyendo la sal y el agua—; el 5 por ciento de los ingredientes restantes puede ser convencional o sintético, pero incluidos en la lista aprobada por la USDA. Los productos procesados que contienen al menos 70 por ciento de los ingredientes orgánicos pueden usar la frase "Hecho con ingredientes orgánicos" y describir los tres principales ingredientes utilizados. Por ejemplo, una sopa fabricada con al menos un 70 por ciento de ingredientes orgánicos puede etiquetarse: "Sopa fabricada con arvejas, zanahorias y papa orgánica" o "Sopa fabricada con vegetales orgánicos".

## Términos relacionados

El NOP no tiene restricciones en el uso de declaraciones veraces en el etiquetado semejantes a "No medicamentos u hormonas utilizadas", "Ecológicos" o "Cultivos de forma sostenible". La USDA regula el término *ecológico* o *a campo abierto* para las aves de corral. Para usar este término, el avicultor debe demostrar que el ave de corral tiene *acceso a exteriores*. De acuerdo con la evaluación de la unión de consumidores, esto significa que un producto derivado de ave de corral tiene al menos cinco minutos al día acceso a exteriores. No existen definiciones para otros productos como huevos, cerdo o carne roja. El término *natural* o *todo natural* es definido por la USDA para utilizar en productos derivados de carnes y aves de corral que no contienen saborizantes artificiales, colorantes, preservantes químicos, ingredientes artificiales o sintéticos, y están *mínimamente procesados*.

El término *mínimamente procesado* significa que el producto crudo no ha sido alterado fundamentalmente.

El término *leche cruda* se refiere a la leche no pasteurizada. Todas las leches *orgánicas* definidas por la USDA son pasteurizadas.

## Ámbitos y tendencias en alimentos orgánicos

En 2008, más de dos tercios de los consumidores en USA han consumido productos orgánicos y más de un cuarto consumió un producto orgánico a la semana. Los consumidores escogen el producto orgánico con la creencia de que son más nutritivos, tienen menos aditivos y contaminantes, y crecen de forma sostenible. Los estudios sugieren que las familias con niños y adolescentes son los que más compran frutas y vegetales orgánicos.

## Calidad de los productos convencionales versus orgánicos

Desde el punto de vista nutricional, no existen diferencias evidentes. Sin embargo, el que consume alimentos convencionales, como ya se dijo, tiene más riesgo de ingesta de pesticidas, consumo de alimentos con bacterias resistentes, tóxicos, metales pesados, etcétera. Los orgánicos tienen más bajo contenido de nitrógeno, lo que potencialmente es benéfico, debido a la asociación entre nitratos y cáncer gastrointestinal, y con metahemoglobinemia en niños (ver capítulo de nitrosación).

Concentraciones más elevadas de vitamina C han sido encontradas en un 58 por ciento de los estudios realizados en vegetales con hojas como la espinaca, la lechuga y la acelga. Otros estudios han encontrado concentraciones más elevadas de fenoles totales en productos orgánicos versus convencionales.

Smith-Sprangler y colaboradores, en una revisión reciente, observan que los alimentos orgánicos poseen más fósforo, aunque este hallazgo no tiene mayores implicancias. Igualmente, refieren que los alimentos orgánicos tienen más compuestos fenólicos totales y más ácidos grasos ⊠-3 en leches y pollos orgánicos, y la presencia de ácido vaccénico en pollos orgánicos. Además, en madres en período de lactancia que se alimentan de alimentos orgánicos hay niveles elevados de ácido transvaccénico, similar a lo encontrado cuando se consumen derivados de la leche orgánicos. En alimentos convencionales, lógicamente, hay más pesticidas y similares, pero las cepas bacterianas encontradas en alimentos convencionales tienen resistencia antimicrobiana a antibióticos, a diferencia de los alimentos orgánicos.

Los autores destacan el hecho de que el contenido de nutrientes de un producto se ve afectado por factores diversos, como la ubicación geográfica de una finca, características locales del suelo, condiciones climáticas que varían según la estación, madurez en el momento de la cosecha, almacenamiento y tiempo de prueba después de la cosecha.

## LECHE

La composición de los productos lácteos, incluyendo la leche, está afectada por varios factores, incluyendo la variabilidad genética y la raza del ganado; por esto, los estudios realizados en cuanto a composición de la leche deben ser interpretados con cautela.

En general, las leches tienen el mismo contenido proteico, graso, minerales y vitaminas. Los antioxidantes solubles en grasa y las vitaminas presentes en la leche provienen de los componentes naturales de la dieta o de los compuestos sintéticos utilizados para suplementar el alimento ingerido por los terneros lactantes.

## HORMONAS

La presencia o no de hormonas es uno de los principales factores que analiza el consumidor antes de comprar productos orgánicos ante los convencionales.

La hormona de crecimiento bovina —somatotropina recombinante bovina— aumenta la producción de leche en un 10-15 por ciento y es lipotrófica en vacas. Debido a que la hormona es degradada en el medio ácido estomacal, debe ser administrada por inyección. La hormona de crecimiento es específica para cada especie y la bovina es inactiva en los humanos. Además, 90 por ciento de la hormona presente en la leche es degradada por la pasteurización.

No existe evidencia de que haya cambios en la composición de la leche —grasa, proteína, lactosa, vitaminas y minerales— al administrar hormona de crecimiento (HC).

179

La administración de HC en las vacas tiene efectos benéficos en el medio ambiente, debido a que aumenta la producción de leche por vaca, lo cual, teóricamente, disminuye el número de vacas necesarias para producir una cantidad determinada de leche, lo que implica menos pastos para producir la misma cantidad. Además, hay menos estiércol, con menor producción de metano y de $CO_2$, lo cual no colabora con el calentamiento global.

## ESTEROIDES SEXUALES

El tratamiento del ganado con esteroides sexuales aumenta la masa muscular magra, acelera la tasa de crecimiento y es una manera eficaz de incrementar la producción de carne. Los estrógenos se administran a través de implantes aplicados en la cara posterior de la oreja y se desechan al sacrificar el animal.

A diferencia de la HC, los esteroides sexuales no son específicos de especie y se administran por vía oral, sin degradación en el estómago. Los estudios realizados desde 1998 en cuanto a concentración de esteroides en carnes, huevos y leche han demostrado que la cantidad que presentan es infinitamente inferior a los esteroides naturales producidos por el adulto y por el niño. Además, el 98-99 por ciento de los esteroides presentes están unidos a la globulina que enlaza esteroides, por lo que son totalmente inactivos. Los esteroides sintéticos, como el zeranol, el melengestrol y la trenbolona, no se unen a la globulina, por lo que permanecen activos en la circulación sanguínea. La concentración es baja en el ganado y los efectos biológicos en humanos se desconocen.

La ingesta de leche de vaca tratada con estrógenos parece ser segura en niños. Las concentraciones de estradiol y estronas en leche orgánica y convencional son similares, aunque las concentraciones de los esteroides se incrementan a medida que el contenido graso de la leche se incrementa, pero son más bajas que la producción endógena de esteroides por los humanos. Las concentraciones de estradiol en leche varían entre 0.4 y 1.1 pg/mL; y de estrona, entre 2.9 y 7.9 pg/mL, con concentraciones más bajas en leche desnatada y más elevadas en leche entera.

La concentración endógena de estradiol en niñas entre los 2 y 4 meses de edad es tan elevada como 80 pg/mL, y en niños, de 40 pg/mL. La leche humana posee concentraciones de estradiol tan elevadas como 39 pg/mL y de estronas —las cuales cuentan con la mitad de la potencia de estradiol— tan altas como 1177 pg/mL. El calostro humano tiene concentraciones tan elevadas de estrógenos como 500 pg/mL; de estradiol, de 4000 pg/mL; y de estrona, de 5000 pg/mL. La leche de vaca tiene concentraciones de estradiol de 4 a 14 pg/mL, y de estronas, de 34 a 55 pg/mL.

Se ha postulado que los estrógenos ingeridos a través de alimentos derivados de animales tratados con hormonas sexuales pueden jugar un papel destacado en el desarrollo precoz de la pubertad y producir un riesgo aumentado de cáncer de seno. Sin embargo, estudios en humanos no han podido documentar esto.

Sí hay asociación entre el consumo de carnes rojas en la adolescencia y el desarrollo de cáncer más tarde en la vida. Estudios realizados en 39 268 mujeres revelaron una asociación linear entre cada 100 g adicionales de ingesta de carnes rojas por día con el riesgo de desarrollar tumores premenopáusicos positivos a receptores hormonales. No hay asociación con tumores con receptores negativos a hormonas. Sin embargo, esta asociación parece estar dada más con el tiempo de cocción de la carne (ver capítulo de carnes).

## Disruptores endocrinos

Los disruptores endocrinos son químicos que interfieren con los sistemas de señalización hormonales y están omnipresentes en el medio ambiente. Entre los más comunes está el bisfenol A, encontrado en la industria química y plásticos, y los ptalatos, hallados en los productos de cuidado personal, como los cosméticos, productos de cuidado de cabello, jabones y lociones. Todos tienen propiedades estrogénicas.

Estos disruptores están implicados en el desarrollo de anomalías genitales en RN y niños, y son causa de pubertad precoz en niñas.

Los artículos recientes han demostrado que la concentración de estradiol en niños prepúberes es más baja que la que se pensaba y que los niños son extremadamente sensibles al estradiol y responden fácilmente, con incremento pondoestatural y desarrollo de senos, aun a concentraciones muy bajas, por debajo de los niveles medibles. No se ha establecido un umbral debajo del cual no haya efecto hormonal en niños expuestos.

## Antibióticos

En la cría convencional de animales, se incluye con frecuencia el uso de antibióticos en dosis no terapéuticas para promover el crecimiento y aumentar el rendimiento.

Entre el 40 y el 80 por ciento de los antibióticos consumidos en USA son para uso animal. La mayoría son similares a los utilizados en humanos. La evidencia es clara de que estos antibióticos generan bacterias resistentes que luego colonizan el intestino del personal que labora en estas granjas. La evidencia es amplia en cuanto a que las enfermedades humanas causadas por bacterias resistentes son adquiridas a través de los alimentos. La alimentación orgánica, al no utilizar antibióticos, ayuda a frenar la diseminación de este tipo de enfermedades.

## PESTICIDAS

La exposición crónica de estos tóxicos se ha asociado a gran cantidad de enfermedades en la vida adulta, entre las que se destacan los problemas respiratorios, desórdenes de memoria, alteraciones dermatológicas, depresión, déficits neurológicos —incluyendo el Parkinson—, abortos, defectos al nacimiento y cáncer.

La exposición prenatal a pesticidas organofosforados se ha asociado a malformaciones congénitas, peso y talla bajos al nacer, y perímetros cefálicos disminuidos. Un estudio prolongado siguiendo a los hijos de trabajadoras de granjas en USA encontró en los niños, a los 2 años, IQ más bajos, y problemas de atención a los 5 años. Un análisis de datos del NHANES demostró un incremento en un 55 por ciento de incidencia de déficit de atención/hiperactividad en niños entre los 8 y los 15 años de edad en la población americana. Además, encontraron un aumento en la concentración urinaria del metabolito organofosforado dimetilalkil fosfato.

The National Research Council informó, en 1993, que la fuente primaria de ingesta de pesticidas es a través de los alimentos. Por esto, los alimentos orgánicos reducen esta exposición, hecho observado después de cinco días de consumir alimentos orgánicos, con disminución de los metabolitos en orina.

## IMPACTO EN EL MEDIO AMBIENTE Y EFICIENCIA EN LA PRODUCCIÓN ENTRE GRANJAS CONVENCIONALES VERSUS ORGÁNICAS

Las granjas orgánicas no liberan pesticidas sintéticos al medio ambiente, algunos de los cuales tienen el potencial de dañar suelo, agua, aire y fauna acuática. Además, los sistemas orgánicos protegen los diversos ecosistemas, incluyendo población de plantas, insectos y animales, debido a sus buenas prácticas de rotación de suelos. Cuando se calcula en relación a áreas, las granjas orgánicas consumen menos energía y producen menos desechos. Además, los suelos manejados en forma orgánica son de mejor calidad y tienen mayor retención de agua, lo cual aumenta el rendimiento en tiempos de sequía.

## Lecturas recomendadas

Forman, J.; Silverstein, J. *Organic Foods: Health and Environmental Advantages and Disadvantages.* Pediatrics, 2012; 130: e1406-e1415.

Smith-Spangler, C.; Brandeau, M. L.; Hunter, G. E.; Bavinger, J. C.; Pearson, M.; Eschbach, P. J.; Sundaram, V.; Liu, H.; Schirmer, P.; Stave, C.; Olkin, I.; Bravata, D. M. *Are Organic Foods Safer or Healthier than Conventional Alternatives?: A Systematic Review.* Ann. Intern. Med., 2012; 157(5): 348-366.

# Capítulo 15

# Organismos genéticamente modificados

De las controversias más grandes existentes en alimentación humana y salud es el papel que pueden estar jugando los organismos genéticamente modificados (OGM) —alimentos transgénicos—.

Los OGM los consumimos hoy en forma directa o indirecta, al ser la soya, el maíz, el trigo, etcétera, modificados, constituyentes de la harina en ciertas industrias del pan y de alimentación de ganado vacuno, aves de corral y, recientemente, a través de pescados cultivados.

Al igual que con la leche de vaca, carne y otros se encuentran muchos artículos y referencias en Internet sin ningún soporte científico basado en estudios de investigación bien realizados que comprueben o no su relación con enfermedades.

El NK603 es un maíz producido por Monsanto resistente al Round-Up® —glifosato—, el herbicida estrella de la multinacional. Los agricultores que usan este tipo de maíz pueden tratar sus sembrados con Round-Up® sin alterar sus cultivos.

En Europa, aunque su cultivo aún no esté autorizado, se pueden importar alimentos que contienen maíz NK603 tanto para los animales como para los humanos. El cultivo del NK603 está autorizado en doce países: Estados Unidos, Argentina, Brasil, Canadá, Japón, Sudáfrica, Filipinas, Paraguay, Uruguay, El Salvador, Honduras y Colombia. En el país, hay varias resoluciones del Instituto Colombiano Agropecuario (ICA) que autorizan la importación y el cultivo del NK603. Un estudio del Instituto Nacional de Vigilancia de Medicamentos y Alimentos (Invima) autorizó este tipo de maíz para aceite refinado y harina de maíz, y como *materia prima para la producción de alimentos.*

El glifosato es uno de los más potentes disruptores sexuales existentes en la naturaleza, con efectos secundarios graves, especialmente a nivel genital. El glifosato rompe la enzima aromatasa, la cual sintetiza estrógenos e interfiere con los receptores de andrógenos y estrógenos en las células.

Este maíz (NK603) es modificado para sobreexpresar una versión modificada de la enzima 5-enolpiruvil-shikimato-3-fosfato sintetasa (EPSP) del *Agrobacterium tumefaciens* —productor de la enfermedad conocida como *agalla en corona*—, permitiendo la tolerancia al glifosato. La EPSP no es inhibida por el glifosato en contraste a la enzima nativa. Esta modificación disminuye los niveles de ácido cafeico y ferúlico, disminuyendo los efectos protectores del maíz en el cáncer mamario y produciendo envejecimiento prematuro de los riñones, como se observa en la intoxicación por glifosato (ver capítulo de fitoquímicos o polifenoles). Debemos recordar que el glifosato también es ingerido a través del agua de la alimentación.

Recientemente, salió publicado un artículo que sugiere que la ingesta de este maíz se asocia a la aparición de tumores sólidos. Sin embargo, ha sido bastante cuestionado por la metodología empleada en los estudios.

Alrededor de los alimentos modificados existen muchas controversias, intereses económicos, multinacionales poderosas desviando y sesgando investigaciones y similares que impiden confirmar si los organismos genéticamente modificados tienen efectos secundarios en el organismo humano. Sin embargo, los estudios epigenéticos sí sugieren que producen efectos en la salud a corto y largo plazo.

## Lecturas recomendadas

Séralini, G. E.; Clair, E.; Mesnage, R.; Gress, S.; Defarge, N.; Malatesta, M.; Hennequin, D.; De Vendômois, J. S. *Long Term Toxicity of a Roundup Herbicide and a Roundup-tolerant Genetically Modified Maize.* Food Chem. Toxicol., 2012; 50(11): 4221-4231. doi: 10.1016/j.fct.2012.08.005.

Jaccard, N. *La bomba transgénica.* Revista "Semana", 2012, septiembre.

# Capítulo 16

## Surfactantes-emulsificadores y antioxidantes

El término *surfactante* es derivado de las palabras *agente activo de superficie*. Tiene sinónimos como detergentes o emulsificadores. Estos nombres difieren de acuerdo con la aplicación en que se use el material. Los surfactantes son moléculas amfipáticas, es decir, constan de una porción no polar hidrofóbica —sin afinidad con el agua— unida a un grupo hidrofílico —con afinidad con el agua—, el cual puede ser iónico o no iónico. Las propiedades del surfactante están influidas por el tamaño relativo de las porciones hidrofílicas o hidrofóbicas de la molécula, mientras que los surfactantes no iónicos están caracterizados por su balance hidrofílico-lipofílico —HLB, en rangos entre 0 y 20—. Valores de HLB bajos describen moléculas hidrofóbicas, mientras valores HLB elevados se refieren a surfactantes hidrofílicos. Debido a que los surfactantes tienen moléculas hidrofílicas e hidrofóbicas, tienden a acumularse en las interfaces —a esto se le llama adsorción—.

Los surfactantes sintéticos, con una amplia variedad de estructuras químicas, pueden ser más efectivos en incrementar la permeabilidad intestinal, debido a que nuestras barreras naturales no están preparadas para la intensidad de este ataque. Este genera reacción inflamatoria en todo el cuerpo.

Los surfactantes tienen una característica interfacial y la habilidad de solubilizar materiales que son pésimamente solubles, y por esto tienen gran número de aplicaciones, especialmente en la industria alimentaria y farmacéutica. Por ejemplo, las barreras intestinales pueden inhibir la absorción de una droga a través del epitelio intestinal; por esto, realzantes de absorción —surfactantes— son añadidos.

Sin embargo, la utilización de surfactantes en la industria alimentaria, día a día se relaciona con alteraciones en la barrera mucosa intestinal y aumento de la permeabilidad intestinal, al afectar las uniones estrechas —sitio de unión— entre las células epiteliales del intestino. Al actuar como patrones moleculares asociados a patógenos (PAMP), aumentan la producción de citocinas proinflamatorias, produciendo respuesta inflamatoria aguda. Al aumentar su consumo y volverse crónico, debido a su presencia en la gran mayoría de los alimentos conservados o procesados, existe respuesta inflamatoria crónica, factor principal patogénico en la mayoría de las enfermedades crónicas que estamos padeciendo.

La idea de aplicar surfactantes a los alimentos se inicia en 1930, cuando los monoglicéridos y diglicéridos fueron introducidos a la industria de las margarinas. El gran avance ocurre en la década del 60, cuando los procesos tradicionales de panificación se revirtieron. El punto de inflexión fue la invención del proceso de panificación Chorley-madera (CPB), publicado en 1961, en el Reino Unido. La quintaesencia de este método es que, en vez del período original largo de fermentación, el desarrollo de la masa se obtiene a través de una mezcladora de alta velocidad. Este proceso es aplicable para el trigo con contenido proteico bajo, pero requiere numerosos mejoradores químicos; entre ellos, los agentes tensioactivos o surfactantes. Debido a su estructura química única, los surfactantes afectan fuertemente la estabilidad del sistema coloidal y pueden interactuar con los componentes principales de la harina —almidón, gluten y lípidos—. Los surfactantes actúan como lubricantes, emulsifican el aceite o grasa en barras, construyen estructuras, airean, mejoran ciertas calidades en el producto final, extienden la vida media, modifican la cristalización, previenen que no se pegue y retienen la humedad.

Hoy, alrededor del mundo, la producción de surfactantes ha alcanzado aproximadamente 500 mil toneladas de veinte tipos diferentes, con un crecimiento anual del 3 por ciento. Cerca del 50 por ciento de los surfactantes son utilizados en la industria de la panadería.

*Al ingerir alimentos conservados o procesados, estamos consumiendo grandes cantidades de surfactantes, sin saberlo. Por tal motivo, y con carácter informativo, considero conveniente conocer los surfactantes sintéticos más utilizados en la industria de los alimentos, con el fin de que el consumidor, al ingerirlos día a día, conozca el tipo de sustancia que puede ser nociva para el cuerpo humano —mucho término puede parecer* cansón *para el lector—. Se resumen a continuación.*

### MONOGLICÉRIDOS Y TRIGLICÉRIDOS DE ÁCIDOS GRASOS

Son los surfactantes más ampliamente utilizados en la industria alimentaria. Los productos comerciales son principalmente el gliceril-1-monoestearato, 1-monopalmitato o 1-mono-oleato —en contraste con los 2-monoglicéridos, los cuales son los principales productos glicéridos de la digestión de la grasa—. Los monoglicéridos son insolubles en el agua; su número HLB está entre 3 y 6. Como los monoglicéridos aumentan la estabilidad de fermentación de la masa, el pan y los productos fermentados de panadería son los más utilizados en la industria. La dosis general es el 0.2 por ciento del peso de la harina. Se utilizan también en la fabricación de los bizcochos, pasteles, margarinas, helados y goma de mascar.

## ÉSTERES DIACETILTARTÁRICOS DE MONOGLICÉRIDOS Y DIGLICÉRIDOS

Estos son surfactantes aniónicos y son más hidrofílicos que sus constituyentes —monoglicéridos y diglicéridos—. Ellos son comúnmente usados como acondicionadores de la masa en todos los productos de panadería, especialmente en aquellos con levadura, pan blanco y mezclas de harina por conveniencia en algunos alimentos. La dosis está entre el 0.2 y el 0.5 por ciento del peso de la harina. Ellos son usados en la industria de las bebidas lácteas y aprobados para su uso en fórmulas especiales infantiles, basadas en aminoácidos cristalinos.

## SODIO ESTEAROIL-2-LACTILATO (SSL, E481) Y CALCIO ESTEAROIL-2-LACTILATO (CSL, E482)

Estos son agentes tensioactivos aniónicos utilizados en procesos de panificación para mejorar la retención del gas en la masa y darle estabilidad y una estructura celular más fina al producto. El SSL se usa en los productos con levadura, generalmente en una dosis del 0.4 por ciento. También se utiliza en los productos como cereales para el desayuno, galletas, galletas saladas, cereales, pasabocas basados en cereales y papas, y en la cocción rápida de arroces.

## ÉSTERES DE SACAROSA DE ÁCIDOS GRASOS (E473)

Estos son surfactantes no iónicos sintetizados por la esterificación de ácidos grasos con sacarosa. Dependiendo de la composición éster en los ésteres de la sacarosa, pueden poseer una gama muy amplia (1-18) de equilibrio hidrófilo-lipófilo, y, por lo tanto, tener grandes aplicaciones. Aproximadamente 5 mil toneladas se producen anualmente en la industria de los alimentos. En USA, los ésteres de sacarosa son también utilizados en la industria del pan —0.2 por ciento de la harina—.

En Europa, los ésteres de sacarosa no están permitidos en la panificación, pero sí en bizcochería, pasteles y otras galletas para mejorar la textura y vida media.

Como los ésteres de sacarosa tienen habilidad excelente para estabilizar los sistemas coloidales —ejemplo: emulsiones— son ampliamente aplicados en aderezos, productos similares a la mayonesa —como mayonesas *light*—, lácteos y sus derivados, y cremas de helado. Para nuestro punto de vista, es muy importante mencionar las aplicaciones de los ésteres de sacarosa en la alimentación infantil. Durante la producción de fórmulas infantiles —dadas en vez de la leche materna—, las proteínas que están en el producto son generalmente suficientes para garantizar la estabilidad coloide en la emulsión. Sin embargo, en los casos de productos hipoalergénicos con proteínas hidrolizadas, péptidos o aminoácidos libres, el uso de emulsificadores es necesario para estabilizar la emulsión. Esta es la razón por la cual los ésteres de sacarosa son utilizados en fórmulas especiales para bebés hechas para niños alérgicos. En estos productos, la cantidad de ésteres utilizada es de 120 mg/L.

## ÉSTERES DE POLIGLICEROL DE ÁCIDOS GRASOS (PGE, E475)

Son surfactantes no iónicos derivados de la esterificación de ácidos grasos vegetales y poliglicerol. Ellos tienen amplio rango de balance hidrofílico-lipofílico —de 6 a 11—, dependiendo del grado de polimerización del glicerol y de la tasa ácido graso/poliglicerol. Los ésteres de poliglicerol se aplican en la formulación de margarinas bajas en grasas, cremas para untar, margarinas y en los cereales del desayuno. Una aplicación importante se da en la fabricación de pasteles, ya que simplifica el proceso de manufactura de dos a una etapa. Han encontrado utilidad a las propiedades de los ésteres de poliglicerol de incorporar aire en los sustitutos de la crema batida. Tipos especiales de ésteres de poliglicerol son usados como inhibidores de la cristalización en la industria de los aceites y grasas para prevenir la formación de turbidez en los aceites de girasol durante su depósito.

## ÉSTERES DE SORBITÁN DE ÁCIDOS GRASOS (SERIES SPAN, HLB= 2-9, E491-496) Y SUS DERIVADOS ETOXILADOS POLISORBATOS (SERIE TWEEN, HLB= 10-17, E432-436)

Estos son surfactantes no iónicos ampliamente utilizados en la industria alimentaria. Son excelentes emulsificadores, agentes aireantes y lubricantes en la fabricación de pasteles, aderezos y galletas saladas y dulces. El polisorbato 60 es utilizado como fortificador y coemulsionante de masas en productos de panadería. La dosis usual es del 0.2 por ciento del peso de la harina. El polisorbato 80 se utiliza a menudo en los productos lácteos, helados, crema batida y alternativos de cremas no lácteas.

Las mezclas de surfactante son usualmente más efectivas que usar un solo surfactante. Por lo tanto, son utilizados en combinación. Por ejemplo, una combinación de surfactantes comunes en panadería contiene monoglicéridos y diglicéridos de ácidos grasos, DATEM y SSL. Una mezcla efectiva de surfactantes comerciales para la producción de cremas de helados en una mezcla de 20 partes de polisorbato 80 y 80 partes de monoglicéridos y diglicéridos. Una torta líquida o blanda —grasas semisólidas usadas en la preparación de alimentos, especialmente para productos horneados— puede contener una combinación de polisorbato 60, gliceril monoestearato y monoestearato de propilenglicol.

## ANTIOXIDANTES SINTÉTICOS

Los antioxidantes sintéticos son usados en forma frecuente en la industria alimentaria y otras para prevenir que los alimentos y productos se *echen a perder*.

Los antioxidantes sintéticos más importantes utilizados en el procesamiento de alimentos son el butilhidroxianisol (BHA,

E-320), butilhidroxituoleno (BHT, E-321), galato de octilo (OG, E-311), galato de propilo (PG, E-310), terbutil-hidroquinona (TBHQ, E-319) y ácido nordihidroguaiarético (NDGA), e incluyo los códigos como muchas veces los encontramos en las etiquetas de los alimentos, sin los fabricantes especificarnos en qué consisten esas letras y números.

Las ventajas que los han hecho populares entre los productores de alimentos son básicamente los costos bajos de producción y la capacidad antioxidante elevada cuando se comparan con los antioxidantes naturales disponibles extraídos de hierbas y especias. Los antioxidantes sintéticos son menos polares; por lo tanto, son más solubles en lípidos.

En años recientes, la mayoría de los estudios han mostrado que el ingreso elevado de sintéticos naturales son peligrosos para la salud, con efecto cancerígeno importante. El BHA ha sido implicado en la génesis del cáncer de estómago y vejiga. El BHT se relaciona con el cáncer vesical y tiroideo.

Otros estudios han demostrado que cuando los antioxidantes se mezclan en un alimento se potencian sus efectos secundarios. Cuando el BHT se aplica junto con el PG, se presenta frecuentemente patología articular y crecimiento hepático inflamatorio, por lo que se sugiere no continuar la práctica de mezclar estos dos antioxidantes en un mismo alimento.

## Lecturas recomendadas

Csáki, K. F. *Synthetic Surfactant Food Additives Can Cause Intestinal Barrier Dysfunction.* Medical Hypotheses, 2011; 76: 676-681.

Kulawik, P.; Ozogul, F.; Glew, R.; Ozogul, Y. *Significance of Antioxidants for Seafood Safety and Human Health.* J. Agric. Food. Chem., 2013; 61(3): 475-491. doi: 10.1021/jf304266s.

# Capítulo 17

## Ácidos grasos

### Lípidos (grasas)

Los lípidos o grasas son un grupo muy heterogéneo de moléculas usualmente clasificados en dos grupos, lo que depende si en su composición hay ácidos grasos —lípidos saponificables— o no —lípidos insaponificables—.

• *Lípidos saponificables*

    a) Simples. Son lípidos que solo contienen carbono, hidrógeno y oxígeno. Se dividen en:
        i) Acilglicéridos. Cuando son sólidos se les llama *grasas* y cuando son líquidos a temperatura ambiente se llaman *aceites.*
        ii) Céridos —ceras—.

    b) Complejos. Son los lípidos que, además de contener en su molécula carbono, hidrógeno y oxígeno, también cuentan con otros elementos, como nitrógeno, fósforo y azufre, u otra molécula, como un azúcar. A los lípidos complejos también se les llama *lípidos de membrana*, pues son las principales moléculas que forman las membranas o *cubiertas* de las células del cuerpo humano. Dentro de estos, se clasifican:
        i) Fosfolípidos.

ii) Fosfoglicéridos.
iii) Fosfoesfingolípidos.
iv) Glucolípidos.
v) Cerebrósidos.
vi) Gangliósidos.

• *Lípidos insaponificables*

Entre estos están:
i) Terpenoides.
ii) Esteroides.
iii) Eicosanoides.

## ÁCIDOS GRASOS (AG)

Los ácidos grasos (AG) son las unidades esenciales de los lípidos o grasas saponificables, y constan de moléculas formadas por cadenas largas, no ramificadas, del ácido carboxílico, con un número par de átomos de carbono (12-24) unidos a una cadena simple o doble con un grupo carboxilo terminal. Las características especiales de esas cadenas de ácidos grasos permiten su identificación sistemática.

Basados en el número de átomos de carbono (C), los ácidos grasos se clasifican en: de cadena larga —más de 14 átomos de C— , cadena media —entre 6 y 12 átomos de C— y de cadena corta —hasta 6 átomos de C—.

El número de enlaces dobles que unen estos átomos los identifica como *saturados* —sin dobles enlaces—, *monosaturados* —un doble enlace— y *poliinsaturados* —más de un doble enlace—.

Los ácidos grasos poliinsaturados (PUFA) son también identificados en base al primer enlace doble, comenzando en la terminal o extremo metilo, representado por la letra griega $\omega$ —ejemplo: los famosos omega-3 u $\omega$-3—, o por la terminal funcional, representada por la letra griega $\Delta$.

Los AG saturados no tienen en su estructura dobles enlaces entre los átomos de carbono. Entre ellos están los ácidos láurico, mirístico, palmítico, margárico, esteárico, araquidónico y lignogérico.

Los AG insaturados tienen doble enlace entre los átomos de carbono y son fácilmente identificables. Tienen punto de fusión menor que el resto de los AG. Ejemplo de ellos son los aceites. Los animales no son capaces de sintetizar AG poliinsaturados, por lo que se requiere ingerirlos con la dieta; por esto son llamados AG esenciales.

Figura 1. Clasificación de los ácidos grasos

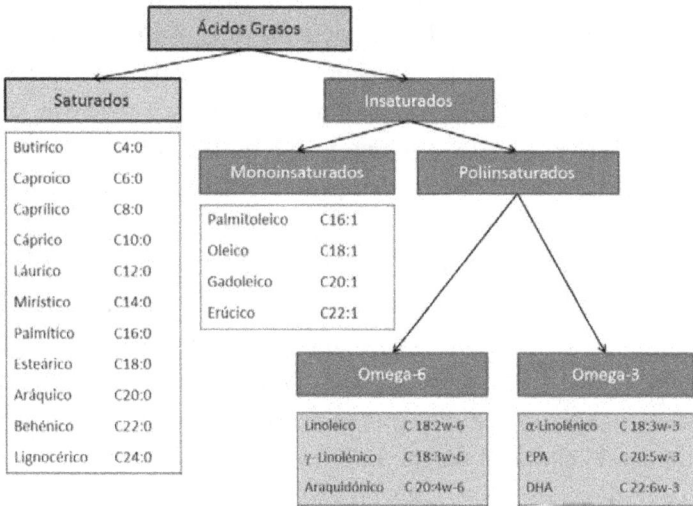

Figura tomada (con permiso) de: Sáyago-Ayerdi, S. G.; Vaquero, M. P.; Schultz-Moreira, A.; Bastida, S.; Sánchez-Muniz, F. J. *Utilidad y controversias del consumo de ácidos grasos de cadena media sobre el metabolismo lipoproteico y obesidad.* Nutr. Hosp., 2008; 23(3): 191-202.

Para su utilización, los AG son movilizados de los adipocitos —células del tejido adiposo o grasa—, en respuesta a la producción de hormonas como la adrenalina, el glucagón y la hormona de crecimiento (ACTH), activando, a la vez, una serie de sustancias o enzimas llamadas lipasas —transforman la grasa que comemos, permitiendo que se absorban en el cuerpo—, que transforman las *grasas* en ácidos grasos libres y otra sustancia llamada glicerol. Los AG libres se unen a la albúmina y son transportados a través de la sangre.

Las lipoproteínas son partículas o sustancias que transportan los lípidos —grasas— insolubles entre la sangre, la linfa y el líquido cefaloraquídeo (LCR) de la médula espinal.

Los ácidos grasos conjugados son los isómeros posicionales y geométricos de varios *ácidos grasos poliinsaturados (PUFA)*. Estos isómeros conjugados se encuentran comúnmente en la naturaleza en la grasa láctea, sebo de los animales rumiantes, aceites de las semillas de las plantas y en las algas marinas.

Por lo tanto, los AG ω-3 (omega-3) constituyen una familia de PUFA de cadena larga, cuyo primer enlace doble está entre el tercer y cuarto carbono.

El hígado, el tejido adiposo y la glándula mamaria pueden sintetizar diferentes AG de la glucosa y aminoácidos a través de reacciones enzimáticas específicas, llamadas elongación y desaturación. Para que suceda la desaturación se necesitan unas sustancias o enzimas que se denominan desaturasas. Sin embargo, el cuerpo humano no tiene enzimas desaturasa $\Delta$-12 ni $\Delta$-15. Por esto, los PUFA ω-3 (omega-3) y ω-6 (omega-6) no pueden ser producidos *de novo* por los seres humanos.

Los AG son una fuente de energía con densidad elevada (9 kcal/g). Ellos participan en la síntesis de hormonas, en el desarrollo de estructuras celulares —son componentes esenciales de todas las membranas o cubiertas de las células— y en el transporte de vitaminas solubles en grasa, y están comprometidos en la señalización intra y extracelular.

## FUNCIONALIDAD DE LOS ÁCIDOS GRASOS

Los hábitos alimenticios están afectando la respuesta inmune —defensas del cuerpo—. Después de la Revolución Industrial, las costumbres alimentarias en humanos han experimentado cambios dramáticos demasiado rápidos para permitir el ajuste de nuestros genes —el gen es la unidad de almacenamiento de la herencia; es decir, las características que les transmitimos a nuestros hijos, nietos, etcétera—. Este nuevo escenario marcado por el ingreso incrementado de PUFA ω-6 y reducido de PUFA ω-3, entre otros cambios dietarios —especialmente en países occidentales—, se ha relacionado con la aparición de enfermedades crónicas como la diabetes, obesidad, cáncer, enfermedad cardiovascular y otras condiciones inflamatorias.

El PUFA ω-3 (omega-3), regularmente consumido en la dieta, corresponde o es conocido como ácido α-linolénico, el cual, dentro del cuerpo humano, es convertido a otros ácidos grasos llamados ácido eicosapentaenoico (EPA; 20:5) y ácido docosahexaenoico (DHA; 22:6).

El EPA y el DHA son de interés clínico particular y son encontrados en concentraciones elevadas en el aceite de pescado.

Ya es conocido que el ingreso de PUFA ω-3, en especial el EPA y el DHA encontrado en el aceite de pescado, pueden prevenir el desarrollo de enfermedades inflamatorias, al afectar en forma directa o indirecta etapas diferentes de la respuesta inmune. Además de prevenir enfermedades inflamatorias, los PUFA ω-3 tienen propiedades biológicas que proporcionan la capacidad de disminuir y bloquear procesos inflamatorios ya presentes, añadiendo un beneficio a su uso.

Los ácidos grasos poliinsaturados de cadena larga (LPUFA), presuntamente, son una de las diferencias que tiene el contenido de AG de la leche materna en relación con la leche de tarro, y son responsables de la diferencia en el desarrollo cognitivo en los niños alimentados con leche de tarro antes que con leche materna. Los LPUFA son vitales en la integridad de las membranas celulares de los diferentes tejidos corporales. Los dos principales LPUFA, con un papel crítico en el desarrollo y en el crecimiento durante el embarazo y la niñez temprana, son el ácido docosahexaenoico (DHA) y el ácido araquidónico (AA). El DHA es derivado del ácido α-linolénico (omega-3), y el AA, del ácido linoleico (omega-6). En este estudio metaanalítico de Qawaski y colaboradores no encuentran diferencias en el desarrollo cognitivo al año de edad si a la leche de tarro se añaden estos ácidos grasos. Sin embargo, sí parece relacionarse con mejor agudeza visual y función inmune.

De todos estos ácidos grasos naturales y sintéticos, los isómeros del ácido linoleico (CLA) son los mejor caracterizados. Estos ácidos grasos han demostrado exhibir un rango de propiedades promotoras de la salud, incluyendo antiarterioesclerosis, antiobesógenico y antidiabetogénico. Sin embargo, sus propiedades anticarcinogénicas son las más ampliamente informadas.

En efecto, los isómeros del ácido α-linoleico conjugado que se encuentran en la naturaleza en los aceites de las semillas y grasa de rumiantes son los que mayor actividad antiinflamatoria y anticancerígena poseen.

## PUFA Ω-3 (OMEGA-3) Y MODULACIÓN DE LA RESPUESTA INMUNE

El vínculo entre comer PUFA, la inflamación y las defensas del cuerpo está relacionado con el contenido de AG de las membranas de las células, los cuales se afectan rápidamente, de acuerdo con el tipo de grasa de la alimentación que consumimos. Por ejemplo, los leucocitos, una de las células más importante de defensa que circulan en la sangre, actúan diferente si consumimos grasa vacuna o de pescado, y pierden eficacia cuando se consume grasa vacuna en exceso.

## Síntesis de eicosanoides

Los PUFA ω-3 (omega-3, EPA) incorporados directamente en las membranas celulares participan en la respuesta inmune inflamatoria, reemplazando los PUFA ω-6 (omega-6, ácido araquidónico (AA)— como sustrato para la producción de otras sustancias que producen inflamación o antiinflamación, llamadas eicosanoides. El EPA y el AA de las membranas celulares, al liberarse cuando encuentran un componente de la bacteria o sustancia tóxica que se llama antígeno, compiten entre sí para producir sustancias, que son antiinflamatorias en presencia del EPA e inflamatorias en presencia de los derivados del AA (ver *Figura 3*).

## Síntesis de citocinas

Estudios experimentales y ensayos clínicos han mostrado que los PUFA ω-3 (omega-3) pueden afectar la síntesis de otra clase de mediadores inmunes: las citocinas, ya descritas en capítulos previos. Los PUFA ω-3 inhiben la producción de citocinas proinflamatorias semejantes al FNT-α y la IL-1β e IL-6, y también pueden modular positivamente la producción de citocinas antiinflamatorias, como la IL-10.

Estas observaciones han planteado preguntas acerca del compromiso potencial de los PUFA ω-3 en la modulación de familias diferentes de linfocitos T colaboradores que participan activamente en la respuesta inmune específica.

## Modulación cerebral

El hipotálamo es la región homeostática principal del cerebro y regula el control de ingreso de alimentos y la homeostasis de energía. El núcleo hipotalámico recibe impulsos en respuesta al ingreso de alimentos. Las neuronas en esos núcleos detectan las hormonas del intestino, glucosa, insulina y leptina, y, en respuesta, regulan el apetito, el hambre y el ingreso de alimentos nuevamente. Se ha demostrado el efecto de la glucosa a nivel del hipotálamo: la glucosa y no los dímeros de glucosa no azucarados producen estas reacciones del hipotálamo, lo que indica que el sabor dulce y el contenido de energía son necesarios para obtener una respuesta hipotalámica. En las respuestas relacionadas con la ingesta de azúcar en el hipotálamo, también intervienen el sexo y la tolerancia alterada a la glucosa —diabetes tipo 2—.

El hipotálamo también es alterado por otros nutrientes, como la grasa, la cual es, después de la glucosa, otra fuente importante de energía. Hay evidencia del efecto directo de los ácidos grasos libres —ejemplo: no esterificados—, especialmente a nivel del núcleo arcuato —área del hipotálamo que regula o controla la conducta emocional—. Además, la sensibilidad del cerebro a la insulina se asocia con los ácidos grasos del plasma, lo que apunta a la relación que tienen los ácidos grasos con la señalización de la insulina en el cerebro.

Los estudios de neuroimagen han arrojado que el ingreso de la grasa en la boca aumenta de inmediato la actividad del hipotálamo. Estos efectos son más por efecto sensorial que homeostático.

Además, han demostrado que, después de consumir un yogur elevado en grasas, hay reducción marcada del flujo sanguíneo cerebral en el hipotálamo, efecto no observado al ingerir yogur bajo de grasas. Los participantes estaban en ayuno desde el día anterior.

## ÁCIDOS GRASOS Y MICROBIOTA INTESTINAL

El potencial de los ácidos grasos y las bacterias probióticas está bajo investigación permanente, y los estudios se han centrado en el papel de algunas bacterias de producir ácidos grasos conjugados. De hecho, se ha informado que las *propionibacterias* de los productos lácteos y *bifidobacterias* aisladas del intestino poseen la habilidad de conjugar el ácido linoleico (C18:2). Estas observaciones muestran el potencial de las bacterias productoras de ácido linoleico de conjugar un rango de PUFA. Esta habilidad de las propionibacterias y bifidobacterias de producir ácidos grasos conjugados puede ser utilizada para enriquecer leche y yogur con ácidos grasos conjugados a través de la fermentación o logrando el establecimiento de microbiota en el tracto GI capaz de producir esos ácidos grasos *in situ*.

De las cepas estudiadas, se comprobó que la *Bifidobacteria breve* DPC6330 es el mayor productor de ácidos grasos conjugados, bioconvirtiendo el 70 por ciento del ácido linoleico en ácido linoleico conjugado; 90 por ciento del ácido α-linolénico en ácido α-linolénico conjugado; 17 por ciento del ácido γ-linolenico en ácido γ-linolénico; y 28 por ciento del ácido estearidónico en ácido estearidónico conjugado.

## ÁCIDOS GRASOS DE CADENA MEDIA

Los triglicéridos de cadena media contienen ácidos grasos saturados, con una longitud de 6 a 12 carbonos, como son el ácido caproico (C:6:0), caprílico (C:8:0), cáprico (C:10:0) y el ácido láurico (C:12:0).

Estos AG se encuentran en algunos aceites, como el de coco o el de palmiste, cuyo contenido de AG de cadena media supera el 50 por ciento de AG totales, y en pequeña proporción en la leche bovina, en la que el caproico y el cáprico constituyen del 4 al 12 por ciento del total de ácidos grasos; existen grandes diferencias entre leches: la de cabra tienen un 50 por ciento más que la de vaca. Por sus características, desde 1994, los AG de cadena media son incluidos en las fórmulas lácteas de alimentación para prematuros.

Los AG de cadena media, a diferencia de los de cadena larga, no son almacenados en los adipocitos ni otros tejidos. En la *Tabla 1*, resumimos los principales mecanismos de acción y usos en la actualidad de los ácidos grasos de cadena media, y en la *Figura 2*, los mecanismos de absorción de los ácidos grasos en general.

**Tabla 1**
**Principales mecanismos de acción y aplicaciones de los ácidos grasos de cadena media (AGCM)**

| Uso/aplicación | Mecanismo |
| --- | --- |
| Nutrición oral, enteral y parenteral | Fuente rápida de energía. Triglicéridos conteniendo ácidos caprílico y cáprico, hidrolizados por las lipasas gástrica y lingual, rápidamente absorvidos |
| Síndrome de intestino corto, insuficiencia pancreática biliar, fibrosis quística | Son digeridos y absorbidos con rapidez. Probablemente no sean afectados por factores intestinales que inhiben la absorción grasa |
| Obesidad | No son almacenados en los adipocitos u otros tejidos. > efecto termogénico; > saciedad; > oxidación < lipogénesis; < grasa corporal y < peso corporal |
| Alimentación infantil | > Absorción del calcio Fuente de energía de absorción rápida Mantenimiento de concentraciones elevadas de AGP |
| Epilepsia infantil | Mantenimiento del estado de cetosis |
| Fármacos y cosméticos | Agentes acondicionantes de la piel > de la viscocidad del producto. |

Tabla modificada de: Sáyago-Ayerdi, S. G.; Vaquero, M. P.; Schultz-Moreira, A.; Bastida, S.; Sánchez-Muniz, F. J. *Utilidad y controversias del consumo de ácidos grasos de cadena media sobre el metabolismo lipoproteico y obesidad.* Nutr. Hosp., 2008; 23(3): 191-202.

## Figura 2. Digestión, absorción, almacenamiento de los ácidos grasos (grasas) en el ser humano

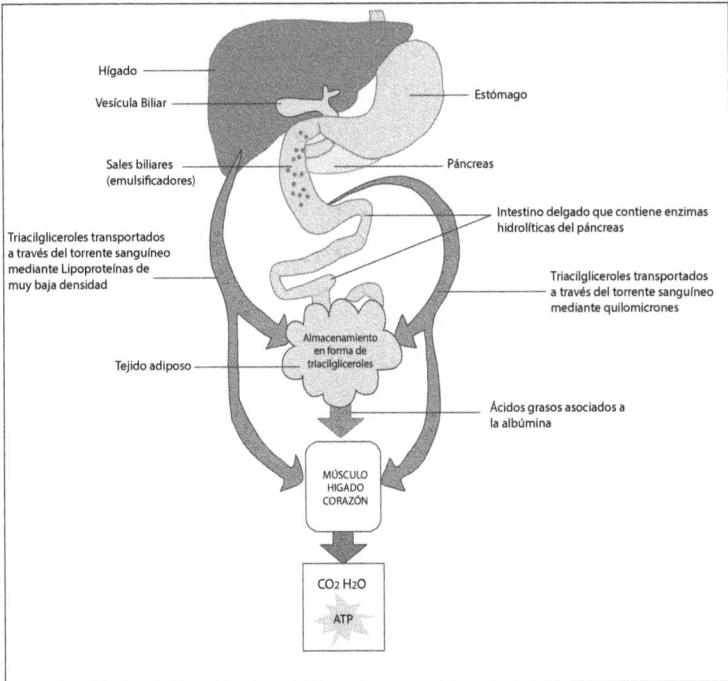

Figura modificada de la biblioteca de www.google.com. Autor desconocido.

## ÁCIDOS GRASOS TRANS

Los ácidos grasos *trans* se forman cuando los aceites son calentados. Cada calentamiento incrementa los niveles de *trans*. La estabilidad al calor de los aceites depende del perfil de ácidos grasos y del contenido antioxidante.

Los aceites con niveles elevados de ácidos grasos poliinsaturados son propensos a formar ácidos grasos *trans*.

Los ácidos grasos *trans* contienen, entre dos átomos de carbono consecutivos, al menos un doble anillo en configuración *trans*. El promedio de ingreso de AG *trans* en USA está estimado en 4 g/día. Este ingreso corresponde a un promedio del 2 por ciento del ingreso energético total. Sin embargo, desde un punto de vista individual, se ha informado que una persona consume ≤ 50 g de AG *trans* a través de una comida elevada en grasa o pasabocas en los Estados Unidos.

Los AG *trans* han sido asociados fuertemente con gran morbilidad y mortalidad cardiovascular. El consumo incrementado se asocia con riesgo elevado de enfermedad coronaria. Por recomendaciones de la American Heart Association (AHA), trece estados de USA y Puerto Rico han prohibido el consumo de ácidos grasos *trans*.

El riesgo cardiometabólico incrementado asociado a los *trans* está dado por: 1) inducir perfil lipídico desfavorable; 2) disfunción endotelial; 3) acentuar la respuesta inflamatoria sistémica; y 4) alteraciones en el funcionamiento de la glucosa.

Cuando se comen AG *trans*, se incrementan significativamente el colesterol total, los triglicéridos, la apolipoproteína B y el LDL —colesterol malo—, y hay disminución del HDL —colesterol bueno— y de la apolipoproteína A-1.

## Lecturas recomendadas

1) Waitzberg, D. L.; Torrinhas, R. S. *Fish Oil Lipid Emulsions and Immune Response: What Clinicians Need to Know.* Nutr. Clin. Pract., 2009; 24: 487-499.

2) Frank, S.; Linder, K.; Kullman, S.; Heni, M.; Ketterer, C.; y cols: *Fat Intake Modulates Cerebral Blood Flow in Homeostatic and Gustatory Brain Areas in Humans.* Am. J. Clin. Nutr., 2012; 95: 1342-1349.

3) Bruce German, J. *Dietary Lipids from an Evolutionary Perspective: Sources, Structures and Functions.* Maternal and Child Nutrition, 2011; 7 (suppl. 2): 2-16. Esta refe-

rencia trata varios detalles de funcionalidad de lípidos si se quiere profundizar en el tema.

4) De Catewrina, R. *n-3 Fatty Acids in Cardiovascular Disease*. N. Engl. J. Med., 2011; 364: 2439-2450.

5) Dubey, P.; Jayasooriya, A. P.; Cheema, S. K. *Fish Oil Induced Hyperlipidemia and Oxidative Stress in BioF1B Hamsters is Attenuated by Elderberry Extract*. Appl. Physiol. Nutr. Metab., 2012; 37(3): 472-479.

6) Qawasmi, A.; Landeros-Weisenberger, A.; Leckman, J. F.; Bloch, M. H. *Meta-analysis of Long-chain Polyunsaturated Fatty Acid Supplementation of Formula and Infant Cognition*. Pediatrics, 2012; 129(6): 1141-1149.

7) Sáyago-Ayerdi, S. G.; Vaquero, M. P.; Schultz-Moreira, A.; Bastida, S.; Sánchez-Muniz, F. J. *Utilidad y controversias del consumo de ácidos grasos de cadena media sobre el metabolismo lipoproteico y obesidad*. Nutr. Hosp., 2008; 23(3): 191-202.

8) Aronis, K. N.; Khan, S. M.; Mantzoros, C. S. *Effects of Trans Fatty Acids on Glucose Homeostasis: A Meta-analysis of Randomized, Placebo-controlled Clinical Trials*. Am. J. Clin. Nutr., 2012; 96(5): 1093-1099. doi: 10.3945/ajcn.112.040576.

9) Hennessy, A. A.; Barrett, E.; Paul Ross, R.; Fitzgerald, G. F.; Devery, R.; Stanton, C. *The Production of Conjugated α-linolenic, γ-linolenic, and Stearidonic Acids by Strains of Bifidobacteria and Propionibacteria*. Lipids., 2012; 47(3): 313 327.

10) Beardsell, D.; Francis, J.; Ridley, D.; Robards, K. *Health Promoting Constituents in Plant Derived Edible Oils*. J. Food Lipids, 2002; 1: 1-34.

11) Fan, C.; Zirpoli, H.; Qi, K. *n-3 Fatty Acids Modulate Adipose Tissue Inflammation and Oxidative Stress*. Curr. Opin. Clin. Nutr. Metab. Care, 2013; 16(2): 124-32. doi: 10.1097/MCO.0b013e32835c02c8.

# Capítulo 18

## Aceites

La mayoría de los aceites comestibles son derivados de diversas plantas y su composición, generalmente, es similar. El principal constituyente en todos los aceites son los triacilgliceroles —hasta un 98 por ciento—. El resto son ácidos grasos libres, acilgliceroles parciales, fenoles, tocoferoles, esteroles, escualenos y otros hidrocarbonos. La naturaleza precisa de estos componentes varía entre cada aceite y depende de las prácticas de cultivo y el tipo de procesamiento.

Un gran porcentaje de las reglamentaciones en aceites vegetales comestibles en el mundo los clasifican en aceites de oliva y aceites de semillas oleaginosas.

Dentro de las semillas oleaginosas, podemos mencionar: soya, colza o canola, o nábica, girasol, cacahuate, maíz, algodón, sésamo, semillas de uvas y cártamo.

Para un efecto nutricional adecuado, un aceite comestible debe contener cantidades mínimas de grasas saturadas, especialmente ácido láurico y mirístico, y de ácidos grasos *trans*. Estos aumentan el colesterol total y el LDL —colesterol malo—.

Jaime Forero Gómez | Martha Helena Forero Sepúlveda

**Tabla 1. Porcentaje del contenido de ácidos grasos totales en los aceites. La ausencia de datos de algunos de los ácidos grasos generalmente indica que no hay información en la literatura científica**

| Ácido graso | Oliva | Canola | Margarita | Soya | Sésamo | Coco | Aguacate | Durazno | Maní |
|---|---|---|---|---|---|---|---|---|---|
| Mirístico | | | | | | 18 | | | |
| Láurico | | | | | 49 | | | | |
| Palmítico | 12 | 4 | 11 | 15 | 13 | 26 | 17-29 | 8 | 19 |
| Esteárico | 2 | 4 | | | | | | | |
| Palmitoleico | | | | | | | 8 | | |
| Oleico | 76 | 63 | 23 | 23 | 45 | 6 | 43-65 | 65-71 | 45 |
| Linoleico | 4-10 | 20 | 66 | 54 | 41 | 2 | 10-24 | 12-26 | 34 |
| Linolénico | 0-7 | 10 | 0 | 8 | 1 | 20 | | | |

Tabla modificada de: Ghanbari, R.; Anwar, F.; Alkharfy, K. M.; Gilani, A. H.; Saari, N. *Valuable Nutrients and Functional Bioactives in Different Parts of Olive (Olea europaea L.). A Review.* Int. J. Mol. Sci., 2012; 13(3): 3291-3340.

## Diacilglicerol

El diacilglicerol (DAG) es el aceite —lípido o grasa saponificable— presente en los aceites comestibles vegetales. Informes recientes refieren que es efectivo para la hiperlipidemia en ayuno y posprandial, y para la prevención de la obesidad extrema.

El DAG de la dieta es hidrolizado por las lipasas a ácidos grasos libres y 2-monoacilglicerol en la luz del intestino delgado, y luego son absorbidos por las células del intestino delgado, entrando a la circulación sanguínea del cuerpo.

**Tabla 2. Efectos del diacilglicerol en el metabolismo lípido y de glucosa**

| |
|---|
| Lípidos séricos en ayuno |
| ↓ Triglicéridos |
| ↓ Lipoproteína de alta densidad del colesterol |
| ↓ Colesterol total |
| ↓ Lipoproteína de baja densidad del colesterol |
| Lípidos séricos posprandiales |
| ↓ Triglicéridos |
| ↓ Lipoproteínas remanentes de partículas de triglicéridos |
| ↓ Lipoproteínas remanentes de partículas de colesterol |
| ↓ Triglicéridos de quilomicrones |
| Metabolismo de glucosa |
| ↓ Hemoglobina a1c |

Tabla modificada de: Yanai, H.; Tomono, Y.; Ito, K.; Furutani, N.; Yoshida, H.; Tada, N. *Diacylglycerol Oil for the Metabolic Syndrome.* Nutr. J., 2007; 6: 43. doi:10.1186/1475-2891-6-43.

**Tabla 3. Efectos a largo plazo de la ingesta de diacilglicerol en la composición del cuerpo**

| |
|---|
| ↓ Peso corporal |
| ↓ Grasa corporal |
| ↓ Grasa visceral |
| ↓ Grasa subcutánea |
| ↓ Grasa hepática |
| ↓ Circunferencia abdominal |
| ↓ Grosor del pliegue cutáneo |

Tabla modificada de: Yanai, H.; Tomono, Y.; Ito, K.; Furutani, N.; Yoshida, H.; Tada, N. *Diacylglycerol Oil for the Metabolic Syndrome.* Nutr. J., 2007; 6: 43. doi: 10.1186/1475-2891-6-43.

En las *Tablas 2* y *3* resumimos los efectos benéficos de la ingesta de diacilglicerol en el metabolismo lípido, de glucosa, y en la composición del cuerpo.

## ACEITES COMESTIBLES Y COCCIÓN

El calentamiento produce oxidación del aceite, con generación de hidroxiperóxidos, dienos conjugados y radicales libres, que inducen peroxidación lipídica —degradación mala de las grasas—. Los hidroxiperóxidos y los dienos experimentan fisión, produciéndose alcoholes y aldehídos.

Los ROS —especies reactivas de oxígeno— degradan los lípidos poliinsaturados, formando malondialdehído, un aldehído reactivo que causa estrés tóxico marcado en las células y genera productos avanzados finales mutagénicos —transforman el ADN o herencia con producción de enfermedades—. La creencia general es que los aceites no saturados son mejores que los saturados; sin embargo, al ser calentados, la generación de malondialdehído (MDA) es menor en aceites saturados, como el de coco, que en los no saturados. Los aceites no saturados son más susceptibles a la peroxidación al ser calentados. En el aceite de sésamo, con altos niveles de no saturación, la generación de MDA al calentarlo es más baja que la del aceite de girasol, debido a la presencia de más antioxidantes. Por este motivo, el aceite de sésamo es mejor que el de girasol desde el punto de vista del fritado.

Dependiendo del área geográfica, país, religión y otros factores socioeconómicos, el tipo de vasija, recipiente de cocina y aceite varían.

Por esto, el tipo de aceite, debido a las diferencias en la susceptibilidad a cambios inducidos por el calor y el uso de vasijas diferentes, por los cambios que induce en el aceite, tiene un efecto diferente en la salud.

Parte de los efectos benéficos o perjudiciales del aceite pueden deberse al recipiente de cocción. Las vasijas o recipientes de cocina son hechos de metales diferentes, como hierro, acero inoxidable, cobre, aluminio y sustancias no metálicas, como el vidrio y la cerámica. El vidrio y el aluminio pueden ser mejores desde el punto de vista de evitar la producción de MDA, que es muy elevada en recipientes que contienen hierro, cobre y acero inoxidable.

Es perjudicial para la salud utilizar recipientes fabricados con metales de transición. El hierro y el cobre son metales de transición. El níquel utilizado en la fabricación del acero inoxidable es también un metal de transición. Por esto, las vasijas fabricadas a partir de iones transicionales son las mayores inductoras de peroxidación de los aceites comestibles, con mayor daño al cuerpo humano.

El de girasol, sésamo, palma y coco son aceites comestibles en diferentes regiones del mundo. El aceite de girasol y de sésamo contienen cantidades elevadas de PUFA. El aceite de palma y de coco tienen cantidades relativamente elevadas de ácidos grasos saturados. El contenido antioxidante varía de aceite en aceite. El aceite de palma (642 ppm) posee contenido más elevado de tocoferoles totales que el de girasol (546 ppm) y el de sésamo (330-387 ppm).

Lógicamente, la generación de MDA es mayor en todos los aceites, de acuerdo con el tiempo de cocción; menor es en el aceite de coco, seguido por el de sésamo, y mayor en el aceite de girasol.

## Olivo

El olivo —*Olea europea*— es un árbol pequeño que pertenece a la familia de las oleáceas y es originario de regiones tropicales y templadas del mundo. El olivo se consume como aceite o como aceitunas de mesa. Las aceitunas raramente se utilizan en forma natural, por su amargura.

Existen más de 2500 variedades de olivos, de los cuales casi 250 son clasificados como comerciales por la International Olive Oil Council. El uso específico de un cultivo está determinado por el contenido de aceite y su tamaño.

Las variedades de olivo con contenido menor al 12 por ciento de aceite, como Aascolano, Calamata y Manzanillo, son usadas casi exclusivamente para la producción de aceitunas, mientras que las que tienen mayor rendimiento —20 por ciento, aproximadamente—, como Hojiblanca, Verdial, Picual, Gemlik y Nychati Kalamonand Arauco, son utilizadas para la producción de aceite. Los frutos más grandes —más de 4 g— son principalmente utilizados para la fabricación de aceitunas.

Al igual que otros alimentos cultivados, la composición de los componentes varía de acuerdo con la variedad, madurez y forma de recolección, condiciones climáticas y técnicas de procesamiento utilizadas.

## Preparación de la aceituna

En su forma natural, las aceitunas tienen sabor amargo; por lo tanto, son sometidas a un proceso de fermentación o curado con lejía o agua salada para hacerlas más apetecibles. Hoy, existen tres procesos aceptados internacionalmente para la preparación de las aceitunas de mesa:

1)   Estilo español —en escabeche—: aceitunas verdes en salmuera.

2)   Estilo californiano —en escabeche—: aceitunas negras en salmuera.

3)   Estilo griego: aceitunas negras naturales en salmuera.

En el estilo español y en el californiano, la amargura de la aceituna se extrae mediante un tratamiento con hidróxido de sodio de grado alimentario que causa grandes cambios en los componentes de la fruta; sin embargo, la composición de triglicéridos no se modifica. Después del tratamiento con salmuera, los frutos se lavan para eliminar el álcali y se fermentan en salmuera por varios meses. En el estilo griego, los frutos se colocan directamente en salmuera para eliminar parcial o completamente la oleuropeína. En el estilo español, una fermentación láctica se utiliza para la fruta verde oliva, mientras que en el griego, las aceitunas negras naturales en salmuera se fermentan en su gran mayoría con levaduras. En el estilo californiano, las aceitunas negras no se fermentan. Se tratan en forma directa con lejía y se oxidan, lavan, colocan en salmuera y se envasan en latas previamente esterilizadas con calor.

El aceite de oliva extra virgen (VOO) se obtiene únicamente a través de medios físicos, por prensado mecánico directo de las aceitunas bajo condiciones térmicas suaves que no alteran la composición del aceite. El VOO no está sometido a ningún tratamiento, excepto lavado, decantación, centrifugación y filtración. A este respecto, los aceites producidos por extracción con disolventes o procedimientos de reesterificación y las mezclas con otros aceites vegetales están excluidos de la categoría de VOO.

## Composición de nutrientes de alto valor y bioactivos funcionales en diferentes partes de la oliva

### Constitución de la aceituna (aceite de oliva)

La oleuropeína es el componente químico que le da su sabor amargo; esta es eliminada para hacerla apetecible.

Los beneficios para la salud del aceite de oliva se atribuyen principalmente a su contenido elevado de ácidos grasos monoinsaturados (MUFA) y agentes bioactivos funcionales —fitoquímicos—, como los tocoferoles, carotenoides, fosfolípidos y compuestos fenólicos. Estos componentes le dan el sabor único del aceite de oliva.

La composición promedio de la aceituna incluye agua en un 50 por ciento, proteínas (1.6%), aceite (22%), carbohidratos (19.1%), celulosa (5.8%), sustancias inorgánicas (1.5%) y compuestos fenólicos (1-3%). Otros compuestos importantes en el fruto de la oliva son los ácidos orgánicos, la pectina y los pigmentos. Los ácidos orgánicos tienen actividad metabólica y son productos intermediarios resultantes de la formación y degradación de otros compuestos.

## Fruto de la oliva

La aceituna es una drupa de forma ovalada con un tamaño típico entre 2-3 cm —de anchura y longitud— y con una relación pulpa-semilla de 3.0-6.5. La aceituna está esencialmente compuesta de tres partes: epicarpio o piel; mesocarpio o pulpa; y endocarpio, piedra o semilla. El epicarpio —la piel— se cubre con cera durante su crecimiento; durante la maduración, la piel de color verde claro se torna morada, marrón o negra. El mesocarpio, de textura suave y consistencia pulposa, representa el 84-90 por ciento de la masa total del fruto, mientras que el endocarpio duro —piedra—, que contienen la semilla o núcleo, puede variar del 13 al 30 por ciento del peso total de la fruta. La semilla contiene 2-4 g de aceite por 100 g. El peso de la oliva puede variar de 2 a 12 g, aunque, en algunas variedades, alcanza hasta 20 g.

Los polifenoles de la aceituna le dan las propiedades antimicrobianas a las diversas partes de la planta y son responsables del proceso de coloración o pardeamiento de la fruta —*browning*—. También contribuyen en dar las características sensoriales y aromáticas de la aceituna, además de los beneficios farmacéuticos y saludables que tiene.

Compuestos fenólicos hidrofílicos y lipofílicos están distribuidos en la fruta de la oliva. Ellos están presentes en casi todas las partes de la planta, pero su naturaleza y concentración varía entre los tejidos. Los ácidos fenólicos son denominados metabolitos secundarios de plantas aromáticas y se encuentran ampliamente distribuidos en el reino de las plantas.

La presencia de estos compuestos bioactivos médicamente importantes en la fruta del olivo apoya el potencial de ser alimentos funcionales, en especial sus principales productos: el aceite virgen y la aceituna. Además, en la piel de la fruta del olivo se han encontrado dos productos triterpenos pentacíclicos: el ácido oleanólico y el maslínico, con gran actividad antiproliferativa o antitumoral.

Otro polifenol, llamado ligstroside —deacetoxi-ligstroside aglicona—, el cual contribuye al olor acre del aceite de oliva extra virgen, fue identificado en la fruta del olivo. La amargura de la fruta de la oliva es principalmente atribuida a la presencia de oleuroipeína y es removida durante el proceso de preparación de la aceituna. El tratamiento con álcali (NaOH) hidroliza la oleuropeína, haciendo la aceituna más agradable.

### Funcionalidad de la oliva

El estrés oxidativo —lesiones por oxidación en el cuerpo humano— es uno de los factores principales de causar cáncer, envejecimiento, inflamación y arterioesclerosis. El riesgo de estrés puede disminuir al consumir plantas ricas en antioxidantes. En este contexto, los polifenoles de la oliva, que son barrenderos de radicales libres, contribuyen, por ejemplo, en la salud de la piel, al prevenir el daño oxidativo enlazado a la formación de arrugas y padecimientos asociados a la piel reseca. Ha sido demostrado en estudios clínicos que la ingesta de aceitunas incrementa los fitoquímicos o polifenoles (ver capítulo respectivo), y el potencial antioxidante total en el plasma —componente de la sangre—.

El extracto de aceituna contiene 73.25 por ciento de ácido maslínico y 25.75 por ciento de ácido oleanólico, los cuales tienen actividad quimiopreventiva del cáncer. Ha sido demostrado que el extracto de oliva sin madurar tiene actividad bloqueadora de los canales del calcio y se considera que es el responsable de la actividad benéfica cardiovascular, en especial en el control de la hipertensión arterial.

## Aceite de oliva

En la oliva, el aceite está concentrado principalmente en el pericarpio (96-98%). La formación y acumulación del aceite en la drupa, un reservorio rico de muchas clases de lípidos, es posiblemente la razón por la cual el aceite tiene un sabor y fragancia únicos.

Los componentes de la pulpa de la oliva son transformados a aceite.

Diferentes estudios de salud pública han revelado que en la *dieta mediterránea* tradicional, el aceite de oliva extra virgen es uno de los ingredientes alimentarios más importante y que está ligado fuertemente con menor frecuencia de enfermedades cardiovasculares y ciertos cánceres. El valor de los aceites vírgenes está dado por la presencia de ácidos grasos monoinsaturados (MUFA), semejantes a ácido oleico y componentes menores valiosos, incluyendo los alcoholes alifáticos y triterpénicos, esteroles —principalmente β-sitosterol—, hidrocarbonos —esqualeno—, compuestos volátiles, tocoferoles —principalmente α-tocoferol—, pigmentos semejantes a la clorofila, carotenoides —β-carotenos y luteína— y antioxidantes.

En 2004, la FDA (Federal Drug Administration de EE.UU.) autorizó una leyenda en las etiquetas de aceite de oliva relacionado con el beneficio en el riesgo de enfermedad cardiaca coronaria con la ingesta de dos cucharadas (23 g) de aceite de oliva diarios, debido a la presencia de MUFA en el aceite de oliva.

## COMPOSICIÓN DE ÁCIDOS GRASOS DEL ACEITE DE OLIVA

El componente principal del aceite de oliva es el ácido oleico, que contribuye con cerca del 5-7 por ciento del total de ácidos grasos. Algunos parámetros como el área de producción, latitud, clima, variedad y estado de maduración de la fruta afectan en forma importante el contenido de ácidos grasos. Por ejemplo, las variedades de Grecia, Italia y España son bajas en ácidos linoleico y palmítico, pero tienen porcentaje elevado de ácido oleico, mientras que el aceite de oliva tunecino es elevado en ácidos linoleico y palmítico, y bajo en ácido oleico.

El ácido oleico (C18:1), el ácido graso principal en el aceite de oliva, incrementa la lipoproteína de alta densidad del colesterol (HDL) —colesterol bueno— y la apoproteína A1, y disminuye las lipoproteínas de baja densidad (LDL) —colesterol malo— y la apoproteína B. Por esta razón, este ácido graso —ácido oleico— puede prevenir las enfermedades cardiovasculares. Si este efecto benéfico del aceite de oliva puede atribuirse al contenido de MUFA, cualquier tipo de aceite con contenido elevado de MUFA, como el aceite de colza o canola, o cualquier alimento rico en MUFA, podrían tener el mismo efecto benéfico en la salud. Se ha sugerido que es probable que el perfil fenólico del aceite de oliva tenga muchos mayores beneficios sobre los lípidos sanguíneos y el daño oxidativo que los mostrados por los MUFA. Basados en esta evidencia, el aceite de oliva es categorizado como un alimento funcional, y más allá de tener niveles de ácido oleico, contiene componentes menores importantes médicamente, con actividades biológicas múltiples.

Los ácidos grasos poliinsaturados (PUFA) con 18 átomos de carbono semejantes al linoleico ($\omega$-6) y $\alpha$-linolenico ($\omega$-3) son conocidos como ácidos grasos esenciales en nutrición humana. Estos ácidos grasos, aunque recordados como un componente indispensable de la función, desarrollo y estructura de las células del cuerpo, no pueden ser sintetizados por el cuerpo humano. El ingreso de PUFA es necesario a través de la dieta y deben representar el 6-8 por ciento de las calorías grasas de la dieta.

Al mismo tiempo, el consumo de ácidos grasos saturados debe ser moderado —aproximadamente la misma cantidad que los poliinsaturados, con una tasa 1:1—. Los ácidos grasos saturados incrementan los niveles de colesterol plasmático *malo* y actúan como *promotores* del desarrollo de ciertos cánceres —ejemplo: colon, seno y tal vez útero y próstata—. Los nutricionistas recomiendan un ingreso lípido balanceado con la cantidad total de grasas igual al 25-30 por ciento de calorías totales (ver *Tabla 4*).

Las dos series ω-6 (omega-6) y ω-3 (omega-3) son diferentes entre ellas. Por lo tanto, parece ser importante que estén presentes en una tasa correcta en la dieta. La relación entre las series ω-6 y ω-3 es muy importante, especialmente durante el crecimiento, debido a que las series ω-3 de cadena larga son fundamentales para el desarrollo del cerebro y de la retina. Otras funciones importantes asociadas incluyen su efecto anticáncer, antiagregación plaquetaria, antiinflamatoria y protección contra la sequedad y arrugas de la piel. Esta tasa recomendada está presente en el aceite de oliva, mientras que esta relación no puede ser establecida en otros aceites vegetales, con la excepción del aceite de lino y el de soya.

**Tabla 4. Ácidos grasos en el aceite de oliva en comparación con otros aceites comestibles**

|  | Saturados (%) | Monosaturados (%) | ω-6 (%) | ω-3 (%) |
|---|---|---|---|---|
| Mantequilla | 45-55 | 35-55 | 1.5-2.5 | 0.5 |
| Manteca cerdo | 40-46 | 42-44 | 6-8 | 0.5-0.9 |
| Oliva | 8-14 | 65-83 | 6-15 | 0.2-1.5 |
| Maní | 17-21 | 40-70 | 13-28 | - |
| Maíz | 12-28 | 32-35 | 40-62 | 0.1-0.5 |
| Soya | 10-18 | 18-30 | 35-52 | 6.5-9 |
| Margarita | 5-13 | 21-35 | 56-66 | - |

Tabla modificada de: Ghanbari, R.; Anwar, F.; Alkharfy, K. M.; Gilani, A. H.; Saari, N. *Valuable Nutrients and Functional Bioactives in Different Parts of Olive (Olea europaea L.). A Review.* Int. J. Mol. Sci., 2012; 13(3): 3291-3340.

FENÓLICOS EN EL ACEITE DE OLIVA

Los compuestos fenólicos —una clase de fitoquímicos o polifenoles— de las plantas son metabolitos secundarios bien conocidos. Hay al menos treinta compuestos fenólicos detectados en el aceite de oliva. La composición fenólica de la aceituna y del aceite de oliva es variable, compleja, y la concentración promedio de estos compuestos depende de varios factores, incluyendo el estado de maduración, parte de la fruta, variedad, estación, empaque, depósito, condiciones climatológicas y el grado de tecnología utilizado en la producción.

ACTIVIDADES BIOLÓGICAS Y BENEFICIOS POTENCIALES EN LA SALUD DE LOS BIOFENOLES DEL ACEITE

Los ROS —radicales libres de oxígeno— formados como resultado del estrés oxidativo son los responsables del desarrollo de algunas enfermedades que atacan los lípidos, proteínas y el DNA en los organismos vivos. Estas son, por ejemplo, el envejecimiento, arterioesclerosis, cáncer y enfermedades neurodegenerativas semejantes al Parkinson.

El potencial terapéutico del VOO —aceite de oliva extra virgen— es dado principalmente por sus compuestos antioxidantes. En animales, los fenólicos del VOO muestran actividad antioxidante *in vivo* y retrasan la progresión de la arterioesclerosis. Por esto, los compuestos fenólicos del VOO tienen gran biodisponibilidad en humanos, aun en pequeñas dosis (22 g/día), la cual es más baja que la informada en la dieta mediterránea (30-50 g/día).

Varias investigaciones en hombres y mujeres han demostrado que el reemplazar los AG por MUFA en la dieta disminuye la presión arterial. El aceite de oliva fue más efectivo en disminuir la presión arterial en pacientes hipertensos que una dieta rica en PUFA. El efecto benéfico es dado por su efecto protector en la función endotelial vascular y presencia de componentes que antagonizan los efectos del calcio. La dieta rica en aceite de oliva previene el cáncer de seno. Además, efectos antitumor del aceite de oliva han sido demostrados en el páncreas, cavidad oral, esófago, colon-recto, próstata y pulmón. En animales, ha sido demostrado también un efecto antirrayos UV en la piel (ver *Tabla 5*).

El efecto protector del aceite de oliva contra las enfermedades degenerativas y crónicas es atribuido a los componentes biofenólicos, particularmente el hidroxitirosol, antes que los ácidos grasos del aceite. Este efecto es atribuido a la reducción de la LDL oxidasa. Otros mecanismos potenciales incluyen la inhibición de la agregación plaquetaria realizada por el hidroxitirosol, la actividad antiaterogénica, inhibición de los cambios en las bases de DNA dado por los peroxinitritos y la reducción de la producción de ROS en la matriz fecal.

**Tabla 5. Actividades biológicas y beneficios potenciales en la salud en relación a los compuestos fenólicos de la aceituna/aceite de oliva**

| Actividad biológica | Objetivo clínico potencial |
|---|---|
| Actividad antioxidante | Enfermedades degenerativas y cardiovasculares |
| Actividad antiinflamatoria | Inhibición de enzimas proinflamatorias |
| Actividad antimicrobiana | Enfermedad infecciosa |
| Actividad antiaterogénica | Enfermedad cardiaca coronaria; ACV |
| Actividad antitumoral | En varios tipos de cáncer |
| Anti agregación plaquetaria | Enfermedad cardiaca coronaria; ACV |
| Acción antihipertensiva | Hipertensión arterial |
| Actividad de β-carotenos | Antienvejecimiento; protector de piel |
| Aumento de actividad inmune | Enfermedades infecciosas; varios tipos de cáncer |
| Actividad antialérgica | |
| Reducción en niveles de colesterol | |
| En plasma y LDL oxidado | Enfermedad cardiaca coronaria |

Tabla modificada de: Ghanbari, R.; Anwar, F.; Alkharfy, K. M.; Gilani, A. H.; Saari, N. *Valuable Nutrients and Functional Bioactives in Different Parts of Olive (Olea europaea L.). A Review.* Int. J. Mol. Sci., 2012; 13(3): 3291-3340.

## COMPUESTOS VOLÁTILES Y AROMÁTICOS

El aceite de oliva, comparado con otros aceites vegetales, se distingue por su aroma característico y sabor. Las características sensoriales, junto con su valor nutricional elevado, son los factores principales que han aumentado su consumo mundial. El análisis de sus compuestos volátiles es usado como un indicador de la calidad del aceite de oliva.

## FITOESTEROLES

Los esteroles de las plantas, también llamados fitoesteroles, incluyen una proporción grande de los lípidos o grasas no saponificables de los aceites vegetales. Ellos son derivados biosintéticamente del escualeno y forman el grupo de los triterpenos. La cantidad de esteroles en el aceite de oliva refinado es reducido en forma considerable en el proceso de refinamiento, y es tanto como el 25 por ciento. Los fitoesteroles son estructuralmente semejantes al colesterol, pero con algunas modificaciones. En el aceite de oliva crudo, el fitoesterol más común son el sitosterol —90 por ciento, aproximadamente— y el stigmasterol. El contenido y la composición de los esteroles son afectados por el cultivo, año de cosecha, grado de madurez de la fruta, tiempo de depósito entre la recolección y la extracción del aceite, y el método de extracción.

La dosis efectiva de los fitoesteroles para disminuir el colesterol malo en la sangre en un 8 a 15 por ciento es de 1.5-3 g/día. El principal mecanismo de esta acción es su interferencia con la solubilización del colesterol en las micelas intestinales, y así disminuye su absorción. También tienen efecto anticáncer en el colon, seno y próstata, poseen propiedades antiinflamatorias y actúan en la modulación del sistema inmune.

## TOCOFEROLES

Los tocoferoles son considerados los más importantes antioxidantes naturales solubles en lípidos, los cuales previenen la peroxidación lipídica por barrer radicales libres de oxígeno de las membranas celulares. Cuatro tipos diferentes de tocoferoles, llamados α-, β-, γ- y δ tocoferoles, han sido encontrados en el aceite de oliva. La cantidad del componente principal, α-tocoferol, varía de algunas ppm a 300 ppm. La concentración significativa del α-tocoferol en el VOO —aceite de oliva extra virgen— soporta la tasa vitamina E/PUFA ideal. La tasa

E/PUFA puede ser descrita como los miligramos de vitamina E por gramos de ácidos grasos poliinsaturados. Esta tasa, la cual nunca debe ser menor de 0.5, es raramente encontrada en el aceite de semillas; sin embargo, en el VOO está en el rango de 1.5 a 2.0. Estos compuestos son conocidos por contribuir a la capacidad antioxidante del aceite de oliva, así como también por realzar la estabilidad del aceite durante el proceso de fritura, al protegerlo de la degradación termooxidativa. También los tocoferoles en el aceite de oliva virgen actúan no solo como barrenderos de ROS, sino que también previenen la fotooxidación, al reaccionar con el oxígeno singlete por extinción física y reacción química. Por lo tanto, ellos incrementan la estabilidad de oxidación de los aceites durante el depósito, al prevenir los efectos de la luz. Por esto, los tocoferoles de los aceites defienden el cuerpo contra los ataques de los radicales libres y previenen los desórdenes de la piel, cáncer y arterioesclerosis. Algunos investigadores han demostrado una relación sinérgica entre la acción antioxidante de los fenólicos y de los tocoferoles.

## PIGMENTOS COLORANTES

El aceite de oliva, similar a otros aceites vegetales, contiene una cantidad considerable de pigmentos semejantes a las clorofilas y carotenoides. Las clorofilas son encontradas como feofitinas. El principal carotenoide presente en el aceite de oliva son los β-carotenos (0.3-4.4 ppm) y la luteína (trazas - 1.4 ppm).

La clorofila, un fotosensibilizador, puede iniciar la oxidación del aceite en el aceite de oliva cuando está expuesta a luz, al convertir el estado fundamental de la molécula de oxígeno, el oxígeno triplete ($3O_2$), al estado altamente reactivo excitado del oxígeno singlete ($1O_2$). Es interesante anotar que la reacción de fotooxidación —oxidación inducida por la luz— es

1000 a 1500 veces más rápida que la oxidación común del oxígeno triplete. Los β-carotenos enfrían el oxígeno singlete, realzando la estabilidad oxidativa contra la oxidación inducida por la luz —fotooxidación—.

La luteína tiene un efecto antioxidante y trabaja en combinación con el licopeno, como un agente muy activo contra el envejecimiento de la piel y el riesgo de cáncer. Un ingreso adecuado de carotenoides derivados de fuentes vegetales, incluyendo los VOO, puede actuar como un factor protector efectivo de la piel.

## Escualeno

El escualeno es un precursor bioquímico del colesterol y otros esteroides. Es ampliamente producido por las plantas y animales, y está muy extendido en la naturaleza, en especial entre las olivas, aceite de hígado de tiburón, germen de trigo y salvado de arroz. Luego, además de ser sintetizado entre las células, es consumido como parte integral de la dieta humana. El contenido de escualenos en el aceite de oliva es especialmente elevado: más del 0.7 por ciento (7 mg/g), comparado con otros aceites y grasas de la dieta humana. Solo el aceite de salvado de arroz contiene cantidades significativas (332 mg/100 g) cuando se compara con un gran número de otros aceites.

Todas las plantas y animales son capaces de producir escualenos. En el humano, el escualeno es sintetizado en el hígado y en la piel, transportado en la sangre por las lipoproteínas de muy baja densidad (VLDL) y la LDL, y secretado en grandes cantidades por las glándulas sebáceas.

Los escualenos han sido considerados un componente importante en la dieta mediterránea, debido a su potencial quimiopreventivo contra el cáncer. Niveles de escualeno en el cuerpo se alcanzan al incluir el aceite de oliva en la dieta —alrededor de 40 g/día, un valor común para la gente en los países mediterráneos— y puede tener un efecto inhibitorio considerable contra el desarrollo del cáncer.

La concentración elevada de escualenos en el aceite de oliva extra virgen los hace tener gran influencia antineoplásica en el cáncer de colon, seno y próstata. También es un gran protector contra el cáncer de piel, probablemente al barrer el oxígeno singlete producido por la radiación UV. El ingreso oral, así como la aplicación en la piel, han demostrado que dan fotoprotección a la piel.

La presencia de cantidades considerables de escualeno, junto con los $\alpha$-tocoferol y carotenoides en el VOO, proporciona un aspecto interesante y soporta su uso tópico como un ingrediente de cosméticos y cremas dermoprotectoras.

Por otra parte, el escualeno puede actuar como un sifón de xenobióticos —compuestos sintéticos producidos por el hombre, tóxicos para el cuerpo humano, ampliamente utilizados en todo tipo de industrias—, ayudando a su eliminación del cuerpo, y es frecuentemente usado en la preparación de emulsiones estables como ingrediente principal o secundario de los aceites. Las emulsiones de escualenos han sido usadas para varias aplicaciones, especialmente en el desarrollo de vacunas, medicamentos y otras sustancias medicinales. Debido a que el escualeno es bien absorbido en forma oral, ha sido utilizado para mejorar la entrega oral de moléculas terapéuticas. Hoy, los escualenos pueden realzar la calidad de vida si son tomados, continuamente, en forma oral.

## Dialcoholes triterpénicos

Hay otro grupo de compuestos presentes en la fracción no saponificable del aceite de oliva, llamados alcoholes triterpénicos, presentes en el rango de 500-3000 mg/kg. Los dos principales dialcoholes triterpénicos presentes en el aceite de oliva son el eritrodiol y el uvaol. Su concentración depende del cultivo. Una manera de distinguir el aceite de oliva virgen del aceite de oliva extraído con solventes está basada en la cantidad de eritrodiol y uvaol. De acuerdo con los estándares de la IOOC, la cantidad total de estos dos compuestos es ≤ 4.5 por ciento de los esteroles totales en el VOO, mientras que en el aceite de orujo de oliva —aceite extraído con disolventes después de la extracción mecánica— su límite es de ≥ 4.5 por ciento.

## Hojas del olivo

Históricamente, las hojas del olivo han sido usadas como remedio para el tratamiento de la fiebre y otras enfermedades similares al paludismo en países de Europa y del Mediterráneo, semejantes a Grecia, España, Italia, Francia, Turquía, Palestina, Marruecos y Túnez. Como componente dietario, las hojas han sido consumidas en forma de extracto, un polvo completo de la hierba. Las hojas del olivo contienen muchos compuestos bioactivos potenciales, con propiedades antioxidantes, antihipertensivas, antiinflamatorias, hipoglicemiantes e hipocolesterolémicas.

Varios informes han demostrado que las hojas del olivo pueden disminuir la presión arterial, incrementar el flujo sanguíneo en las arterias coronarias, mermar las arritmias y prevenir los espasmos de los músculos intestinales. Las hojas también tienen propiedades antimicrobianas contra diversos microorganismos, como las bacterias, hongos y el *Mycoplasma*.

Los beneficios potenciales para la salud de las hojas del olivo están relacionados principalmente con los polifenoles de bajo peso molecular.

Debido a estas actividades y a los compuestos biofenoles de gran valor, el uso del extracto de las hojas del olivo se ha incrementado dramáticamente en las industrias alimentaria y farmacéutica, como aditivo de alimentos y materiales alimentarios funcionales. El extracto completo de la hoja es recomendado para alcanzar grandes beneficios a la salud, debido a la presencia de efectos aditivos y/o sinérgicos de sus fitoquímicos.

Ha sido demostrado que la oleuropeína disminuye la secreción de insulina en células enriquecidas en $H_2O_2$, y los niveles de malondialdehido y otros marcadores de estrés oxidativo. El extracto de hojas de oliva ha sido utilizado ampliamente en medicina tradicional, al demostrarse que protege la viabilidad de las células beta del páncreas y protege contra la muerte celular después de exposición a citocinas, a través de la supresión de la activación de caspasa 3/7, al proteger la secreción de insulina, y reducir las especies reactivas de oxígeno.

## VINAGRES

El vinagre se puede dividir en tres grupos: a) vinagre de vino o fermentado; 2) vinagre destilado; y c) vinagre artificial. Todos los vinagres son soluciones que contienen, principalmente, ácido acético entre un 5 y un 18 por ciento.

El vinagre puede reducir el efecto glicémico de un alimento, fenómeno relacionado con la saciedad y el consumo reducido de estos. El ácido acético del vinagre disminuye la respuesta glicémica, al inhibir la digestión por disacaridasas en el epitelio del intestino delgado o por estimular el ingreso de glucosa y la utilización en los tejidos periféricos.

Sin embargo, los vinagres derivados de frutas o granos, como el de manzana, jerez, balsámico y de arroz, contienen polifenoles.

## LECTURAS RECOMENDADAS

1) Ghanbari, R.; Anwar, F.; Alkharfy, K. M.; Gilani, A. H.; Saari, N. *Valuable Nutrients and Functional Bioactives in Different Parts of Olive (Olea europaea L.). A Review.* Int. J. Mol. Sci., 2012; 13(3): 3291-3340.

2) Boaz, M.; Leibovitz, E.; Dayan, Y. B.; Wainstein, J. *Functional Foods in the Treatment of Type 2 Diabetes:*

*Olive Leaf Extract, Turmeric and Fenugreek: A Qualitative Review.* Functional Foods in Health and Disease, 2011; 1(11): 472-481.

3) Buckland, G.; Mayén, A. L.; Agudo, A.; Travier, N.; Navarro, C.; Huerta, J. M.; Chirlaque, M. D.; Barricarte, A.; Ardanaz, E.; Moreno-Iribas, C.; Marín, P.; Quirós, J. R.; Redondo, M. L.; Amiano, P.; Dorronsoro, M.; Arriola, L.; Molina, E.; Sánchez, M. J.; González, C. A. *Olive Oil Intake and Mortality within the Spanish Population (EPIC-Spain).* Am. J. Clin. Nutr., 2012; 96(1): 142-149.

4) Yanai, H.; Tomono, Y.; Ito, K.; Furutani, N.; Yoshida, H.; Tada, N. *Diacylglycerol Oil for the Metabolic Syndrome.* Nutr. J., 2007; 6: 43. doi: 10.1186/1475-2891-6-43.

5) Beardsell, D.; Francis, J.; Ridley, D.; Robards, K. *Health Promoting Constituents in Plant Derived Edible Oils.* J. Food Lipids, 2002; 1: 1-34.

6) Doureradjou, P.; Chandra Koner, B. *Effect of Different Cooking Vessels on Heat Induced Lipid Peroxidation of Different Edible Oils.* J. Food Biochemistry, 2008; 32(6): 740-751.

CAPÍTULO 19

AZÚCARES

## CARBOHIDRATOS E ÍNDICE GLICÉMICO

El índice glicémico es un sistema que permite comparar la *calidad* de un carbohidrato contenido en un alimento —por ejemplo, el arroz— y es basado en el nivel de glucosa que se alcanza después de comer ese alimento; mientras que la carga glicémica es la división que se hace entre el índice glicémico y la cantidad de carbohidrato que contiene ese alimento.

La dieta con índice glicémico (IG) y carga glicémica (GL) relativamente elevado se asocia a riesgo incrementado de enfermedad cardiovascular, accidentes cerebrovasculares (ACV) y diabetes tipo 2 en personas con sobrepeso.

## LESIÓN OXIDATIVA Y AZÚCARES

La lesión oxidativa está implicada en la etiología del cáncer, enfermedad cardiovascular y otros desórdenes degenerativos (ver capítulo de oxidación y nitrosación).

Los antioxidantes son compuestos con el potencial de reducir la oxidación y, por lo tanto, tienen la habilidad de barrer los radicales libres y otras especies reactivas de oxígeno.

Las recomendaciones dietarias actuales son aumentar la ingesta de alimentos ricos en antioxidantes antes que suplementar nutrientes específicos farmacológicos, determinando una carga antioxidante total (CAT) para administrar a cada paciente.

El jarabe de maíz y el azúcar refinado son los principales endulzantes en las dietas occidentales, y carecen de vitaminas, minerales y fitoquímicos. Lo ideal podría ser empezar a consumir más alimentos ricos en granos naturales o encontrar sustitutos al azúcar, provenientes de otras fuentes vegetales.

## Azúcar refinado

El consumo de azúcar refinado ha aumentado en los últimos treinta años y esto se ha relacionado con la ganancia de peso, obesidad, síndrome metabólico y algunas variedades de cáncer. La American Heart Association (AHA), por la epidemia de enfermedades crónicas que estamos padeciendo, ha recomendado restringir la ingesta de azúcar a 150 y 100 calorías diarias en el hombre y en la mujer, respectivamente.

Sin embargo, la mayoría de los estudios que enlazan enfermedades con el consumo de azúcar están basados en estudios experimentales que utilizan modelos que usan fructosa y glucosa pura, los cuales no son consumidos en forma normal por los humanos.

El ingreso aumentado de calorías provenientes de azúcar está más relacionado con la ingesta de bebidas azucaradas y productos de panadería y pastelería endulzados con jarabes de maíz altos en fructosa, y no en sí por la ingesta de azúcar. Las gaseosas, al ser tomadas, no dan sensación de saciedad, a diferencia de los que produce un alimento sólido, lo que lleva a un aumento en su consumo.

El azúcar blanco refinado en todo el mundo se produce a partir de la planta de la caña de azúcar (*Saccharum officinarum*, *S. spontaneum*, *S. barberi*, *S. sinense* y sus híbridos); una pequeña porción se obtiene de la remolacha (*Beta vulgaris* L. ssp. *Saccharata*). La sacarosa está concentrada en el tallo, el cual se tritura para extraer un jugo rico en esta; se clarifica y hierve hasta obtener un jarabe espeso; y se cristaliza para producir azúcar de caña en bruto. El azúcar refinado se obtiene con pasos químicos adicionales para eliminar componentes de color y no azucareros, siendo la melaza un subproducto de este proceso.

El azúcar morena es azúcar refinada a la cual se le añaden diversas cantidades de melaza —~ 3.5 por ciento y 6.5 por ciento, respectivamente, para el azúcar morena *light* y oscura—.

Debemos recordar que la sacarosa es un disacárido que contiene 50 por ciento de fructosa y 50 por ciento de glucosa.

La melaza, un jarabe espeso, oscuro, es un subproducto del procesamiento de la caña de azúcar y de la remolacha. Consta de carbohidratos fermentables —sacarosa, fructosa, glucosa— y varios materiales orgánicos no azucarados —betaína y otros aminoácidos, minerales y elementos traza, además de vitaminas, en especial de complejo B. La melaza es utilizada principalmente como alimento en el ganado y fuente de carbón en los procesos de fermentación, como en la producción de etanol; por tradición, es utilizada en las granjas como endulzante y sustituto calórico en la producción de pasteles. La melaza es considerada un alimento seguro (GRAS) por la FDA.

La condensación de aminoácidos y carbohidratos —reacción de Maillard—, formados durante el procesamiento del azúcar, es muy elevada en la melaza, y produce compuestos orgánicos complejos y polímeros aromáticos que dan el color y el sabor de la melaza, y son responsables de la gran capacidad antioxidante.

Muchos azúcares diferentes al azúcar de caña o remolacha están disponibles, pero no se utilizan ampliamente, aunque tienen gran capacidad antioxidante. Estos incluyen los jugos de plantas —estevia, por ejemplo— y frutas, jarabes al natural —de arce, de agave— o fabricados del azúcar crudo y algunos granos —melaza, malta de cebada, arroz—, la miel y/o el azúcar de la caña en bruto.

Los jarabes de maíz utilizados en la alimentación existen en dos formas: el HFCS-55, muy utilizado para endulzar bebidas carbonatadas —gaseosas—, que contiene 55 por ciento de fructosa y 45 de glucosa; y el HFCS-42, ampliamente usado en productos horneados, que contiene 42 por ciento de fructosa y 58 de glucosa.

El azúcar blanco refinado y el jarabe de maíz tienen capacidad antioxidante total (CAT) < 0.01 mmol/100 g, mientras que el azúcar de caña en bruto tiene 0.2 a 0.3 mmol/100 g. El azúcar moreno posee gran CAT en relación al azúcar refinada, con un promedio de 0.69 a 0.36 mmol/100 g. La melaza —*blackstrat*— y la oscura tienen la mayor CAT, con 4.89 mmol/100 g. Los jarabes de malta —de arroz integral y cebada— poseen una CAT de 1 a 1.5 mmol/100 g. El contenido antioxidante de la miel es similar al de la caña de azúcar en bruto.

El jarabe de arce, ahora disponible ampliamente en Colombia, se obtiene de la savia del árbol, la cual se cocina y concentra; contiene aproximadamente un 67 por ciento de sólidos, principalmente azúcares, pero también minerales y algunas vitaminas. Incluye cantidades importantes de calcio, potasio, manganeso, magnesio, fósforo, hierro y tiamina. También contiene compuestos fenólicos con capacidad antioxidante.

Finalmente, la disminución de la ingesta de azúcar en planes dietéticos, siguiendo las recomendaciones de la AHA, disminuye la incidencia de síndrome metabólico.

## MIEL Y PROPÓLEO

La miel es un líquido rico en azúcar, producido por las avejas a partir del néctar de las flores, que lo digieren parcialmente y luego regurgitan en las colmenas, almacenándola en los panales, donde la evaporación del agua concentra los azúcares. La miel es vendida en bruto o refinada; esta última es la más comercializada. La miel es rica en compuestos fenólicos y tiene CAT similar a la caña de azúcar en bruto. Varía ligeramente de acuerdo con el tipo de néctar consumido por la aveja.

El propóleo es una sustancia resinosa coleccionada por las abejas de un variedad de plantas. La composición química es compleja y varía según el origen geográfico, dependiendo de la flora local y fenología de las plantas. El propóleo tiene gran rango de actividades antibacterianas, antivirales, antiinflamatorias y antioxidantes.

Estudios con propóleo han demostrado disminución de la peroxidación lipídica inducida por radicales libres y aumento de la actividad de superóxido dismutasa en un 20.9 por ciento después de ingerirlo por más de treinta días.

## Edulcorantes de calorías bajas

Dentro de los edulcorantes, incluimos el acesulfame de potasio, aspartame, neotame, sacarina, estevia y sucralosa. Todos tienen la capacidad de estimular el receptor de sabor dulce lingual, sin proporcionar calorías. Estos receptores, similares a las papilas gustativas linguales, se encuentran localizados en las células enteroendocrinas del tubo digestivo y, en forma similar al azúcar, los endulzantes aumentan la secreción de incretina, hormona parecida al péptido 1, similar al glucagón (GLP-1). Los efectos conocidos del GLP-1 incluyen vaciamiento gástrico retardado y aumento de la secreción de insulina, y suprimen el apetito. En estudios, la sucralosa sobrerregula los transportadores de glucosa intestinal, aumentando la tasa en la cual la glucosa es absorbida del intestino al torrente circulatorio.

Más del 15 por ciento de los niños mayores de los dos años en los Estados Unidos usan estos endulzantes y la proporción crece día a día. Lo grave es que quienes consumen estos endulzantes suben más de peso y son obesos. Las bebidas azucaradas son la principal fuente calórica hoy en USA: hoy representa el 15 por ciento de las calorías ingeridas por los grupos poblacionales. Los jóvenes adolescentes consumen, en ese país, un promedio de 375 kcal en las bebidas por día.

A diferencia de los carbohidratos con contenido elevado de fibras, las bebidas azucaradas son malos nutrientes y su consumo se asocia a la ingesta de comidas saladas y rápidas. Cada día, la ingesta de bebidas azucaradas está ligada a enfermedades crónicas, como la diabetes tipo 2, hipertensión y enfermedad coronaria. Una explicación propuesta es que las bebidas azucaradas producen poca saciedad y respuesta dietaria compensatoria.

Otra explicación es el uso de jarabe de maíz alto en fructosa, ingrediente clave en las bebidas azucaradas.

Varios estudios han demostrado la interacción significativa entre un factor dietológico —ingesta de bebidas azucaradas— y predisposición genética a la obesidad. Al disminuir o suspender las bebidas azucaradas, estos riesgos desaparecen.

## Lecturas recomendadas

Galland, L. *Diet and Inflammation*. Nutr. Clin. Pract., 2010; 25: 634-640. Volver a leer para todos los alimentos.

Foreyt, J.; Kleinman, R.; Brown, R. J.; Lindstrom, R. The Use of Low-calorie Sweeteners by Children: Implications for Weight Management. J. Nutr., 2012; 142(6): 1155S-1162S.

Staudacher, H. M.; Lomer, M. C.; Anderson, J. L.; Barrett, J. S.; Muir, J. G.; Irving, P. M.; Whelan, K. Fermentable Carbohydrate Restriction Reduces Luminal Bifidobacteria and Gastrointestinal Symptoms in Patients with Irritable Bowel Syndrome. J. Nutr., 2012; 142(8): 1510-1518.

Caprio, S. Calories from Soft Drinks - *Do They Matter?* N. Engl. J. Med., 2012; 367: 1462-1463.

Lowndes, J.; Kawiecki, D.; Pardo, S.; Nguyen, V.; Melanson, K. J.; Yu, Z.; Rippe, J. M. *The Effects of Four Hypocaloric Diets Containing Different Levels of Sucrose or High Fructose Corn Syrup on Weight Loss and Related Parameters.* Nutr. J., 2012; 11: 55. doi: 10.1186/1475-2891-11-55.

De Ruyter, J. C.; Olthof, M. R.; Seidell, J. C.; Katan, M. B. *A Trial of Sugar-free or Sugar-Sweetened Beverages and Body Weight in Children.* N. Engl. J. Med., 2012; 367: 1397-1406. doi: 10.1056/NEJMoa1203034.

Phillips, K. M.; Carlsen, M. H.; Blomhoff, R. *Total Antioxidant Content of Alternatives to Refined Sugar.* J. Am. Diet Assoc., 2009; 109(1): 64-71. doi: 10.1016/j.jada.2008.10.014.

Valli, V.; Gómez-Caravaca, A. M.; Di Nunzio, M.; Danesi, F.; Caboni, M. F.; Bordoni, A. *Sugar Cane and Sugar Beet Molasses, Antioxidant-rich Alternatives to Refined Sugar.* J. Agric. Food Chem., 2012; 60(51): 12508-12515. doi: 10.1021/jf304416d.

Medić-Sarić, M.; Rastija, V.; Bojić, M.; Males, Z. *From Functional Food to Medicinal Product: Systematic Approach in Analysis of Polyphenolics from Propolis and Wine.* Nutr. J., 2009, Jul. 22; 8: 33. doi: 10.1186/1475-2891-8-33.

# Capítulo 20

## Bebidas

La OMS (Organización Mundial de la Salud) recomienda que el agua que necesita el cuerpo humano para vivir debe ser tomada a través de la ingesta de agua pura —no en bolsas ni recipientes plásticos—, jugos de frutas, bebidas lácteas y tradicionales, como té, chocolate y café. En los últimos años, han aparecido cientos de referencias y estudios médicos sobre la utilidad de estas últimas en la prevención y aun curación de diversas enfermedades de origen inflamatorio y oxidante.

Desafortunadamente, la industria de bebidas azucaradas, especialmente multinacionales, ha pretendido, en base a su publicidad avasalladora y engañosa, desvirtuar los atributos benéficos del café, del té y del chocolate sobre la salud humana, situación que no es real. Con la aparición de las denominadas bebidas energéticas, el ser humano sigue reemplazando las bebidas saludables por productos que tienen componentes en su fabricación que están contribuyendo aún más a la epidemia de enfermedades que nos aquejan y que pueden tener relación con la industrialización de la industria alimentaria.

Procederemos a analizar el café, el chocolate y el té en forma minuciosa, no pretendiendo suplir los múltiples tratados sobre ellas, existentes en la literatura mundial. Además, por su importancia día a día, revisaremos el vino, cuyos efectos benéficos son similares al jugo de uva, en especial la variedad Isabella (ver capítulo 23 de jugo de uvas y vino). Al final, analizaremos las bebidas gaseosas y energéticas.

## Café

Freedman y colaboradores, en un estudio publicado en "New England Journal of Medicine", han demostrado que los hombres que beben más de seis tazas de café al día tienen un 10 por ciento menos de riesgo de muerte, y las mujeres, un 15 por ciento.

Al igual que otros estudios publicados, beber café disminuye la incidencia de diabetes, accidente cerebrovascular (ACV) y enfermedades inflamatorias. Además, se relaciona con menos lesiones y accidentes.

Otros estudios y metaanálisis demuestran que el café tiene efecto preventivo en la aparición del cáncer de endometrio, hepatocelular y, posiblemente, en el cáncer de seno. En el cáncer de recto, hay alguna evidencia.

El café impide el cáncer de colon. Reduce el colesterol, ácidos biliares y secreción de esteroles neutros en el colon, lo que aumenta la motilidad y reduce la exposición a sustancias carcinogénicas.

Las bebidas con café cafeinado y descafeinado previenen o disminuyen el riesgo de cáncer del colon, mientras que el café descafeinado también merma el riesgo de cáncer de recto. No se observó ninguna asociación con la ingesta de té.

El café tiene un promedio de 180 mg de cafeína por taza de 8 onzas, mientras que una botella de 12 onzas de cola — bebida negra azucarada— tiene 64 mg. La vida media de la cafeína es de 3 a 3.5 horas.

Los estudios que analizan los efectos de la cafeína en niños son limitados y se han enfocado más a nivel de la conducta. En general, dosis de cafeína de 3.0 mg/kg de peso corporal no han producido efectos adversos en niños, pero sus efectos a nivel de SNC han llevado a la recomendación de que la ingesta diaria debe ser limitada a 2.5 mg/kg de peso corporal.

## POLIFENOLES DEL CAFÉ

Los fitoquímicos o polifenoles presentes en el café se denominan hidroxicinamatos, entre los que se destacan: el ácido cafeico, el ácido ferúlico y el ácido p-coumárico, esterificados con ácido quínico para formar estructuras conjugadas conocidas como ácidos cafeolquínico, ácidos ferulolquínico y ácidos p-cumaroilquínicos, respectivamente.

El 5-O-cafeoilquínico es el ácido clorogénico dominante, proporcionando 350 mg por porción. Además, los granos del café también tienen ácidos clorogénicos menores.

Dentro de los componentes del café implicados y benéficos para la salud están la cafeína, el cafestol, el kahweol, el ácido cafeico y el ácido clorogénico. El cafestol y el kahweol, ingredientes activos del aceite de café, disminuyen la mutación en el DNA y la tumorogénesis en modelos animales. El ácido cafeico y el clorogénico son antioxidantes y se informa que disminuyen la mutilación del DNA; estos ácidos son metabolizados por las bacterias probióticas para formar metabolitos activos.

## CAFEÍNA

### FARMACOCINÉTICA

La cafeína es rápidamente absorbida por vía oral, con concentraciones pico en suero en 30-60 minutos, con una vida media de aproximadamente 4.5 horas, con gran variabilidad entre los individuos; solo un 1-3 por ciento es excretada en la orina, sin cambios. La cafeína experimenta el metabolismo por vía hepática. La coingestión crónica de alcohol puede prolongar la vida media de la cafeína en aproximadamente un 72 por ciento. La nicotina acelera el metabolismo de la cafeína y el dejar de fumar puede incrementar los niveles de cafeína en plasma.

## Farmacología

Estudios experimentales en ratones han demostrado que la ingesta de cafeína (0.1 por ciento en agua) disminuye la glucosa plasmática y las concentraciones de insulina en los animales alimentados con una dieta elevada en azúcares y grasa, con disminución de la presión arterial media. La cafeína también merma el aumento en el peso corporal y la adiposidad visceral observada en ratas alimentadas con una dieta elevada en grasas.

La remoción de grasa abdominal que produce la cafeína hace que la grasa eliminada no se transporte a otras áreas que sirven de depósito de grasa, como la región subcutánea. En relación al metabolismo óseo, el consumo de café causa un efecto negativo en el balance del calcio, sin relación con la osteoporosis. La cafeína reduce la reabsorción renal de calcio y, posiblemente, la eficiencia en la absorción del calcio a nivel intestinal.

## Funcionalidad del café

Fuera de los efectos preventivos a nivel de cáncer intestinal, existen otros que muestran los beneficios en otros sistemas orgánicos. Los estudios en animales han demostrado que la administración de cafeína tópica u oral inhibe el desarrollo de cáncer escamoso en piel.

Bhupathiraju y colaboradores recientemente demostraron que las personas que toman café con cafeína tienen un riesgo bajo de presentar diabetes tipo 2. En cambio, las que ingieren bebidas gaseosas azucaradas y carbonatadas endulzadas artificialmente tienen riesgo elevado de presentar diabetes tipo 2. El efecto benéfico del café relacionado con la prevención de la diabetes tipo 2 se vincula con el aumento en los niveles de las globulinas enlazadas a las hormonas sexuales y el efecto que ejercen sobre el metabolismo del azúcar. Shafique y colaboradores exponen que la ingesta de café disminuye la incidencia de presentación de formas severas de cáncer de próstata, al reducir la resistencia a la insulina, hormonas sexuales y factores similares a la insulina. Para alcanzar este resultado, deben tomarse mínimo cuatro tazas de café al día.

## CHOCOLATE

La dieta es uno de los factores clave en un estilo de vida comprometido en la génesis, prevención y control de enfermedades cardiometabólicas. El chocolate era considerado en la antigüedad bebida de dioses. Los efectos del chocolate en la fatiga fueron primero descritos por el emperador azteca Montezuma II —nacido c. 1480; reinó entre 1502 y 1520—, quien refirió: "La bebida divina aumenta la resistencia y combate la fatiga. Una copa de esta bebida preciosa [cocoa] le permite a un hombre caminar el día entero sin consumir alimentos". El Códice Badiano habla de los usos de los frutos del chocolate para tratar la fatiga.

Los productos derivados del chocolate contienen flavonoles que previenen enfermedades cardiovasculares. Estudios recientes —experimentales y observacionales— han sugerido que el consumo de chocolate tiene influencia positiva en la salud humana por sus efectos antioxidantes, antihipertensivos, antiinflamatorios, antiaterogénicos y antitrombóticos.

## POLIFENOLES DEL CHOCOLATE

Los flavanoles presentes en el chocolate están como monómeros —epicatequina y catequina (taninos)—, dímeros, oligómeros y polímeros, también llamados procianidinas (*Tabla 1*).

El efecto antioxidante de la quercetina, constituyente del chocolate natural contra la acción hecha por el estrés oxidativo, es el mecanismo principal del efecto protector del chocolate en las lesiones en el hígado inducidas por el alcohol.

## FUNCIONALIDAD DEL CHOCOLATE

Los flavonoides de los alimentos basados en plantas mejoran la función cognitiva, con reducción del riesgo de demencia. Los flavanoles, subclase de los flavonoides, son los responsables de esta acción; además, se ha demostrado que optimizan la función endotelial y disminuyen la presión arterial, al causar vasodilatación de la vasculatura periférica. Messerli, en un editorial del "New England Journal of Medicine", compara la mayor ingesta de chocolate per cápita con el número de Premios Nobel recibidos.

Debemos recordar que, desde la infancia, cambios moleculares y microscópicos de las paredes de los vasos sanguíneos ocurren en forma previa a la elevación de la presión arterial, mientras que los cambios macroscópicos visibles como vasos de la retina estrechos se correlacionan con niveles elevados de la presión arterial en edades tan tempranas como los 6 años de edad. La marca de chocolate con más flavonoides en Europa es Haigh's.

Buitrago y colaboradores, en metaanálisis reciente coordinado desde Bogotá y publicado en el "British Medical Journal", demuestran que la ingesta diaria de chocolate por ocho semanas mejoró notoriamente la función cognitiva en adultos mayores con declinar temprano de la memoria y sin efectos secundarios. Además, redujo en forma significativa la presión arterial, con mejoría de marcadores metabólicos. Esta mejoría se asoció a una disminución de la resistencia a la insulina, por lo que sugiriere un papel importante del metabolismo de la glucosa en modular la función cognitiva.

El consumo elevado de chocolate se asoció con la merma de un tercio de desórdenes cardiometabólicos, con un 37 por ciento de reducción de enfermedad cardiovascular, 31 por ciento de reducción de diabetes y 29 por ciento de reducción de accidentes cerebrovasculares.

El chocolate es conocido por aumentar neurotransmisores similares a la fenil-etilamina, serotonina y amandamina en el cerebro. Un desequilibrio en estos neurotransmisores ha sido informado en pacientes con fatiga crónica. Sathyapalanet y colaboradores, en estudio reciente, informan que la ingesta de 15 g, tres veces al día de una barra de chocolate, con 85 por ciento de sólidos de cacao rico en polifenoles por ocho semanas, disminuyó de manera importante los síntomas de fatiga crónica en los pacientes participantes en el estudio, efecto benéfico obtenido por el alto contenido de polifenoles en el tipo de chocolate utilizado.

## Probióticos y chocolate

Hoy se sabe que el desequilibrio entre los dos troncos bacterianos predominantes en el intestino grueso, los *Bacteroidetes* y los *Firmicutes*, juega papel importante en los desórdenes metabólicos, obesidad y la diabetes.

La ingesta de catequina-(+) del chocolate incrementa en forma significativa el crecimiento del grupo *Clostridium coccoides-Eubacterium rectale*, *Bifidobacterias spp.* y *E. coli*, inhibiendo en forma significativa el grupo *Clostribium histolyticum*, con regulación y generación de un estado antiinflamatorio.

**Tabla 1. Composición de las bebidas reconstituidas derivadas del chocolate**

| Componente | Bebidas con flavonoles elevados | Bebida con flavonoles bajos del chocolate* |
|---|---|---|
| Energía (Calorías) | 113 | 112 |
| Grasa (g) | 1.3 | 1.3 |
| Grasa saturada (g) | 0.8 | 0.8 |
| Colesterol (mg) | 4.8 | 4.6 |
| Proteína (g) | 8.7 | 8.9 |
| Carbohidratos (g) | 16.3 | 15.9 |
| Azúcar (g) | 9.6 | 9.0 |
| Sodio (mg) | 197 | 204 |
| Potasio (mg) | 507 | 573 |
| Flavanoles de la cocoa (monómeros a decámeros totales) (mg) | 494 | 29 |
| Monómeros (mg) | 110 | 6 |
| Epicatequina | 89 | 3 |
| Catequina | 21 | 3 |
| Dímeros (mg) | 99 | 11 |
| Total de trímeros a decámeros (mg) | 285 | 12 |
| Cafeína (mg) | 15 | 17 |
| Teobromina (mg) | 185 | 177 |

* Los voluntarios consumieron una bebida diaria con chocolate después de su comida de mediodía por cuatro semanas.

Modificada de: Tzounis, X.; Rodríguez-Mateos, A.; Vulevic, J.; Gibson, G. R.; Kwik-Uribe, C.; Spencer, J. P. S. *Prebiotic Evaluation of Cocoa-derived Flavanols in Healthy Humans by Using a Randomized, Controlled, Double-blind, Crossover Intervention Study*. Am. J. Clin. Nutr., 2011; 93: 62-72.

En el estudio de Tzounis y colaboradores, se demostró que el ingreso diario de bebidas achocolatadas con 494 mg de flavonoles induce el crecimiento de Lactobacilos y Bifidobacterias, con todos los efectos benéficos para el organismo de estas bacterias. Además, disminuye los niveles de la proteína C reactiva, marcador conocido de enfermedad cardiovascular. Los flavonoles de la cocoa disminuyen el crecimiento del *Cl. Histolyticum* y *Cl. Perfringens*, bacterias implicadas en la progresión del cáncer y la enfermedad inflamatoria intestinal. Los *Lactobacillus* y *Bifidobacterium* no experimentan cambios.

Sin embargo, hay que tener en cuenta otros aspectos relacionados con el chocolate. Por ejemplo, la densidad energética elevada de los chocolates disponibles (2100kJ = 500 kcal; 100 g) obliga a pensar que el consumo aumentado puede producir ganancia de peso, factor de riesgo para la hipertensión, dislipidemia, diabetes y desórdenes cardiometabólicos. Además, el contenido alto de azúcar y grasa en los chocolates disponibles comercialmente nos obliga a buscar una estrategia comercial que reduzca estos, mejorando los efectos benéficos del chocolate. Por otro lado, no conocemos las diferencias que pueden existir entre los diferentes tipos de chocolate y las enfermedades cardiometabólicas. En este estudio no se evaluó si el beneficio es similar en pacientes con enfermedades cardiacas, pero sí parece existir.

Se comprueba que la ingesta de chocolate en dosis elevadas reduce el peso, debido a las propiedades de los flavonoides en la energía celular y en el efecto hipolipidémico.

Té

El té es una de las bebidas más populares en el mundo y es consumido por un tercio de la población mundial. El té (*Camellia sinensis*) es manufacturado como negro (78%), verde (20%), té oolong (2%) y el té blanco (sin porcentaje).

El té se prepara en infusiones de agua caliente con hojas de té verde o negro. Una taza típica de té en las sociedades occidentales es preparada al mezclar una bolsa de té (1.8-2.4 g) en 200-250 mL de agua caliente por tres a cinco minutos.

Suplementos dietarios de extracto de té verde descafeinados están disponibles en los mercados para proporcionar los efectos de los flavanoles sin los efectos de la cafeína.

El consumo de té se ha asociado con un riesgo disminuido de desarrollar cáncer de esófago, colon y recto, estómago, pulmón y próstata, así como de reducir el riesgo de gastritis atrófica, enfermedad coronaria y la incidencia de ACV. El té no tiene efecto benéfico en el cáncer de colon.

Hay múltiples estudios que demuestran la disminución de la presencia de cáncer con la ingesta de té verde, mas no de té negro.

Sus beneficios son debidos a la actividad antioxidante y por inhibir el crecimiento de vasos sanguíneos nuevos en los tumores malignos.

POLIFENOLES DEL TÉ

Los beneficios biológicos del té son debidos al contenido de flavanoles. Los flavanoles del té —70 por ciento de su contenido— son un grupo de polifenoles naturales encontrados en los tés verde y negro. Cuatro derivados flavanoles son encontrados en el té: epicateína (-) (EC), epigalocatequina (-) (EGC), EC galato (ECG) y ECG galato (EGCG).

Los flavanoles son el 6-16 por ciento del peso de hojas de té verde seco. Durante el proceso de manufactura del té negro y del oolong, las hojas de té son trituradas para permitir que la polifenol oxidasa catalice la oxidación y polimerización de los flavanoles a polímeros llamados teaflavinas (2-6%) y terubiginas (20%). Estos polímeros contribuyen al color característico brillante naranja-rojo del té negro. Del 3 al 10 por ciento de los flavanoles permanecen en el té negro. La fracción principal de los polifenoles del té negro está constituida por compuestos de peso molecular elevado, llamados terubiginas, las cuales han sido mal caracterizadas. El té negro es completamente *fermentado*", mientras que el té verde no lo es, y contiene, a diferencia del té negro, principalmente, epicatequina, epicatequina galato, epigalocatequina y epigalocatequina galato, siendo esta última la principal y más abundante. El té oolong es fermentado en forma parcial y contiene teasintensinas, además de otro polifenoles.

La capacidad antioxidante de los polifenoles *in vivo* es debido a varios factores: 1) actividad barrendera de radicales de oxígeno; 2) efecto quelante de iones metales; 3) estabilidad de los radicales de oxígeno formados después del efecto barrendero; y 4) sensibilidad al pH. Van Acker y colaboradores demostraron que la actividad barrendera de radicales está relacionada con el potencial de oxidación electroquímico de los flavonoides. Los flavonoides con más bajo potencial electroquímico muestran mayor actividad barrendera.

Además, los extractos de las tres variedades de té afectan el crecimiento y viabilidad de las células T de la leucemia linfoblástica y los mononucleares de sangre periférica. Estos extractos tienen efecto diferencial en la producción de la IL-2 —citocina proinflamatoria— por parte de las células leucémicas, hallazgo no observado en células normales. En células cancerosas, disminuyen su producción, y en células normales, la aumentan. Los tres extractos inducen generación de H2O2; este efecto es mayor por el té verde y el oolong.

Los estudios hechos con té en la prevención de la diabetes mellitus tipo 2 son contradictorios.

## FUNCIONALIDAD DEL TÉ

Los extractos de té, especialmente la EGCG, asesinan muchas células cancerosas, incluyendo las T de leucemia tipo Jurkat, a través de mecanismos diversos, incluyendo la activación de la caspasa-3 proapoptósica. Uno de los mecanismos que produce apoptosis —muerte celular programada— es el que se desarrolla a través de los efectos prooxidantes del H2O2, mientras que la muerte de las células leucémicas es por el bloqueo de la catalasa, la cual degrada el H2O2 a agua y O2.

Se refiere que, en mujeres japonesas, el consumo de té verde está inversamente relacionado con la aparición de la diabetes tipo 2. Sin embargo, confirman que la ingesta de té no actúa a nivel del metabolismo de la glucosa ni de la insulina. Sin embargo, sí genera saciedad y sensación de llenura.

## TÉ Y PREBIÓTICOS

Ha sido demostrado que los compuestos fenólicos del té afectan el crecimiento de bacterias patógenas como el *Clostridium perfringens*, *Clostridium difficile* y *Bacteroides spp.*, incrementando las especies de *Bifidobacterias* o *Lactobacilos* —bacterias probióticas o benéficas—.

El té modifica la proporción de bifidobacterias al actuar como prebiótico, efecto visto incluso en estudios realizados en población anciana. La administración de cuatro catequinas del té aumenta en forma significativa las bifidobacterias, en especial la *B. adolescentis, B. longum, B. breve* y *B. infantis*, y lactobacilos, mientras la cantidad de *Bacteroidaceae, eubacteria, Clostridia* y *Enterobacteriaceae* disminuye.

## BEBIDAS AZUCARADAS (GASEOSAS)

El consumo de bebidas gaseosas azucaradas ha sido asociado a exceso de peso y un riesgo incrementado de diabetes tipo 2. Esto se encuentra ligado a mayor riesgo de mortalidad, enfermedad cardiovascular, algunos cánceres y otras enfermedades crónicas. Las gaseosas son la fuente principal de azúcares en la dieta americana.

Reemplazar las gaseosas azucaradas por gaseosas bajas en calorías puede ser usado para reducir el ingreso calórico, mientras que las gaseosas endulzadas artificialmente han sido etiquetadas como una alternativa saludable, debido a la carencia de calorías. Sin embargo, no se sabe si deben ser utilizadas para reemplazar las gaseosas azucaradas o no, debido a que también se han asociado a diabetes tipo 2, síndrome metabólico, cánceres y enfermedad cardiovascular, aunque estos resultados pueden deberse a la causalidad reversa.

Las bebidas gaseosas contribuyen a la diabetes tipo 2 por la fuerte asociación con la ganancia de peso. También, el ingreso elevado de gaseosas produce un rápido y dramático incremento en la glucosa sanguínea y concentraciones de insulina, lo que genera una carga glicémica dietaria elevada, que, a la vez, produce intolerancia a la glucosa, resistencia a la insulina, reacción inflamatoria, ganancia de peso, obesidad y mayor riesgo de diabetes tipo 2. Además, la fructosa, constituyente de la sacarosa y los jarabes de maíz utilizados para endulzar, es metabolizada a lípidos en el hígado, llevando a un incremento en la lipogénesis —mayor producción de grasa— hepática *de novo*, dislipidemia y resistencia a la insulina.

La fructosa también promueve la acumulación de adiposidad visceral, situación que da mayor riesgo al desarrollo de diabetes. La fructosa es el único azúcar conocido por aumentar los niveles de ácido úrico; la hiperuricemia usualmente precede al desarrollo de obesidad, hiperinsulinemia y diabetes tipo 2.

Otro tipo de bebida azucarada relacionada con diabetes tipo 2 en este estudio son los denominados *jugos de cajita*, ya que los ingredientes no son jugos de frutas o concentrados 100 por ciento fabricados a partir de fruta fresca, a diferencia del jugo natural, que no se asocia a diabetes ni síndrome metabólico.

El peso excesivo y la DM tipo 2 se han ligado a riesgo incrementado de linfomas y leucemias.

La consistencia de los alimentos afecta el ingreso energético. La energía consumida en forma líquida produce menor disminución del apetito que la misma carga de energía en forma sólida.

La mayoría de los fabricantes han utilizado el aspartame como un endulzante artificial en las bebidas gaseosas. Estudios a corto plazo no han referido efectos secundarios, pero un estudio a largo plazo realizado en ratas sugiere una incidencia incrementada de linfomas, leucemias y carcinomas de células transicionales en la pelvis, uréter y vejiga de una manera dosis dependiente en rangos que son considerados seguros en humanos —dosis tan bajas como 20 mg/kg de peso corporal—.

Schernhammer y colaboradores, en un estudio de seguimiento de veinte años, encontraron en los hombres que ingieren gaseosas en la dieta —más de una dosis día— asociación incrementada con la aparición de linfoma no-Hodgkin y mieloma múltiple, comparado con los que no toman gaseosas. La ingesta de gaseosas azucaradas se asoció a linfoma no-Hodgkin, pero no con mieloma múltiple. Ninguno de estos estudios mostró asociación significativa en mujeres. Los autores observaron un mayor riesgo de contraer leucemia con ingestas elevadas de gaseosa, sin diferencia entre sexos.

En relación al mecanismo de acción de los endulzantes artificiales utilizados en las gaseosas de bajas calorías que pueda explicar los hallazgos, es conocido que el aspartame se metaboliza a metanol, ácido aspártico y fenilalanina si se almacena a temperatura ambiente o por encima de esta. Los autores sugieren que la actividad enzimática elevada de la enzima alcohol deshidrogenasa tipo I en hombres induce tasas elevadas de conversión del metanol a formaldehido carcinogénico, lo cual explicaría la diferencia entre sexos para el linfoma y el mieloma. Debido a que el etanol inhibe el metabolismo del metanol, las personas con ingresos bajos de etanol pueden tener mayor actividad de deshidrogenasa y tasas más elevadas de conversión a formaldehido.

En otro estudio realizado en el Japón, Eshak y colaboradores investigaron la asociación entre gaseosas y enfermedad cerebro cardiovascular durante dieciocho años. Observaron, en forma similar al estudio americano, que las mujeres tienen mayor riesgo de sufrir ACV y no enfermedad cardiaca, hallazgos no observados en hombres. Hay que tener en cuenta que en el Japón la ingesta de gaseosa es mucho menor que en USA.

En todos estos estudios, los hallazgos y relación del consumo de gaseosas, sus constituyentes y patologías, son sugestivos, pero no concluyentes, por lo que se sugieren más estudios para demostrar evidencias.

En relación a los colorantes utilizados en la fabricación, en especial de las gaseosas *negras*, sí existe gran controversia, ya que se sugiere un efecto carcinogénico. En el año 2012, los fabricantes de Coca-Cola y Pepsi Cola fueron obligados, en el estado de California, a cambiar los colorantes de caramelo o a ajustar la fórmula, buscando disminuir los niveles de la sustancia química denominada metil-imidazol, la cual se suele formar durante los procesos de cocción, so pena de incluir en las etiquetas una leyenda que dijera que contienen colorantes que producen cáncer. Por la magnitud del mercado en este estado americano, realizaron la modificación de la fórmula de fabricación de forma inmediata. Lo grave es que el resto del mundo consume la gaseosa negra con este colorante.

Desde 2012, cursa en la FDA —Administración de Alimentos y Medicinas de USA— un derecho de petición que busca prohibir el uso de colorantes a base de sulfato de amoniaco.

## Bebidas energéticas

Las bebidas energéticas que contienen cafeína y otros suplementos *promotores de energía* y vitaminas del complejo B apa-

255

recieron, en 1997, con la marca Red Bull. Posterior a esto, han surgido diversas marcas, como Rockstar, Monster, etcétera.

En dos onzas de bebida, hay el equivalente a una taza de café. Existe un producto llamado Energy Sheets —hojas de energía— que se disuelve en la lengua y contiene 100 mg de cafeína por porción.

Las bebidas energéticas mezcladas con alcohol se han vuelto un problema de salud pública. La ingesta se ha asociado con trastornos del SNC y cardiovasculares graves, que llevan a mortalidad. Se han informado casos de convulsiones posterior a la ingesta de estas bebidas (*Tabla 2*).

Además, estas bebidas usualmente contienen otras sustancias, como taurina, guaraná, ginseng, ginkgo biloba, L-carnitina, leche de cardo, complejo B, glucoronolactona y otros. Por ejemplo, la guaraná es la planta que contiene más cafeína en el mundo.

Se ha informado tres muertes asociadas a la mezcla de bebidas energéticas con alcohol: todos los pacientes murieron entre las veinticuatro horas posteriores de su consumo: uno murió de edema pulmonar hemorrágico, otro de fibrilación ventricular, y el último, con gran edema cerebral y pulmonar.

**Tabla 2. Ingredientes comunes añadidos a las bebidas energéticas**

| Ingrediente (papel fisiológico) | Beneficio propuesto* | Daño potencial |
|---|---|---|
| L-carnitina: necesaria para el transporte de AG de cadena larga a la mitocondria. | Mejoría en eficiencia muscular y ejercicio de resistencia. | > riesgo de endometriosis en modelo de animales. |
| No se conoce el papel fisiológico del ginkgo biloba. | Mejoría de la cognición (memoria y concentración). | Riesgo de hemorragia, hemorragia intracerebral, <agregación plaquetaria. Aumenta convulsiones en epilépticos, produce exantema generalizado agudo e interactúa con el efovinez, produciendo falla virológica. |
| No se conoce papel fisiológico del ginseng. | Mejoría en cognición, mejora rendimiento, reduce lesión muscular, < fatiga. | Evidencia de hepatotoxicidad en modelos caninos. Prolongación de QT y *Torsades de Pointes* en un paciente. Probable interacción con warfarina. |
| Inositol: isómero cíclico de la glucosa. | Metabolismo de glucosa. Modulación de serotonina. | Ninguno conocido. |
| Leche de cardo (silibinina/ silimarina). No se conoce papel fisiológico. | Detoxificación hepática (se incluye específicamente para prevenir efectos tóxicos de alcohol. | Interacciones múltiples con la CYP. Produce pustulosis exantemática generalizada. |
| Taurina: aminoácido no esencial. | Mejoría de cognición y tolerancia al ejercicio. | Empeoramiento de la función diastólica al usar con tabaco. En pacientes con enfermedad renal, produce mareo. |
| Vitaminas. Complejo B. | Apoya el rendimiento mental y físico. | Niacina: enrojecimiento, hepatotoxicidad. Piridoxina: polineuropatía periférica. |

CYP: Citocromo oxidasa; *: no existe evidencia pequeña que soporte la mayoría de los beneficios propuestos en las cantidades sugeridas.

Modificada de: Wolk, B. J.; Ganetsky, M.; Babu, K. M. *Toxicity of Energy Drinks.* Curr. Opin. Pediatr., 2012; 24(2): 243-251.

## LECTURAS RECOMENDADAS

1) Wolk, B. J.; Ganetsky, M.; Babu, K. M. *Toxicity of Energy Drinks.* Curr. Opin. Pediatr., 2012; 24(2): 243-251.

2) Buitrago-Lopez, A.; Sanderson, J.; Johnson, L.; Warnakula, S.; Wood, A.; Di Angelantonio, E.; Franco, O. H. *Chocolate Consumption and Cardiometabolic Disorders: Systematic Review and Meta-analysis.* B. M. J., 2011, Aug, 26; 343: d4488. doi: 10.1136/bmj.d4488.

3) Freedman, N. D.; Park, Y.; Abnet, C. C.; Hollenbeck, A. R.; Sinha, R. *Association of Coffee Drinking with Total and Cause-specific Mortality.* N. Engl. J. Med., 2012; 366(20): 1891-1894.

4) Ellinger, S.; Reusch, A.; Stehle, P.; Helfrich, H. P. *Epicatechin Ingested Via Cocoa Products Reduces Blood Pressure in Humans: A Nonlinear Regression Model with a Bayesian Approach.* Am. J. Clin. Nutr., 2012; 95(6): 1365-1377.

5) Tzounis, X.; Rodriguez-Mateos, A.; Vulevic, J.; Gibson, G. R.; Kwik-Uribe, C.; Spencer, J. P. S. *Prebiotic Evaluation of Cocoa-derived Flavanols in Healthy Humans by Using a Randomized, Controlled, Double-blind, Crossover Intervention Study.* Am. J. Clin. Nutr., 2011; 93: 62-72.

6) Neves, A. R.; Lucio, M.; Lima, J. L. C.; Reis, S. *Resveratrol in Medicine Chemistry: A Critical Review of its Pharmacokinetics, Drug- Delivery, and Membrane Interactions.* Curr. Med. Chemistry, 2012; 19: 1663-1681.

7) Henning, S. N.; Fajardo-Lira, C.; Lee, H. W.; Youssefian, A. A.; Go, V. L. W.; Heber, D. *Catechin Content of 18 Teas and a Green Tea Extract Supplement Correlates With the Antioxidant Capacity.* Nutrition and Cancer, 2003; 45(2): 226-235.

8) Bayer, D.; Jansen, J.; Beltz, L. A. *Differential Effects of Tea Extracts on Growth and Cytokine Production by Normal and Leukemic Human Leukocytes.* Functional Foods in Health and Disease, 2012; 2(4): 72-85.

9) Arab, L. *Epidemiologic Evidence on Coffee and Cancer.* Nutrition Cancer, 2010; 62(3): 271-283.

10) Boban, M.; Modun, D. *Uric Acid and Antioxidant. Effects of Wine.* Croat. Med. J., 2010; 51: 16-22.

11) De Bock, M.; Derraik, J. G. B.; Cutfield, W. S. *Polyphenols and Glucose Homeostasis in Humans.* Am. J. Clin. Nutr., 2012; 112(6): 808-815.

12) Stervbo, U.; Vang, O.; Bonnensen, C. *A Review of the Content of the Putative Chemopreventive Phytoalexin Resveratrol in Red Wine.* Food Chemistry, 2007; 101: 449-457.

13) Sokpor, G.; Addai, F. K.; Gyasi, R. K.; Bugyei, K. A.; Ahenkorah, J.; Hottor, B. *Voluntary Ingestion of Natural Cocoa Extenuated Hepatic Damage in Rats with Experimentally Induced Chronic Alcoholic Toxicity.* Functional Food in Health and Disease, 2012; 2(5): 166-187.

14) Sinha, R.; Cross, A. J.; Daniel, C. R.; Graubard, B. I.; Wu, J. W.; Hollenbeck, A. R.; Gunter, M. J.; Park, Y.; Freedman, N. D. *Caffeinated and Decaffeinated Coffee and Tea Intakes and Risk of Colorectal Cancer in a Large Prospective Study.* Am. J. Clin. Nutr., 2012; 96(2): 374-381.

15) Queipo-Ortuño, M. I.; Boto-Ordóñez, M.; Murri, M.; Gomez-Zumaquero, J. M.; Clemente-Postigo, M.;

Estruch, R.; Cardona Diaz, F.; Andrés-Lacueva, C.; Tinahones, F. J. *Influence of Red Wine Polyphenols and Ethanol on the Gut Microbiota Ecology, and Biochemical Biomarkers.* Am. J. Clin. Nutr., 2012; 95(6): 1323-1334.

16) Song, F.; Qureshi, A. A.; Han, J. *Increased Caffeine Intake is Associated with reduced Risk of Basal Cell Carcinoma of the Skin.* Cancer Res., 2012; 72: 3282-3289.

17) Chan, E. K.; Quach, J.; Mensah, F. K.; Sung, V.; Cheung, M.; Wake, M. *Dark Chocolate for Children's Blood Pressure: Randomized Trial.* Arch. Dis. Child., 2012; 97(7): 637-640.

18) Panchal, S. K.; Wong, W. Y.; Kauter, K.; Ward, L. C.; Brown, L. *Caffeine Attenuates Metabolic Syndrome in Diet-induced Obese Rats.* Nutrition, 2012; 28(10): 1055-1062.

19) Ried, K.; Sullivan, T. R.; Fakler, P.; Frank, O. R.; Stocks, N. P. *Effect of Cocoa on Blood Pressure.* Cochrane Database of Systematic Reviews, 2012, Issue 8. Art. Nº CD008893. doi: 10.1002/14651858.CD008893.pub2.

20) Messerli, F. H. *Chocolate Consumption, Cognitive Function, and Nobel Laureates.* N. Engl. J. Med., 2012, Oct; 10: 1-3.

21) Massot-Cladera, M.; Pérez-Berezo, T.; Franch, A.; Castell, M.; Pérez-Cano, F. J. *Cocoa Modulatory Effect on Rat Faecal Microbiota and Colonic Crosstalk.* Arch. Biochem. Biophys., 2012; 527(2): 105-112. doi: 10.1016/j.abb.2012.05.015.

22) Byun, E. B.; Choi, H. G.; Sung, N. Y.; Byun, E. H. *Green Tea Polyphenol Epigallocatechin-3-gallate Inhibits TLR4 Signaling through the 67-kDa Laminin Receptor on Lipopolysaccharide-stimulated Dendritic Cells.* Biochem. Biophys. Res. Commun., 2012; 426(4): 480-485. doi: 10.1016/j.bbrc.2012.08.096.

23) Desideri, G.; Kwik-Uribe, C.; Grassi, D.; Necozione, S.; Ghiadoni, L.; Mastroiacovo, D.; Raffaele, A.; Ferri, L.; Bocale, R.; Lechiara, M. C.; Marini, C.; Ferri, C. *Benefits in Cognitive Function, Blood Pressure, and Insulin Resistance through Cocoa Flavanol Consumption in Elderly Subjects with Mild Cognitive Impairment: The Cocoa, Cognition, and Aging (CoCoA) Study.* Hypertension, 2012, Sep; 60(3): 794-801. doi: 10.1161/HYPERTENSIONAHA.112.193060.

24) Calani, L.; Dall'Asta, M.; Derlindati, E.; Scazzina, F.; Bruni, R.; Del Rio, D. *Colonic Metabolism of Polyphenols from Coffee, Green Tea, and Hazelnut Skins.* J. Clin. Gastroenterol., 2012; 46: S95-S99. doi: 10.1097/MCG.0b013e318264e82b.

25) Al-Othman, A.; Al-Musharaf, S.; Al-Daghri, N. M.; Yakout, S.; Alkharfy, K. M.; Al-Saleh, Y.; Al-Attas, O. S.; Alokail, M. S.; Moharram, O.; Sabico, S.; Kumar, S.; Chrousos, G. P. *Tea and Coffee Consumption in Relation to Vitamin D and Calcium Levels in Saudi Adolescents.* Nutr. J., 2012, Aug, 20; 11: 56. doi: 10.1186/1475-2891-11-56.

26) Josic, J.; Olsson, A. T.; Wickeberg, J.; Lindstedt, S.; Hlebowicz, J. *Does Green Tea Affect Postprandial Glucose, Insulin, and Satiety in Healthy Subjects: A Randomized Controlled Trial.* Nutr. J., 2010; 9: 63.

27) Aune, D. *Soft Drinks, Aspartame, and the Risk of Cancer and Cardiovascular Disease.* Am. J. Clin. Nutr., 2012; 96(6): 1249-1251. doi: 10.3945/ajcn.112.051417.

28) Cuomo, R.; Savarese, M. F.; Sarnelli, G.; Nicolai, E.; Aragri, A.; Cirillo, C.; Vozzella, L.; Zito, F. P.; Verlezza, V.; Efficie, E.; Buyckx, M. *The Role of a Pre-load Beverage on Gastric Volume and Food Intake: Comparison between Non-caloric Carbonated and Non-carbonated Beverage.* Nutr. J., 2011; 10: 114. doi: 10.1186/1475-2891-10-114.

29) Jin, J. S.; Touyama, M.; Hisada, T.; Benno, Y. *Effects of Green Tea Consumption on Human Fecal Microbiota with Special Reference to Bifidobacterium Species.* Microbiol. Immunol., 2012; 56(11): 729-739. doi:10.1111/j.1348-0421.2012.00502.x.

30) Choudhary, M.; Grover, K. *Development of Functional Food Products in Relation to Obesity.* Funct. Foods Health Dis., 2012: 2(6): 188-197.

31) Shafique, K.; McLoone, P.; Qureshi, K.; Leung, H.; Hart, C.; Morrison, D. S. *Coffee Consumption and Prostate Cancer Risk: Further Evidence for Inverse Relationship.* Nutr. J., 2012; 11: 42. doi: 10.1186/1475-2891-11-42.

32) Bhupathiraju, S.; Pan, A.; Malik, V. S.; Manson, J. E.; Willett, W. C.; y cols. *Caffeinated and Caffeine-free Beverages and Risk of Type 2 Diabetes.* J. Clin. Nutr., 2012. doi: 10.3945/ajcn.112.048603.

33) De Gottardi, A.; Berzigotti, A.; Seijo, S.; D'amico, M.; Thormann, W.; Gabraldes, J.; y cols. *Postprandial Effects of Dark Chocolate on Portal Hypertension in Patients with Cirrhosis: Results of a Phase 2, Double blind, Randomized Controlled Trial.* Am. J. Clin. Nutr., 2012; 96: 584-590.

34) Schöffl, I.; Kothmann, J. F.; Schöffl, V.; Rupprecht, H. D.; Rupprecht, T. *"Vodka Energy": Too Much for the Adolescent Nephron?* Pediatrics, 2011; 128: e227. doi: 10.1542/peds.2010-2677.

35) Wedick, N. M.; Mantzoros, C. S.; Ding, E. L.; Brennan, A. M.; Rosner, B.; Rimm, E. B.; Hu, F. B.; Van Dam, R. M. *The Effects of Caffeinated and Decaffeinated Coffee on Sex Hormone-binding Globulin and Endogenous Sex Hormone Levels: A Randomized Controlled Trial.* Nutr. J., 2012; 11: 86. doi: 10.1186/1475-2891-11-86.

36) Sathyapalan, T.; Beckett, S.; Rigby, A. S.; Mellor, D. D.; Atkin, S. L. *High Cocoa Polyphenol Rich Chocolate May Reduce the Burden of the Symptoms in Chronic Fatigue Syndrome.* Nutr. J., 2010; 9: 55. doi: 10.1186/1475-2891-9-55.

37) Wu, P. H.; Lin, S. K.; Lee, B. S.; Kok, S. H.; Wang, J. H.; Hou, K. L.; Yang, H.; Lai, E. H.; Wang, J. S.; Hong, C. Y. *Epigallocatechin-3-gallate Diminishes Cytokine-stimulated Cyr61 Expression in Human Osteoblastic Cells: A Therapeutic Potential for Arthritis.* Rheumatology (Oxford), 2012; 51(11): 1953-1965. doi: 10.1093/rheumatology/kes174.

38) Eshak, E. S.; Iso, H.; Mizoue, T.; Inoue, M.; Noda, M.; Tsugane, S. *Soft Drink, 100% Fruit Juice, and Vegetable Juice Intakes and Risk of Diabetes Mellitus.* Clin. Nutr., 2013; 32(2): 300-308. doi: 10.1016/j.clnu.2012.08.003.

# Capítulo 21

## Leches animales y huevo

Otro producto alimentario bastante cuestionado en la actualidad es la leche, en especial la de vaca. No encontramos artículos científicos en la literatura médica que comprueben un efecto perjudicial sobre la salud humana, excepto cuando la leche materna, sin causa justificable, es reemplazada por leches *artificiales* o *de tarro* en la alimentación del niño.

## Leche de vaca

Frecuentemente, y más un *término de moda*, es referida la presencia de alergia a las proteínas de la leche de vaca. Creemos que la incidencia de alergia o intolerancia a la leche de vaca es mucho menor, debido a que, al empezar a considerarnos un *país desarrollado*, nos olvidamos de que la presencia de Giardiasis —parásito intestinal— en nuestro medio es mayor al 90 por ciento, y al ser difícil confirmar su presencia en exámenes convencionales, no tratamos a la población en forma adecuada. Además, si los tratamos con medicamentos como el metronidazol, que sigue siendo la elección ideal, olvidamos que la enzima lactasa debe activarse poco a poco y que el proceso de reinicio de la lactosa de vaca debe ser lento y gradual. Si realimentamos súbitamente con cantidades grandes de leche, obligatoriamente aparecerán náusea, distensión abdominal, meteorismo y diarrea, entre otros signos y síntomas.

Igualmente, se asocia la ingesta de leche de vaca con enfermedades vasculares. Sin embargo, Warensjo y colaboradores, en una revisión reciente, informan que la ingesta de ácidos grasos de leche y productos lácteos fermentados tiene una relación inversa con la presentación de un primer accidente cerebrovascular, hallazgos similares a los informados por Weinehalla y colaboradores, en el estudio MONICA, realizado en Suecia, donde refieren que la ingesta de leche y sus derivados no tiene asociación con riesgo de cerebro y/o cardiovascular.

Tanaka y colaboradores, en el Japón, han demostrado que la ingesta de leche, queso y productos lácteos fermentados durante el embarazo se relaciona en forma inversa con la aparición de caries en la infancia. El estudio EPIC-InterAct Study, realizado en ocho países europeos, ha arrojado una relación inversa entre la ingesta de bebidas lácteas fermentadas —yogur, por ejemplo— y la aparición de diabetes tipo 2, efecto benéfico dado por los contenidos de calcio, vitamina D y magnesio.

Suero es un término general que típicamente nombra la parte líquida translúcida de la leche que permanece posterior al proceso de manufactura del queso. De este líquido, las proteínas del suero son separadas y purificadas.

El suero es uno de los dos principales grupos de proteínas de la leche bovina, con un 20 por ciento, y la caseína es el 80 por ciento restante.

La mayoría de los constituyentes de la proteína del suero proporcionan niveles elevados de aminoácidos esenciales y de cadena ramificada. La proteína del suero es más reconocida por su aplicabilidad en nutrición deportiva. Los productos del suero son útiles en panadería, aderezos de ensaladas, emulsificadores, fórmulas infantiles y fórmulas de nutrición médica.

## Variedades de la proteína del suero

Existen tres formas principales: en polvo, concentrada y como aislados de suero.

La proteína de suero en polvo es utilizada como aditivo en productos alimenticios cárnicos, bebidas fermentadas, panadería y aperitivos. La proteína en polvo tiene diversas variedades, incluyendo el suero dulce, suero ácido —visto en aderezos de ensaladas—, desmineralizado —para fórmulas infantiles— y reducido.

En la proteína concentrada se remueven el agua, la lactosa, cenizas y algunos minerales, y es muy utilizada en la medicina deportiva.

La proteína del suero aislada es la fuente más pura disponible. Más del 90 por ciento de la concentración es proteína. Durante el procesamiento, hay una reducción significativa de grasa y lactosa.

## Caseína

La caseína es la proteína más abundante en la leche bovina (70-80%) y es la responsable del color blanco de la leche. Similar a la proteína del suero, la caseína es una proteína completa, que contiene niveles elevados de calcio y fósforo.

La caseína se encuentra en la leche en forma de micelas, partículas coloidales grandes. Una propiedad atractiva de las micelas de caseína es la habilidad de formar un gel o coágulo en el estómago, lo que permite la liberación lenta de aminoácidos en el torrente circulatorio.

La leche de vaca contiene varias hormonas bioactivas, incluyendo el factor 1 (IGF-1) y el 2 (IGF-2), de crecimiento similar a la insulina. Las concentraciones elevadas de la IGF-1 (4-50 ng/mL) y de IGF-2 (40-50 ng/mL) en la leche de vaca están relacionadas con la hormona recombinante de crecimiento, la cual es administrada a las vacas para aumentar la producción de leche.

El consumo de leche de vaca incrementa la concentración sérica de IGF-1 en el período perinatal, adolescencia y vida adulta, mientras que durante la pubertad, un momento asociado a niveles incrementados de hormona de crecimiento, la concentración sérica de IGF-1 se eleva y es realzada por el consumo de leche. El consumo de la proteína de leche induce hiperinsulinemia posprandial. Debemos recordar que la homogenización y pasteurización afecta en menor medida los niveles de IGF-1 de la leche en relación con el procesamiento de derivados de la leche.

La IGF-1 y la GH (hormona del crecimiento) tienen un papel importante en la regulación del crecimiento, en el crecimiento de las células y en la homeostasis de diferentes tejidos.

## LECHE, PRODUCTOS LÁCTEOS Y CÁNCER

La mayoría de los estudios de cohorte y casos controlados han demostrado que la ingesta diaria de tres porciones de leche o productos lácteos es segura y no incrementa el riesgo de cáncer. Incluso, algunos estudios muestran un efecto protector.

Además, se demostró que la ingesta de leches fermentadas tiene un efecto protector, que depende de la dosis, y el queso no se asoció con el cáncer de vejiga. No existe información en cuanto a las leches bajas de grasa. Sin embargo, un estudio danés demostró alguna relación con la ingesta de mantequilla.

Acerca del cáncer se seno, la ingesta de leche y derivados lácteos es segura y no se ha encontrado ninguna asociación.

Dos estudios noruegos de cohortes demuestran que mujeres premenopáusicas con consumo elevado de leche tienen bajo riesgo de desarrollar cáncer de seno, en relación a mujeres con consumo bajo o nulo de leche. A pesar de la poca evidencia, la ingesta de leches fermentadas tiene un mayor efecto protector sobre la leche entera o la mantequilla.

En otro estudio de casos de control en Noruega, mujeres premenopáusicas con consumo elevado de queso blanco tienen la mitad de riesgo de desarrollar cáncer de seno, comparado con mujeres con consumo bajo.

No obstante, sí parece existir una relación con la grasa de la leche y el riesgo de desarrollar cáncer de seno se eleva, asociado a aumento de consumo de mantequilla.

La incidencia de cáncer de colon está reducida en sujetos con consumo regular o elevado de leche o sus derivados. El efecto protector es dosis dependiente y no tiene relación en el caso de mujeres con leches normales en grasas o bajas. El efecto protector de las leches fermentadas está relacionado con la presencia de butirato, entre otros.

La relación de ingesta de leche y cáncer está más relacionada con la presencia de un genotipo del receptor de la vitamina D.

## LECHE DE BÚFALO

La producción y consumo de leche de búfalo es la segunda después de la de vaca en el mundo. El valor nutritivo de la leche de búfalo es mayor que el de la de vaca, debido a su concentración elevada de grasa, lactosa, minerales y vitaminas.

Hay dos tipos generales de búfalo de agua: el tipo pantano (*Bubalus carabanesis*) y el tipo río (*Bubalus bubalis*), el cual es el más apreciado por la calidad de leche. El país que más tiene búfalos es la India, seguido por China. La leche de búfalo de río en la India tiene un 30 por ciento más alto precio que la leche de vaca. El queso mozzarella manufacturado a partir de leche de búfalo es el de más alto valor en la preparación de pastas en Italia y USA.

La leche de búfalo y sus derivados son una fuente excelente de ácido linoleico conjugado (CLA) para humanos, al igual que otros productos alimentarios procedentes de animales rumiantes. El isómero predominante en alimentos es el *cis*9, *trans* 11-CLA, llamado también ácido ruménico, y el *trans*10 *cis*12-CLA, encontrado primariamente en alimentos que contienen carne o en productos lácteos. Los efectos de los CLA son antiadipogénicos, antidiabetogénicos, anticarcinogénicos y antiarterioescleróticos.

La leche tiene más contenido de CLA que la carne, debido a la habilidad de los rumiantes de biohidrogenar los ácidos grasos insaturados de la dieta, con la ayuda de las bacterias —probióticas— presentes en el rumen —cuajo—. El contenido de CLA aumenta cuando los búfalos son alimentados con pasto.

Si la dieta del búfalo es suplementada con aceites poliinsaturados provenientes del aceite de maíz o de girasol, se incrementan en forma importante los CLA de la leche. Khanal y Oslon concluyen que la dieta del animal es el factor primario que realza la concentración de los CLA en los alimentos semejantes a la leche, carne y huevos.

La leche de búfalo contiene el doble de grasa que la leche de vaca y mayor cantidad de sólidos totales y caseína, haciéndola más adecuada para el procesamiento de diversos tipos de yogur, lo que da texturas cremosas y sabores muy agradables.

## Leche de cabra

La leche de cabra parece tener un efecto benéfico mayor sobre la salud que la leche de vaca. Su consumo —la leche de cabra es rica en ácidos grasos de cadena media (AGCM)—, frente a la leche de vaca, incrementa la secreción biliar de colesterol y disminuye la hipercolesterolemia y trigliceridemia, sin afectar la concentración de ácidos biliares, fosfolípidos en la bilis e índice litogénico. Este efecto se ha relacionado con la menor absorción y síntesis endógena de colesterol inducida por los

AGCM, más abundantes en la leche de cabra que en la de vaca, a lo que podría sumarse el aporte pequeño de ácido oleico de la leche de cabra, que es hipocolesterolemiante. Además, los efectos de la leche entera de cabra sobre el metabolismo lipídico son similares a los del aceite de oliva virgen.

La leche de cabra aumenta la absorción y el contenido del calcio en los huesos. Los AGCM de la leche de cabra incrementan el transporte pasivo de calcio en el intestino, al favorecer la formación de micelas y el flujo sanguíneo mucosa-serosa. Además, la fracción proteica rica en lisina y el contenido de vitamina D de la leche de cabra favorecen la utilización del calcio. Estos resultados apoyan el uso de alimentos ricos en AGCM, con preferencia sobre suplementos que contienen estos ácidos grasos.

## YOGUR

Por su calidad y contenido nutricional, la OMS y la Dietary Guidelines for Americans han recomendado, entre las bebidas lácteas, aumentar la ingesta de yogur en todos los grupos poblacionales. Constituye el 32 por ciento de la ingesta en la población europea, a diferencia de la americana, donde las cifras de consumo no alcanzan el 5 por ciento.

Diversos estudios refieren que el consumo de yogur mejora la calidad de vida y está inversamente relacionado con los niveles de triglicéridos, glucosa e insulina, resistencia a la insulina y presión arterial.

La ingesta de una porción diaria de yogur se relaciona con la ganancia promedio de cuatro años de vida en un estudio de más de 120 mil personas en USA, 60 por ciento menos de aparición del síndrome metabólico y menor engrosamiento en las arterias carótidas. Un metaanálisis encuentra menor incidencia de diabetes tipo 2 en quienes lo consumen.

Estudios realizados con yogur con diversas cepas probióticas han dado buenos resultados. Usar el *Bifidobacterium lactis* cepa Bb12 en bebidas fermentadas ha demostrado que tiene efectos benéficos en el metabolismo, al disminuir el colesterol LDL —malo— en pacientes con diabetes tipo 2, aumentar el colesterol HDL —bueno— en mujeres adultas y mejorar la tolerancia a la glucosa en señoras embarazadas. En niños, se relaciona con aumento en la excreción de IgA, lo que ayuda a prevenir infecciones gastrointestinales y respiratorias en este grupo poblacional, efecto confirmado también en mujeres adultas, en estudio publicado recientemente.

## Huevo

El huevo —en especial, la yema— es uno de los alimentos con más alto contenido de xantófilos —dan el color amarillo a la yema—, con mayor biodisponibilidad incluso que los vegetales verdes. Los carotenoides xantófilos, sobre todo la luteína y la zeaxantina, se acumulan en la zona macular de la retina y tienen un papel importante en la prevención de la degeneración macular —trastorno de la retina del ojo— relacionada con la edad.

En promedio, una yema de huevo contiene 175-400 µg de luteína y cerca de 200-300 µg de zeaxantina, pero este contenido es significativamente afectado por la composición del alimento de las gallinas. En la avicultura comercial, se usan con permiso xantófilos sintéticos en los concentrados alimentarios. En avicultura orgánica, plantas ricas en xantófilos son utilizadas para obtener la cantidad deseada en la yema del huevo. En los huevos por diseño, los cuales son enriquecidos con los compuestos que uno desee, a través de la modificación del concentrado, se han encontrado concentraciones de luteína tan elevados como 1.91 mg por yema. Otros xantófilos encontrados en la yema son el β- apo-8' etil éster del ácido carotenoico y la cantaxantina. En Europa, ocho variedades diferentes de xantófilos son permitidos, pero en Canadá, solo tres: la luteína —obtenida del aceite de caléndula—, la β-apo-8' y la cantaxantina.

Estudios diversos han demostrado que la cocción del huevo disminuye el contenido de xantófilos, con pérdida del 20 por ciento de la luteína, efecto visto en forma similar cuando el huevo se frita o prepara en microondas. La cocción disminuye todas las *E* xantófilas y aumenta los isómeros *Z*. El hervir el huevo disminuye todas las *E*-luteínas, *E*-zeaxantina y todas las *E*-cantaxantinas, mientras que el fritar y cocinar con microondas muestra pérdidas de la *E*-luteína.

La pasteurización de la yema de huevo líquida no influye en el contenido de xantófilos, mientras que se han observado reducciones significativas durante el tiempo de almacenamiento, independiente de la temperatura de almacenamiento (-18-20°C). Otro estudio ha demostrado que la cocción de huevos por diseño no disminuye la luteína. La cocción no genera otro tipo de isómeros.

## Lecturas recomendadas

1) Hoffman, J. R.; Falvo, M. J. *Protein. Which is Best.* J. Sport Science Medicine, 2004; 3: 118-130.

2) Chagas, C. E. A.; Rogero, M. M.; Martini, L. A. *Evaluating the Links between Intake of Milk/dairy Products and Cancer.* Nutrition Rev., 2012; 70(5): 294-300.

3) Han, X.; Lee, F. L.; Zhang, L.; Guo, M. R. *Chemical Composition of Water Buffalo Milk and Its Low-fat Symbiotic Yogurt Development.* Functional Foods in Health and Disease, 2012; 2(4): 86-106.

4) Nimalaratne, C.; Lopes-Lutz, D.; Schieber, A.; Wu, J. *Effect of Domestic Cooking Methods on Egg Yolk Xanthophylls*. J. Agric. Food Chem., 2012; 60(51): 12547-12552. doi: 10.1021/jf303828n.

5) Warensjö, E.; Smedman, A.; Stegmayr, B.; Hallmans, G.; Weinehall, L.; Vessby, B.; Johansson, I. *Stroke and Plasma Markers of Milk Fat Intake: A Prospective Nested Case-control Study*. Nutr. J., 2009; 8: 21. doi: 10.1186/1475-2891-8-21.

6) Tanaka, K.; Miyake, Y.; Sasaki, S.; Hirota, Y. *Dairy Products and Calcium Intake During Pregnancy, and Dental Caries in Children*. Nutr. J., 2012; 11: 33. doi: 10.1186/1475-2891-11-33.

7) Sluijs, I.; Forouhi, N. G.; Beulens, J. W.; Van der Schouw, Y. T.; Agnoli, C.; Arriola, L.; Balkau, B.; Barricarte, A.; Boeing, H.; Bueno-de-Mesquita, H. B.; Clavel-Chapelon, F.; Crowe, F. L-; De Lauzon-Guillain, B.; Drogan, D.; Franks, P. W.; Gavrila, D.; Gonzalez, C.; Halkjaer, J.; Kaaks, R.; Moskal, A.; Nilsson, P.; Overvad, K.; Palli, D.; Panico, S.; Quirós, J. R.; Ricceri, F.; Rinaldi, S.; Rolandsson, O.; Sacerdote, C.; Sánchez, M. J.; Slimani, N.; Spijkerman, A. M.; Teucher, B.; Tjonneland, A.; Tormo, M. J.; Tumino, R.; Van der A, D. L.; Sharp, S. J.; Langenberg, C.; Feskens, E. J.; Riboli, E.; Wareham, N. J. *InterAct Consortium. The Amount and Type of Dairy Product Intake and Incident Type 2 Diabetes: Results from the EPIC-InterAct Study*. Am. J. Clin. Nutr., 2012; 96(2): 382-90.

8) Wang, H.; Livingston, K. A.; Fox, C. S.; Meigs, J. B.; Jacques, P. F. *Yogurt Consumption is Associated with Better Diet Quality and Metabolic Profile in American Men and Women*. Nutr. Res., 2013; 33(1): 18-26. doi: 10.1016/j.nutres.2012.11.009.

9) Kabeerdoss, J.; Devi, R. S.; Mary, R. R.; Prabhavathi, D.; Vidya, R.; Mechenro, J.; Mahendri, N. V.; Pugazhendhi, S.; Ramakrishna, B. S. *Effect of Yoghurt Containing Bifidobacterium Lactis Bb12® on Faecal Excretion of Secretory Immunoglobulin A, and Human Beta-defensin 2 in Healthy Adult Volunteers.* Nutr. J., 2011; 10: 138. doi: 10.1186/1475-2891-10-138.

10) Sáyago-Ayerdi, S. G.; Vaquero, M. P.; Schultz-Moreira, A.; Bastida, S.; Sánchez-Muniz, F. J. *Utilidad y controversias del consumo de ácidos grasos de cadena media sobre el metabolismo lipoproteico y obesidad.* Nutr. Hosp., 2008; 23(3): 191-202.

# Capítulo 22

# Champiñones

Los champiñones o setas —hongos— tienen gran valor nutricional, pues son muy ricos en proteínas, con una cantidad importante de aminoácidos esenciales y fibra, pero bajos en grasa. Las setas comestibles también proporcionan un contenido significativamente nutricional de vitaminas —B1, B2, B12, C, D y E—. Las setas comestibles pueden ser una fuente de nutracéuticos semejantes a ácidos grasos no saturados, compuestos fenólicos, tocoferoles, ácido ascórbico y carotenoides.

Existen más de tres mil especies de hongos conocidos como *especies principales comestibles*, de las cuales cien son cultivadas en forma comercial.

Los hongos más cultivados alrededor del mundo son el *Abaricus bisporus* —hongo blanco y marrón—, seguido por el *Lentinula edode* —shiitake—, *Pleurotus spp., Pl. ostreatus* —hongo ostra—, *Pleurotus eryngii* —rey de las setas ostra— y *Flammulina velutipes* —hongo aguja de oro—.

Estas especies requieren tiempo de crecimiento corto, controles medioambientales escasos y pueden ser cultivados de una forma simple y barata.

**Tabla 1**
Información acerca de champiñones comestibles en Portugal

| Nombre científico (especie) | Foto | Nombre en inglés (nombre local) | Usos principales |
|---|---|---|---|
| Agaricus bisporus Imbach | | Hongo blanco/champiñon | Sopas, salsas, fritos o ensaladas |
| Agaricus bisporus Imbach | | Champiñon marrón/Portobelo | Sopas, salsas, fritos o ensaladas |
| Pleurotus ostreatus P. Kumm | | Champiñon ostra/ seta de árbol | Sopas, fritos con salsa de soya o se comen rellenos |
| Pleurotus eryngii (DC) Quel | | Champiñón ostra rey | Platos vegetarianos( consumidos frescos) servidos salteados, asados, estofados, cocinados o hervidos |
| Lentinula edodes Pegler | | Shiitake/Shiitake | Sopas, salsas, ensaladas. Puede ser preparaso similar a la carne |
| Flammulina velutipes Singer | | Champiñón "aguja de oro" seta de invierno | Sopas y ensaladas |

Tabla modificada de: Reis, F. S.; Barros, L.; Martins, A.; Ferreira, I. *Chemical Composition and Nutritional Value of the Most Widely Appreciated Cultivated Mushrooms: An Inter-species Comparative Study.* Food and Chemical Toxicology, 2012; 50: 191-197.

## COMPOSICIÓN

Los hongos blanco, marrón y rey de ostras tienen los niveles más elevados de proteína, sin significancia estadística (1.04-1.10 g/100 g). La composición de aminoácidos de los hongos es similar a las proteínas animales (ver la *Tabla 1* para conocer los diferentes tipos de champiñones comestibles disponibles en el medio).

La leucina, valina, glutamina, ácido glutámico y aspártico son los aminoácidos más abundantes.

El shiitake reveló el más alto contenido de cenizas (1.36 g/100 g) y grasa (0.35 g/100 g). El hongo marrón tienen el nivel más bajo de grasas (≤ 0.14 g/100 g). En general, los hongos son un alimento bajo en calorías y proporcionan cantidades bajas de grasa. El componente principal de las cenizas es el potasio y, dependiendo del hongo, el fósforo o el magnesio; además, tienen calcio, cobre, hierro y zinc.

Los carbohidratos (CH), descontando las proteínas calculadas, cenizas y grasas, fue el macronutriente más abundante y los niveles más elevados fueron encontrados en el shiitake (17.62 g/100 g). Por lo tanto, esta especie contribuye o da el más alto contenido energético (72.79 kcal/100 g). El contenido de carbohidratos incluye también la fibra semejante a los polisacáridos β-glicanos, chitina, hemicelulosas y sustancias de pectina. Un nivel apreciable y extremadamente elevado de fibra total fue informado en el *Agrocybe aegerita*, *A bisporus*, *P. seryngii* y *P. ostreatus*. Probablemente, el contenido alto de CH es debido a los niveles elevados de carbohidratos, no de la fibra, semejante a los azúcares, donde el shiitake también tiene los niveles más elevados.

Los hongos blanco y marrón presentan cantidades similares de macronutrientes, pero con más bajo contenido de proteínas y grasas, y los valores más elevados fueron encontrados en el *A. bisporus* de Italia y Taiwán.

Juntas, las especies de *Pleurotus* —hongo ostra y hongo de ostra rey— tienen similar composición nutricional, con menos niveles de proteínas y grasas. El hongo ostra posee contenido de proteínas, grasa, cenizas y energía menor, pero mayores niveles de humedad y carbohidratos que las especies de Croacia y Brasil, cultivadas en sustratos de arroz o de hoja de plátano.

El manitol y la trehalosa fueron los azúcares más abundantes encontrados en las especies comestibles estudiadas. El manitol predomina en el *A. bisporus* —hongo blanco y marrón— y en el shiitake, mientras que la trehalosa predomina en las otras especies *Pleurotus* —hongo ostra y ostra rey—. La sacarosa fue encontrada solamente en el hongo ostra rey y en el hongo aguja de oro —Enokitake— en muy bajas cantidades (0.03 y 0.09 g/100 g, respectivamente). Curiosamente, la fructosa fue el azúcar más abundante del hongo aguja de oro.

La ausencia de otros nutrientes —ejemplo: vitamina D2— en las especies cultivadas, en relación a las silvestres, puede ser debida al cultivo a oscuras de estas especies.

En relación a los ácidos grasos, se encontraron más de veintiséis diferentes. El principal ácido graso encontrado fue el ácido linoleico (C18:2n6c), que contribuye a la presencia de PUFA. El ácido oleico (C18:1n9c) fue el MUFA más abundante en todas las muestras, mientras que el ácido palmítico (C16:0) fue el mayor SFA. El shiitake tiene los niveles más elevados de PUFA (82.0%) y el más bajo nivel de MUFA (13-14%).

Diez especies de hongos silvestres en Yunnan (China) fueron analizados en su contenido de elementos trazas: *Boletus griseus*, *Boletus speciosus*, *Lactarius hygrophoroides*, *Leucopaxilus giganteus*, *Macrocybe gigantea*, *Melanoleuca arcuata*, *Morchella deliciosa*, *Mycena haematopus*, *Pulveroboletus ravenelii* y *Tricholoma matsutake*. Se buscó: calcio, cromo, cobalto, cobre, hierro, magnesio, manganeso, potasio, sodio y zinc. Las especies de hongo con más elevados niveles de minerales fueron: *B. griseus* para el sodio y el potasio; *P. ravenelli* para el cobre; *M. deliciosa* para el manganeso; *L. giganteus* para el cromo y el hierro; *M. gigantea* para el calcio, el magnesio y el zinc; y *T. matsutake* para el cobalto. Concluyen que el contenido de minerales depende de la especie y es afectado por el medio ambiente.

## Champiñones y polifenoles

El shiitake y el hongo marrón presentan las concentraciones más elevadas de tocoferoles (~ 11 ug/100 g), la primera especie, con el más alto nivel de las isoformas de $\alpha$- (0.92 ug/100 g) y $\delta$- (4.36 ug/100 g), y el hongo marrón, con los niveles más elevados de $\gamma$-tocoferol (7.65 ug/100 g). Los $\beta$-tocoferoles fueron encontrados solamente en las setas blanca, marrón y ostra rey, este último con mayor concentración (2.16 ug/100 g). Las especies *Agaricus* y *Pleurotus* tienen similar contenido de tocoferoles, pero con niveles diferentes de sus isoformas.

## FUNCIONALIDAD DE LOS CHAMPIÑONES

Dentro del Agaricus se encuentra la especie Portobella. La fortificación de la dieta con hongos blanco y marrón disminuye la severidad de la artritis, reduce los niveles plasmáticos de citocinas proinflamatorias e incrementa los niveles de la IL-6 —citocina o sustancia que contrarresta la inflamación—. A diferencia de los hongos blanco y marrón, el Portobella no disminuye la incidencia y severidad de los puntajes de artritis, la erosión del hueso e infiltración por mononucleares. El Portobella sí aumenta el peso corporal.

Los champiñones son ricos en dimetilsulfóxidos, sustancias que interfieren en todos los procesos generadores de arterioesclerosis. Este es uno de los beneficios de ingerir cualquier tipo de champiñón. Por ejemplo, el extracto seco (5%) de shiitake, maitake y *Agaricus bisporus* disminuye en forma significativa los niveles de colesterol en plasma y la presión arterial en ratas alimentadas con este extracto, posiblemente debido al componente eritadenina bioactivo. Por otra parte, el *P. ostreatum* también produce un efecto hipocolesterolémico e inhibe la peroxidación lípida.

Es importante recalcar que los champiñones son ricos en ergotioneina, un excelente antioxidante exclusivo de estos y algunas bacterias benéficas.

Además, los hongos contienen niveles elevados de selenio y cobre, micronutrientes esenciales necesarios para el funcionamiento de varias enzimas antioxidantes, que reducen el estrés oxidativo y la inflamación.

En los países orientales, la ingesta de champiñones es obligatoria en los pacientes tratados por diversos tipos de cáncer.

## Lecturas recomendadas

Reis, F. S.; Barros, L.; Martins, A.; Ferreira, I. Chemical Composition and Nutritional Value of the Most Widely Appreciated Cultivated Mushrooms: An Inter-species Comparative Study. Food and Chemical Toxicology, 2012; 50: 191-197.

Liu, H.; Zhang, J.; Li, T.; Shi, Y.; Wang, Y. Mineral Element Levels in Wild Edible Mushrooms from Yunnan, China. Biol. Trace Elem. Res., 2012; 147(1-3): 341-345.

Peterson, S.; Lucas, E. A.; Traore, D.; Christopher, L.; French, C.; Clarke, S. L.; Smkith, B. J.; Kuvibidila, S.; Lighfoot, S. A. Effects of Portabella Mushrooms on Collagen-induced Arthritis, Inflammatory Cytokines, and Body Composition in Dilute Brown Non-agouti (DBA1) Mice. Functional Foods in Health and Disease, 2011; 1(9): 279-296.

Martin, K. R. Both Common and Specialty Mushrooms Inhibit Adhesion Molecule Expression and In Vitro Binding of Monocytes to Human Aortic Endothelial Cells in a Pro-inflammatory Environment. Nutr. J., 2010; 16(9): 29. doi: 10.1186/1475-2891-9-29.

# Capítulo 23

## Vino y jugo de uvas

### Paradoja francesa

Los estudios epidemiológicos han demostrado la correlación que existe entre el consumo de vino tinto y la incidencia baja de enfermedades cardiovasculares (CV), fenómeno conocido como la paradoja *francesa*.

De hecho, ciertas poblaciones de Francia y España, a pesar de consumir dietas elevadas en grasa y ser sedentarios, tienen menor predisposición a padecer enfermedades CV. Por ejemplo: la incidencia de infarto es 40 por ciento menor en Francia que en otros países de Europa. Los estudios han demostrado que el resveratrol es uno de los responsables de estos beneficios.

En 1997, Jan y colaboradores demostraron las propiedades preventivas contra el cáncer, al ver que el resveratrol posee actividad contra los tres estados de carcinogénesis: iniciación, promoción y progresión. A partir de este estudio, otros más han estudiado y descubierto las propiedades antiinflamatorias, antioxidantes, anticarcinogénico, inhibidor del ciclo celular, antienvejecimiento, neuro y cardioprotector. Recientemente, se ha demostrado el gran potencial en el tratamiento de la obesidad y de la diabetes.

### Resveratrol

El resveratrol, químicamente conocido como el 3, 5, 4'-trihidroxiestilbeno —dos anillos fenoles enlazados por un enlace

doble estilbeno—, es un componente antioxidante polifenóli-
co que se presenta en forma natural en una gran variedad de
plantas. El resveratrol ha sido clasificado como una fitoale-
xina natural, sintetizada *de novo* por las plantas en respuesta
a lesiones, radiación ultravioleta (UV), exposición al ozono
y ataques fúngicos. El resveratrol pertenece a un gran grupo
de sustancias activas biológicamente; exhibe efectos benéficos
pleiotrópicos a la salud, incluyendo antioxidante, antiinflamatorio, cardioprotector y antitumoral.

El resveratrol ha sido encontrado en más de setenta plantas
y frutos, como las uvas moradas, arándanos, mora, fresa, rui-
barbo, maní y maní de pino, así como en el coco y en el cacao
(ver *Tabla 1*).

| Tabla 1. Contenido de resveratrol en diferentes alimentos | | |
|---|---|---|
| Fuente | Porción | Total de resveratrol/porción (ug) |
| Raíces de Itadori | 1 g | ~ 2200 |
| Té itadori | 200 ml | ~2000 |
| Uvas | 100 g | 150-780 |
| Vino rojo | 150 ml | 80-2700 |
| Jugo de uvas | 240 ml | 0.12-0.26 |
| Arándano | 100 g | 86-170 |
| Arándano agrio | 100 g | ~90 |
| Agráz | 100 g | ~77 |
| Pistacho | 28 g | 2.5-47 |
| Maní | 28 g | 0.6-50 |
| Cacahuates asados | 28 g | 0.5-2.2 |
| Mantequilla de maní | 32 g | 4.7-24 |
| Chocolate en polvo | 15 g | 19-34 |
| Chocolate negro | 15 g | 3.8-6.5 |
| Chocolate con leche | 15 g | 0.8-2.6 |

Tabla modificada de: Neves, A. R.; Lucio, M.; Lima, J. L. C.;
Reis, S. *Resveratrol in Medicine Chemistry: A Critical Review of its
Pharmacokinetics, Drug-Delivery, and Membrane Interactions.* Curr.
Med. Chemistry, 2012; 19: 1663-1681.

Las uvas son probablemente la fuente principal de resveratrol
para humanos, y este es el componente principal encontrado

en los vinos. En las uvas, especialmente cuando son infectadas con el *Botrytis cinerea*, este es sintetizado casi en su totalidad en la piel y su contenido es casi máximo antes de su maduración. Por lo tanto, la concentración más elevada de resveratrol se encuentra en la piel y en las semillas de las uvas —50-100 µg/g, correspondiendo a un 5-10 por ciento de su biomasa—.

El resveratrol es encontrado en la naturaleza en forma de isómeros tanto *cis* como *trans*, aunque el isómetro *trans* se cree es la forma biológicamente más abundante y activa. El resveratrol es un compuesto altamente fotosensible, susceptible a la isomerización inducida por la radiación UV, puesto que más del 80 por ciento de los resveratroles *trans* en solución son convertidos a resveratrol *cis* si son expuestos a la luz por más de una hora.

Stervbo y colaboradores informan que los vinos de la variedad Pinot Noir contienen los niveles más elevados de resveratrol *trans* y los vinos hechos de la variedad St. Laurent —de Eslovaquia y Austria— son los segundos con mayor concentración, sin variar en forma significativa de los Pinot Noir.

La enzima responsable de la biosíntesis del resveratrol es la sintasa de estilbeno (STS), la cual es activada rápidamente en respuesta a los factores estresantes exógenos/medioambientales, semejantes a lesiones, radiación UV y signos químicos dados por el ataque fúngico. Los niveles de resveratrol alcanzan su pico después de veinticuatro horas y declinan después de 48-72 horas, como consecuencia de la activación de la estilbeno oxidasa. Por esto, el contenido de resveratrol en las uvas depende no solo del tipo de uva, sino también de la exposición al estrés.

## Absorción y biodisponibilidad

Los polifenoles tienen absorción elevada por vía oral y metabolismo rápido, sin efectos adversos en ratones ni humanos; quedan cantidades traza de resveratrol sin cambios en la circulación sistémica. En humanos, casi el 70 por ciento del resveratrol ingerido es rápidamente absorbido (< 30 min) y metabolizado, con niveles pico en plasma de ~ 2 μM de metabolitos y una vida media de nueve o diez horas.

Un 70 por ciento del resveratrol es metabolizado y pasa del plasma a la orina, donde se torna disponible para la circulación enterohepática. Los polifenoles del vino tinto modifican la flora intestinal y sus propiedades antimicrobianas, afectando las relaciones funcionales con el huésped.

## Transporte en la sangre

El resveratrol tiene una solubilidad mala en el agua y debe unirse a las proteínas del plasma para asegurar su biodisponibilidad y distribución en el cuerpo. Se une a las lipoproteínas, hemoglobina y albúmina, lo cual asegura su ingreso a la célula, facilitado por transportadores, difundiéndose pasivamente a través de las membranas plasmáticas.

## Contenido del resveratrol en el vino tinto

Debido a que la piel de la uva no es utilizada en la fermentación y producción de los vinos blancos, únicamente los vinos rojos o tintos contienen cantidades considerables de resveratrol. La concentración de resveratrol medida en una muestra de vino rojo varía de 1 a 14 mg/L, aunque los valores pueden ser más elevados o menores, según cada vino.

Ya que el resveratrol es producido en respuesta al estrés exógeno, los niveles en el vino tinto varían entre las regiones y las vendimias dependen del clima local. Los vinos del hemisferio norte tienen más resveratrol, y si es más al norte, poseen mayor cantidad. En el hemisferio sur, las regiones más cercanas al Ecuador producen vinos con niveles mayores de resveratrol. Factores diversos como elevación de la temperatura, niveles elevados de SO2 y disminución del pH durante el proceso de fabricación del vino incrementan los niveles de resveratrol en los vinos tintos finales.

Los glucósidos del resveratrol —*piceid*— son también un factor conjugado presente en los vinos tintos, con una concentración promedio de 120 µM.

## ACTIVIDAD INTRACELULAR DEL RESVERATROL

### ACTIVIDAD ANTICARCINOGENÉTICA

El resveratrol modula una amplia variedad de moléculas de señalización intracelular comprometidas en la carcinogénesis, inflamación, ciclo celular y apoptosis. Hay gran evidencia de sus propiedades antioxidantes y antiinflamatorias.

### HIPÓTESIS ANTIOXIDANTE

El resveratrol es un barrendero excelente de los radicales hidroxilo, superóxido y otros; protege las membranas celulares contra la oxidación que producen los lípidos —grasas—, evitando el daño del DNA causado por la generación de especies reactivas del oxígeno.

### HIPÓTESIS ANTIINFLAMATORIA DE QUEMOPREVENCIÓN

Ha sido demostrado que el resveratrol exhibe efectos anticarcinogenéticos por bloquear la expresión de la mayoría de las sustancias que producen inflamación, como diversas enzimas, citocinas e interferones. Además, reduce los niveles intracelulares del calcio (Ca2+), ión que actúa como un segundo mensajero en la activación de la inflamación.

## CARCINOGÉNESIS Y PARO DEL CICLO CELULAR

El resveratrol induce el paro del ciclo celular en una gran variedad de líneas celulares cancerosas. También inhibe el estrés oxidativo y oncogénico, que resulta en paro celular y pérdida de la viabilidad.

## CARCINOGÉNESIS Y APOPTOSIS

Ha sido sugerido que el resveratrol disminuye, en la mayoría de las células cancerosas, la producción de una enzima llamada survivina, la cual pertenece a la familia de las proteínas inhibidoras de la apoptosis (IAP).

En las células de leucemia linfoblástica, el resveratrol inhibe la inducción de la apoptosis mediada por mitocondrias, a través de la despolarización de las membranas mitocondriales.

## EFECTO NEUROPROTECTOR

Además de los efectos anticarcinogenéticos, el resveratrol posee efectos neuroprotectores en algunos desórdenes neurológicos, semejantes a la enfermedad de Alzheimer, Parkinson, enfermedad de Huntington, isquemia cerebral y epilepsia.

En el Alzheimer, el resveratrol disminuye los niveles de los péptidos Aβ producidos por las líneas celulares diferentes. La capacidad antioxidante del resveratrol es también posiblemente relacionada con su efecto neuroprotector, puesto que previene que los ROS induzcan producción de péptidos Aβ.

## ACTIVIDAD CARDIOPROTECTORA

El resveratrol modula la producción de óxido nítrico por el endotelio vascular, lo cual puede controlar la respuesta inflamatoria y prevenir la lesión endotelial —el endotelio es la capa interna de todos los vasos sanguíneos del cuerpo—. Adicionalmente, el resveratrol previene la formación de trombos sanguíneos.

Se ha demostrado que la sobreproducción de unas sustancias llamadas catecolaminas —se generan en exceso cuando hay estrés— contribuye al riesgo incrementado de ICC, arterioesclerosis, enfermedad coronaria e hipertensión. El resveratrol inhibe la secreción de catecolaminas, previniendo estas patologías.

## OBESIDAD Y LA PREVENCIÓN DE LA DIABETES

En ratas diabéticas, el resveratrol redujo la hiperglicemia, al realzar la secreción de insulina. En el transporte de glucosa, el resveratrol potencia el ingreso de glucosa a las células, con el aumento en el depósito de glucógeno en el hígado.

Recientemente, Brasnyo y colaboradores demostraron que mejora la sensibilidad a la insulina en diabetes tipo 2.

## ANTIOXIDACIÓN Y ÁCIDO ÚRICO

La capacidad antioxidante de los polifenoles está basada en dos mecanismos: 1) quelación de átomos libres de metales, como el hierro y el cobre, lo cual previene las reacciones bioquímicas que generan las especies reactivas de oxígeno; y 2) ser barrenderos de los radicales libres como donantes efectivos de hidrógeno. En 1993, Frankel y colaboradores mostraron que los compuestos fenólicos del vino tinto inhiben *in vivo* la oxidación de las lipoproteínas de baja densidad (LDL).

La capacidad antioxidante sérica aumenta en un 18 por ciento luego de la ingesta de 300 mL de vino tinto, lo cual es comparable con el 22 por ciento de incremento posterior a la ingesta de 1 g de vitamina C.

Sin embargo, estudios recientes han demostrado que los polifenoles de los alimentos, incluyendo el vino, son mal absorbidos en humanos, lo que no explica el porqué de la capacidad antioxidante; por tal motivo, Day y Stansbie refieren una correlación significativa de la capacidad antioxidante y el aumento de la concentración de urato sérico después del consumo de vino tinto.

Estudios de estos autores refieren que la capacidad antioxidante es dada, por un lado, por los polifenoles; y, por el otro, por los niveles de urato plasmático.

Es importante aclarar que el etanol del vino no contribuye con la capacidad antioxidante. Otro aspecto de los polifenoles del vino es que muchos no se absorben y permanecen en el sistema gastrointestinal, actuando como barrenderos locales de radicales libres, previniendo la peroxidación lipídica y, al mismo tiempo, evitando que haya otras oxidaciones. Por esto se dice que el jugo de uvas y el vino previenen la absorción de productos de la oxidación de las grasas.

Por lo tanto, el ingreso de etanol equivalente al que contienen 200-300 mL de vino tinto no causa cambios en los niveles de ácido úrico por al menos tres horas.

## Uvas, vino e hiperuricemia aguda y cambios cardiovasculares

El ácido úrico es el producto final del metabolismo de las purinas en humanos.

El ácido úrico es el antioxidante acuoso más abundante: produce el 60 por ciento de la capacidad antioxidante del plasma. Los efectos antioxidantes del ácido úrico son evidentes por la habilidad de barrer en forma directa radicales libres, formando complejos estables con iones transicionales de metales semejantes al hierro, previniendo la oxidación del ascorbato y la peroxidación lipídica.

En forma consecuente, la administración de ácido úrico incrementa la capacidad antioxidante del plasma y reduce el estrés oxidativo asociado a un ejercicio en voluntarios humanos sanos. También, la elevación aguda de los niveles plasmáticos de ácido úrico protege la función endotelial en diabetes tipo 1 y fumadores, y protege del estrés oxidativo inducido por la hiperoxia, además de incrementar la plasticidad arterial en humanos sanos. Es interesante que los efectos benéficos en los estudios mencionados fueron inducidos por la elevación del ácido úrico entre un 15 y un 100 por ciento en relación a los controles, lo que indica la posibilidad de un umbral en los efectos mediados por ácido úrico en la función vascular.

La elevación moderada de los niveles de ácido úrico plasmático contribuye en el incremento de la capacidad antioxidante del plasma después del consumo de vino tinto. La elevación del ácido úrico es mediada por dos alcoholes del vino: el etanol y el glicerol.

Aunque la hiperuricemia aguda está relacionada con la gota y el ingreso de etanol es un factor de riesgo bien establecido, estudios recientes han demostrado que el consumo moderado de vino no se asocia a la incidencia de gota, en contraste con el consumo de cerveza y cócteles.

A nivel de efectos cardiovasculares y gota, es muy importante que el vino sea consumido con los alimentos y no separado de estos.

## SUPLEMENTOS DIETARIOS CON RESVERATROL

Los suplementos dietarios contienen un promedio de 50 a 500 mg de *trans*-resveratrol y no se han observado efectos adversos. Una dosis de 450 mg/día es segura en un individuo de 70 kilos. No existen estudios serios sobre su eficacia en diversas patologías.

Por sus desventajas, como solubilidad mala en el agua, vida media corta, inestabilidad química —tendencia a sufrir oxidación y su fotosensibilidad extrema— y su metabolismo y eliminación rápidos, obliga a la encapsulación del resveratrol con transportadores. Cualquier otra forma de administración parece no ejercer ningún efecto benéfico.

## Uvas, vino y bacterias prebióticas

Después de la ingesta de alcohol —ginebra—, hay un incremento en los *Bacteroides* y *Clostridium*, y desaparición de *Prevotellaceae*, comparado con la ingesta de polifenoles —ingesta de vino tinto dealcoholizado— o polifenoles más alcohol —vino tinto con alcohol—, o nada. Además, la diversidad de la microflora es mayor después de la ingesta de vino tinto. Los fenólicos alteran el balance *Bacteroides/Firmicutes*.

El vino tinto y/o el alcohol no tienen ningún efecto en las especies de *Lactobacilos*.

## Lecturas recomendadas

Neves, A. R.; Lucio, M.; Lima, J. L. C.; Reis, S. *Resveratrol in Medicine Chemistry: A Critical Review of its Pharmacokinetics, Drug-Delivery, and Membrane Interactions.* Curr. Med. Chemistry, 2012; 19: 1663-1681.

De Bock, M.; Derraik, J. G. B.; Cutfield, W. S. *Polyphenols and Glucose Homeostasis in Humans.* Am. J. Clin. Nutr., 2012; 112(6): 808-815.

Stervbo, U.; Vang, O.; Bonnensen, C. *A Review of the Content of the Putative Chemopreventive Phytoalexin Resveratrol in Red Wine.* Food Chemistry, 2007; 101: 449-457.

Queipo-Ortuño, M. I.; Boto-Ordóñez, M.; Murri, M.; Gomez-Zumaquero, J. M.; Clemente-Postigo, M.; Estruch, R.;

Cardona Diaz, F.; Andrés-Lacueva, C.; Tinahones, F. J. *Influence of Red Wine Polyphenols and Ethanol on the Gut Microbiota Ecology, and Biochemical Biomarkers.* Am. J. Clin. Nutr., 2012; 95(6): 1323-1334.

Boban, M.; Modun, D. *Uric Acid and Antioxidant. Effects of Wine.* Croat. Med. J., 2010; 51: 16-22.

# Capítulo 24

# Frutas

Como lo referido en el capítulo de verduras, las frutas son uno de los alimentos más importantes en la vida humana. El comer frutas, mínimo tres a cinco porciones por semana, está relacionado con mortalidad menor, disminución de accidentes cerebrovasculares, enfermedad miocárdica —mejoran la función endotelial—, enfermedades por neurodegeneración y diversas variedades de cáncer.

La cantidad de elementos de una fruta depende del tipo de fruta, la composición del suelo donde es sembrada, la composición del agua de irrigación, condiciones del clima, prácticas de agricultura, como la cantidad y tipo de fertilizante utilizado, y otros. Por ejemplo, la piña es rica en manganeso.

Otros factores que intervienen son la capacidad de intercambio de cationes con el suelo, el pH del suelo y la presencia de hongos.

Describiremos la función de las frutas principales consumidas por el ser humano, con trabajos científicos evidentes acerca de sus beneficios.

## Citrus (cítricos)

El género *citrus* es el más importante de la familia de las Rutáceas, con más de cien especies. Incluyen el limón, lima, mandarina, naranja y pomelo.

Los cítricos, fuera de vitamina C, tienen gran cantidad de componentes, como diversos carbohidratos glicémicos y no glicémicos —azúcar y fibra—, potasio, folato, calcio, tiamina, niacina, vitamina B6, fósforo, magnesio, cobre, riboflavina, ácido pantoténico y una variedad de fitoquímicos. Los cítricos no contienen grasa, sal ni colesterol. En la *Tabla 1*, anotamos las calorías respectivas. Por ejemplo, media naranja contiene 60 a 80 kcal; un pomelo, 90 kcal; y una cucharadita de jugo de limón, solo 4 kcal.

**Tabla 1. Características nutricionales de algunos cítricos**

|  | Naranja | Pomelo | Mandarina |
|---|---|---|---|
| Peso (g) | 131 | 236 | 84 |
| Energía (kcal) | 62 | 78 | 37 |
| Contenido fibra (g) | 3.1 | 2.5 | 1.7 |
| Ácido ascórbico (mg) | 70 | 79 | 26 |
| Folato (mcg) | 40 | 24 | 17 |
| Potasio (mg) | 237 | 350 | 132 |

Tabla modificada de: Ecónomos, C.; Clay, W. D. *Nutritional and Health Benefits of Citrus Fruits*. Food Nutr. Agric., 1998; 24: 11-18.

## CARBOHIDRATOS DE CÍTRICOS

Los cítricos contienen carbohidratos (CH) simples, como la fructosa, la glucosa y la sacarosa, así como ácido cítrico, el cual también proporciona una cantidad pequeña de energía. Las frutas cítricas también contienen polisacáridos no almidonados, normalmente conocidos como fibra dietaria, la cual es un CH complejo, con beneficios importantes para la salud. El tipo predominante de la fibra dietaria en los cítricos es la pectina, que constituye el 65-70 por ciento de la fibra total. El resto de la fibra se encuentra en forma de celulosa, hemicelulosa y cantidades trazas de goma. Los cítricos también contienen lignina, un componente similar a la fibra. En el cuerpo, los

CH complejos no almidonados —fibra dietaria: FD— poseen nutrientes solubles en agua, en una matriz de gel que retrasa el vaciamiento gástrico y la digestión y absorción. Esto promueve la saciedad y puede reducir la tasa de ingreso de glucosa siguiente al consumo de carbohidratos glicémicos, previniendo un aumento en la glucosa sanguínea. La fibra dietaria también interfiere en la reabsorción de ácidos biliares y ayuda a disminuir los niveles de colesterol plasmático.

Un ingreso de fibra dietaria diaria apropiado es de 25-30 g/día. Media naranja contiene 3.0 g de fibra dietaria, lo que constituye una fuente apropiada.

### Vitamina C de los cítricos

El ácido ascórbico es una vitamina soluble en agua, con un papel fundamental en la formación del colágeno, componente primario del tejido conectivo o de sostén en el cuerpo. Una síntesis de colágeno adecuada es vital en la fortaleza de tejidos, tendones, dentina, piel, vasos sanguíneos y huesos, y para la cicatrización de heridas y reparación tisular. La debilidad en estos tejidos es un síntoma de deficiencia de vitamina C. Esta vitamina es muy importante en la absorción del hierro inorgánico, y por esto ayuda en el tratamiento de la anemia y del estrés. Contrario al decir popular, la vitamina C no previene el resfriado común, pero sí puede prevenir la duración y severidad de los síntomas.

El interés contemporáneo de la vitamina C es la habilidad que posee de realizar funciones antioxidantes. Como antioxidante, ayuda a prevenir el daño celular producido por los ROS —radicales libres de oxígeno—, proteínas oxidantes, ácidos grasos y el DNA en el cuerpo. La lesión por radicales libres está implicada en la progresión y génesis de diversas enfermedades, incluyendo el cáncer, enfermedad cardiovascular y formación de cataratas.

Una salud buena y depósitos corporales suficientes son alcanzados con dosis de 30 a 100 mg/día, aunque estudios recientes refieren que 200 mg/día pueden ser óptimos en la prevención de enfermedades crónicas. Ingerir vitamina C por encima de 500 mg puede ser peligroso, especialmente en los que tienen riesgo de sobrecarga de hierro.

Consumir cinco porciones diarias de frutas y verduras resulta en un ingreso de 200 mg/día de vitamina C, y media naranja o pomelo brindan aproximadamente 70 y 56 mg, respectivamente. Un vaso de jugo de naranja de 225 mL proporciona 125 mg de vitamina C.

La vitamina C ha sido citada como un constituyente potencialmente protector, sin ser real, y los niveles en plasma de la vitamina C están inversamente asociados con el riesgo de ACV.

## FOLATO EN CÍTRICOS

El folato es una vitamina soluble en agua y esencial para la producción de nuevas células y su crecimiento. Colabora en la producción de DNA y RNA, y en la maduración de los glóbulos rojos. Los requerimientos en USA son de 180 mcg para mujeres y 200 mcg para hombres. En la prevención de defectos del tubo neural, se recomiendan 400 mcg/día. Un vaso de 225 mL de jugo de naranja proporciona 75 mcg de ácido fólico.

## POTASIO EN CÍTRICOS

El potasio es un mineral esencial que trabaja en el mantenimiento del agua corporal y balance ácido. Es un electrolito importante y juega un papel predominante en los impulsos de transmisión nerviosa en los músculos, en la contracción y en el mantenimiento de presión arterial normal. Media naranja y un vaso de 225 mL de jugo proporcionan aproximadamente 235 y 500 mg de potasio, respectivamente.

## FITOQUÍMICOS EN CÍTRICOS

De los cítricos, se han aislado varias clases de fitoquímicos, incluyendo monoterpenos, limonoides —triterpenos—, flavanoides, carotenoides y ácido hidroxicinámico (ver capítulo de fitoquímicos). Las fuentes principales de flavonoides son el jugo de naranja y el de pomelo, con un 63 por ciento: las naranjas tienen un 34 por ciento, y los pomelos, 4.8. La hesperetina y la naringenina están presentes naturalmente en las frutas cítricas en forma de 7-O-rutinosides, hesperidina y narirutine.

La flora colónica reduce varios fenoles de peso molecular bajo, como los ácidos benzoico, fenilacético e hidrocinámico, los cuales pueden ser absorbidos en el colon.

## FUNCIONALIDAD DE LAS FRUTAS CÍTRICAS. PREVENCIÓN DE LOS CÍTRICOS

### ENFERMEDAD CARDIOVASCULAR

Está bien aceptado que las dietas bajas en grasas saturadas y colesterol, y ricas en frutas y verduras reduce el riesgo de enfermedad cardiaca. Estudios epidemiológicos han demostrado una asociación entre ingreso de vitamina C y protección contra mortalidad cardiovascular. Investigaciones recientes arrojaron que la ingesta de 500 mg/día de vitamina C obtenidos de jugo de naranja recién exprimido previene un aumento en los niveles de LDL aun en presencia de una dieta elevada en grasas saturadas. En individuos hipercolesterolémicos, aumenta el HDL —colesterol bueno— y reduce el LDL —colesterol malo—, disminuyendo el riesgo de obesidad en un 21 por ciento, con merma del síndrome metabólico.

Un ingreso bajo de folato contribuye a una disminución en el folato plasmático y aumento en los niveles de homocisteína. La homocisteína es un agente tóxico para la pared celular, y si los niveles aumentan por encima de lo normal, hay un riesgo elevado de enfermedad cardiovascular. La ingesta de cítricos incrementa los niveles de folato y disminuye los de homocisteína.

## Cáncer y cítricos

La ingesta de vitamina C a través de cítricos previene varias variedades de cáncer. La ingesta de vitamina C en tabletas no tiene el mismo efecto.

## Anemia y cítricos

La vitamina C puede incrementar la absorción del hierro no hem —la forma de hierro inorgánico encontrada en alimentos derivados de las plantas— en una proporción mayor de cuatro veces. La biodisponibilidad del hierro no hem es menor que la del hierro hem.

## Cataratas

La ingesta de vitamina C juega un papel fundamental en la prevención de cataratas relacionadas con la edad.

## Cálculos renales y cítricos

Algunas personas portadoras de cálculos renales tienen niveles insuficientes de vitamina C en la orina; incrementar los niveles de citrato en la orina con la ingesta de cítricos ayuda a su prevención.

## Función cognitiva y cítricos

Niveles elevados de homocisteína se asocian a disfunción cognitiva en los mayores. La ingesta de cítricos mejora los niveles de homocisteína, ayudando en la prevención de enfermedades neurodegenerativas.

## MANDARINA

El jugo de mandarina es rico en mio-inositol y beta-criptoxantina. De las frutas cítricas, la mandarina es tal vez la más útil como antiinflamatoria, antioxidante, antiarterioesclerótica y preventiva de enfermedades neurodegenerativas. Esta descripción corta no significa que sea de poca utilidad. Su funcionalidad y compuestos importantes están descritos en los capítulos diversos que constituyen este libro.

## MELÓN VERDE

Aunque esta *fruta* la describimos en este capítulo, realmente es uno de los vegetales más populares y útiles en salud perteneciente a la familia *Cucurbitaceae*; uno de sus miembros es el melón agrio (*Momordica charantia* L.), también conocido como karela o pera bálsamo. Tiene amplia acogida en países orientales.

El sabor amargo de la fruta, por lo que es conocida, es dado por la presencia del alcaloide momordicina o cucurbitacina. Los frutos verrugosos verdes de esta planta son utilizados como vegetales, ricos en vitamina A y C, además de hierro. La fruta tiene diversos tamaños y longitudes. Puede ser oval, redonda, oblongada, etcétera. El color varía entre el verde oscuro y el blanco cremoso. La fruta madura entre los 45 y 80 días, y adquiere un color rojo.

Las frutas, hojas y raíces del melón agrio tienen valores medicinales; se cree que controlan los niveles de azúcar en pacientes diabéticos. Los polipéptidos presentes en las semillas y frutas son considerados agentes antidiabéticos. La cucurbitacina aislada de diversas especies tiene efecto anticarninogénico. Licasto y colaboradores encontraron que dos proteínas aisladas de la semilla inhibían la síntesis proteica y la síntesis subsecuente del DNA en linfocitos, en sangre periférica de pacientes leucémicos y normales. Se comprueba que tiene mayores componentes fenólicos y contenidos proteicos que la misma semilla de soya.

## Bayas (arándano, fresa, mora, frambuesa, grosella)

Las bayas más encontradas en los mercados son las fresas (*Fragaria x Ananassa*), arándanos (*Vaccinium corymbosum, V. angustifolium* y *V. oxycocus*), frambuesas (*Rubus spp.*), moras (*Rubus spp.*) y grosellas (*Ribes nigrum*).

Otras bayas ahora denominadas *súper* frutas son el acai (*Euterpe oleracea*), goji (*Lycium barbarum*), mangostino (*Garcinia mangostana*), maqui (*Aristotelia chilensis*), espino amarillo (*Hippoohae spp.*) y noni (*Morinda citrifolia*).

Uno de los componentes más importantes de las bayas es el contenido en fibra: insoluble —celulosa y lignanos— localizada en la piel; e soluble o viscosa —polisacáridos, goma, pectinas e inulinas—, las cuales permanecen sin digerir hasta que llegan al colon y son prebióticos excelentes. También tienen vitaminas —contienen C, E y el complejo B—, aminoácidos y elementos traza, polisacáridos y carotenoides. Lógicamente, son ricas en bioflavonoides.

Los flavonoides más importantes en las bayas incluyen las antocianinas, los estilbenos —resveratrol—, los taninos hidrolizables galo y elagitaninos—, los flavan-3-oles y los flavonoles. La fresa es rica en ácido elágico.

## Funcionalidad de las bayas

Si existe una variedad de frutas especialmente benéfica en la prevención de trastornos neurodegenerativos son las bayas; la que tiene mayor efecto es el arándano. Este también es ideal en la prevención de infecciones del sistema genitourinario. Sus múltiples efectos benéficos en todo tipo de padecimientos actuales están descritos en diversos capítulos del libro. Existen artículos recientes que demuestran que la ingesta de azúcar asociada al arándano y a la grosella negra optimiza la respuesta poscomida de la glucosa, retrasando y disminuyendo su absorción.

Varios estudios han arrojado que los extractos de arándano crudo y de fresa atenúan los déficits cognitivos y motores relacionados con la edad en ratones, con una mejora en la memoria de trabajo —memoria de corto plazo—, y revierten el declinar cognitivo en el reconocimiento de objetos.

Las frutas ampliamente reconocidas de revertir estas alteraciones son el arándano, la mora, la fresa, el jugo de uva, la mora, el nogal y la administración de algunos suplementos con estas sustancias. Cuando se toman suplementos dietéticos obtenidos de estas frutas es vital conocer el fabricante, la calidad, el procesamiento químico y la marca. No todos son similares.

El cerebro humano, a nivel del hipocampo y núcleo estriado —estructura en la base del cerebro—, produce unas sustancias llamadas kinasas que regulan la comunicación y señalización. La kinasa del núcleo estriado es llamada PKC y la del hipocampo es denominada ERK, y está comprometida en diversas formas de memoria semejantes a condicionamiento contextual al miedo, potenciación a largo plazo, memoria y aprendizaje dependientes del núcleo estriado, memoria espacial dependiente del hipocampo y evitación inhibitoria. La PKC está comprometida en la regulación de la plasticidad sináptica y la modulación de la memoria de corto y largo plazo, así como en la formación de la memoria espacial. Comer bayas mejora estas funciones.

Otros estudios han mostrado que la ingesta de bayas es efectiva en proteger el cerebro contra los cambios inflamatorios que llevan a las enfermedades neurodegenerativas, protegiendo el cerebro contra estos padecimientos.

Estas alteraciones en la señalización de estrés fueron asociadas con un realce en el rendimiento conductual y reducción en la activación de la microglia. Además, las bayas en animales en envejecimiento incrementan la activación del factor 1 de crecimiento de insulina (IGF-1) y de la ERK en la circunvolución dentada, lo que se ha asociado con neurogénesis —producción de neuronas— incrementada y realce de la habilidad cognitiva.

## Cereza

Se ha demostrado que las cerezas reducen los niveles de ácido úrico, por lo que disminuyen los ataques de gota en un 35 por ciento; se piensa que esto se debe a los niveles elevados de antocianinas, que son antiinflamatorias y antioxidantes. Por esto se dice que también disminuyen el dolor asociado a los ataques de gota. Además, si se mezclan con el alopurinol, merman los ataques hasta en un 75 por ciento.

El efecto hipouricemiante parece ser debido a incrementar la tasa de filtración glomerular o reducir la reabsorción tubular. Aunque las cerezas contienen cierta cantidad de vitamina C, esta no ejerce ninguna acción en la gota. La dosis de vitamina C requerida para impactar en gota es de 500 mg/día o más.

## Fresa y arándano

Las bayas —especialmente las fresas y los arándanos— son ricas en antocianidinas y su ingesta está relacionada con la no pérdida de cognición en personas mayores. Las antocianinas son glucósidos solubles en agua y son los pigmentos rojo/azul

que les dan a las bayas su color atractivo. Las proantocianidinas —taninos condensados— les proporcionan a las bayas
su sabor astringente. Los flavonoides antocianidinas cruzan
la barrera hemato-encefálica, localizándose en las áreas del
aprendizaje y de la memoria —ejemplo: hipocampo—. Los
flavonoides, como se ha mencionado, son antioxidantes pode-
rosos (ver capítulo de polifenoles).

| Tabla 2. Modulación relevante por bayas en biomarcadores relacionados con síndrome metabólico. | | |
|---|---|---|
| Biomarcador | Baya | Patología relevante |
| Capacidad antioxidante | Todas | Múltiples |
| Regulación del ingreso de glucosa; | Arándano | Diabetes tipo 2 |
| mejoría de sensibilidad de insulina | Cereza | |
| | Fresa | |
| Inhibición del acúmulo de lípidos | Arándano | Diabetes tipo 2 |
| (triglicéridos) | Cereza | |
| | Maqui chilena | |
| Regulación enzimática | Arándano | Diabetes tipo 2 |
| | Arándano Kalyna | Obesidad/sobrepeso |
| | Aronia | |
| | Baya rusa (*salmonberry*) | |
| Inhibición de la expresión de genes | Arándano | Diabetes tipo 2 |
| proinflamatorios; efecto antiinflamatorio | Aronia | Accidente cerebrovascular |
| | Cereza | |
| | Baya rusa | |
| | Fresa | |
| | Mora | |
| Ateroesclerosis, hipertensión; niveles de LDL | Todas | Accidente cerebrovascular |
| Ganancia de peso | Arándano | Obesidad/sobrepeso |

Tabla modificada y adaptada de: Lila, M. A. *Impact of Bioflavonoids from Berryfruits on Biomarkers of Metabolic Syndrome.* Functional Foods Health Dis., 2011; 1(2): 13-24.

## Influencia de las bayas en los marcadores de síndrome metabólico

### Capacidad antioxidante

Las bayas y los extractos crudos de las bayas mantienen el potencial redox cuando son consumidas como parte de una dieta o cuando se aplican en forma tópica en la piel. Molan y colaboradores demostraron en ratas que la aplicación de arándano después de seis días tiene la habilidad de elevar el potencial antioxidante *in vivo*.

### Efecto hipoglicémico/inhibición de la hiperglicemia

Los componentes polifenólicos de las partes vegetales de las plantas —tallos y hojas— han mostrado efectivamente inhibir la acumulación de los productos finales del metabolismo de la glucosa, característica de la complicación de la diabetes. Extractos de las hojas y tallos del arándano realzan el ingreso de glucosa en las células y los extractos de frutas después de fermentados potencian el ingreso de glucosa al músculo y a los adipocitos en presencia y/o ausencia de insulina.

Los extractos ricos en antocianinas demostraron un efecto antidiabético similar al usar metformina.

Cuando el glucósido-3-*O*-delfinidina y el glucósido-3-*O*-malvidina, las dos antocianinas más importantes en el arándano, fueron estudiados, solo la malvidina mostró un efecto hipoglicémico. Este efecto se aprecia después de tres días.

Además, las bayas mejoran la hiperglicemia inducida por la ingesta de alimentos elevados en grasa. El ingerir bayas en la comida como dos porciones de frutas, dos veces al día por seis semanas, mejoró en humanos, en forma notable, la sensibilidad a la insulina.

## Inhibición de la adipogénesis/niveles de triglicéridos

Las fracciones enriquecidas con proantocianidinas de una baya silvestre de Sudamérica, el mortiño (*Vaccinium floribundum*), inhiben fuertemente la acumulación de lípidos en los adipocitos maduros. La ingesta de jugo de arándano fermentado inhibe el depósito de triglicéridos en los adipocitos durante la diferenciación.

## Ateroesclerosis/hipertensión/LDL

La aronia (*Chokeberry Aronia melanocarpua*) y el jugo de arándano tienen la habilidad de fortalecer las paredes y la elasticidad de los vasos sanguíneos y circulación periférica, e inhibir la oxidación del LDL. Estas habilidades están relacionadas con la capacidad antioxidante. En estos estudios se demostró la capacidad de regular los genes relacionados con el metabolismo del colesterol y los ácidos biliares, con una disminución significativa de la concentración de colesterol y del LDL. Otro estudio administró 50 g/día por ocho semanas de arándano seco congelado, con disminución de la presión arterial sistólica y diastólica.

## Expresión de genes proinflamatorios

Unos marcadores de diabetes, obesidad y enfermedad cardiovascular son los genes proinflamatorios, como la IL-1β o el COX2. La ingesta de *choqueberry* —aronia— o *buffaloberry* —baya búfalo— disminuyó la expresión de estas interleucinas.

## Inhibición o sobrerregulación de vías enzimáticas

La aldosa reductasa es un biomarcador para las drogas antibióticas. Esta enzima está relacionada con las complicaciones microvasculares de la diabetes. Aunque la aldosa reductasa tiene baja afinidad por azúcares, como la glucosa, hay un aumento en la producción de sorbitol durante el estado hiperglicémico diabético, que produce hiperosmolaridad y aumento en la permeabilidad de la membrana. Los flavonoides de las bayas son fuertes inhibidores de la aldosa reductasa. Otras bayas aumentan la expresión en forma significativa de enzimas de los preadipocitos que, en forma efectiva, inhiben el inicio de la adipogénesis. La baya más efectiva fue la *V. floribundum*, especie nativa de Sudamérica.

## Frutales caducifolios (manzana, pera, durazno, ciruela)

Todas las frutas caducifolias tienen efectos similares para la salud humana. Por la cantidad de estudios encontrados publicados en revistas científicas médicas de alto impacto, nos referiremos en especial a las utilidades de la manzana y de la pera, sin utilizar literatura administrada por los productores y comercializadores de estas frutas, para evitar sesgos de información.

## Manzana

La manzana es de las frutas más ricas en flavonoides. En Finlandia, las manzanas y las cebollas son la mayor fuente de flavonoides y muestran fuerte asociación con mortalidad reducida, mientras que, en Noruega, el té y las cebollas son las principales.

Dentro de las frutas, las manzanas son la segunda con más alto nivel antioxidante en USA y con mayor concentración de componentes fenólicos, pero son las principales frutas con fenólicos libres que mejor se absorben en el torrente circulatorio.

Los componentes antioxidantes más importantes en la manzana y su concentración promedio son: quercetina-3-galactósido, quercetina-3-glucósido (13.2/100 g), quercetina-3-ramnósido, catequina, epicatequina (8.65 mg/100 g), procianidina, cianidina-3-galactósido, ácido cumárico, ácido clorogénico (9.02 mg/100 g), ácido gálico y florhidzina (5.59 mg/100 g).

Los compuestos más encontrados en la cáscara de manzana son: procianidinas, catequina, epicatequina, ácido clorogénico, florhidzina y los conjugados de quercetina. La pulpa tiene compuestos similares, pero en mucha menor cantidad. Los conjugados de quercetina son encontrados exclusivamente en la cáscara. El ácido clorogénico tiene mayor concentración en la pulpa que en la cáscara.

Debido a que la cáscara de manzana tiene más compuestos antioxidantes y mayor bioactividad, es superior que la pulpa. Por esto, comer manzana con cáscara inhibe mejor las células cancerosas, en comparación con la manzana sin cáscara. La cáscara tiene más flavonoides y compuestos fenólicos que la pulpa en cantidad seis veces superior.

## Efecto de la variedad y madurez de la manzana en su contenido fenólico

Las diversas variedades de manzanas tienen grandes diferencias en sus contenidos de fenólicos totales y de flavonoides. De las cuatro variedades más usadas para fabricar salsa de manzana —Rome Beauty, Idared, Cortland y Golden Delicious—, la Rome Beauty posee el contenido fenólico y de flavonoides más elevado, mientras que la Cortland, el más bajo; sin embargo, la Idared posee el contenido de antocianinas más elevado. Las antocianinas son el compuesto antioxidante que le da a las frutas el color azul o rojo. Fuera de las anteriores, la Fuji presenta el más alto contenido de flavonoides y compuestos fenólicos. Las manzanas que tienen menos compuestos son las variedades Imperio y NY647.

Debemos recordar que, a mayor exposición a la luz, mayor contenido de fitoquímicos en las manzanas, en las diferentes variedades.

La fertilización con nitrógeno disminuye la cantidad de antocianinas, catequinas y flavonoides totales, así como la coloración de la fruta. En la manzana Elstar, la adición de calcio se asocia a un aumento de antocianinas y flavonoides totales.

El contenido de fitoquímicos de la manzana durante su depósito no es afectado después de 52 semanas, en condiciones atmosféricas controladas.

El depósito en frío o condiciones controladas no afecta la actividad antioxidante de ninguna variedad de manzanas estudiadas. El depósito de cáscara de manzana a 0°C por nueve meses tiene efecto muy pequeño en el contenido de fenólicos totales.

El procesamiento de la manzana sí tiene efectos sobre el contenido de fenólicos. El jugo de manzana obtenido de la manzana Jonagold para obtención de pulpa por presión directa presenta el 10 por ciento de la actividad antioxidante en relación a la manzana fresca, mientras que el jugo obtenido por métodos enzimáticos posee solo el 3 por ciento de actividad. Después de utilizar métodos enzimáticos, el jugo contiene 31 por ciento menos de florhidzina, 44 por ciento menos de ácido clorogénico y 58 por ciento menos de catequina. La mayoría de estos compuestos quedan en la pulpa.

La pulpa de la manzana es el principal producto de desecho en la industria de la manzana. La florhidzina, el ácido clorogénico, la epicatequina y los glucósidos de quercetina son aislados de esta pulpa y tienen gran actividad antioxidante. La cáscara de manzana tratada bajo diversas condiciones, desde secado entre 40-80⊠C, secada al aire o congelada seca, tiene gran contenido de fenólicos y flavonoides, mayores que la cáscara fresca. El polvo de cáscara de manzana presenta gran actividad antioxidante e inhibe la proliferación de diversas líneas celulares cancerosas.

La ingesta de dos manzanas o peras con cáscara diarias por dos semanas incrementa el número de *Bifidobacterias, lactobacilos* y *Estreptococo/Enterococo*, mientras reduce el número de *Enterobacterias* y *Clostridium* positivos a lecitinasa, incluyendo el *C. perfringens* y especies de *Pseudomona*. Este cambio en el contenido de bacterias probióticas es el causante de la gran utilidad que tienen la manzana y la pera en todos los tratamientos actuales antiobesidad, así a los pacientes se les informe lo contrario.

## Manzanas y cáncer

Muchos estudios han demostrado que la ingesta de manzanas reduce el cáncer de pulmón. En el estudio "Nurses Health Study and the Health Professionals", sobre 77 mil mujeres y 47 mil hombres, el ingreso de frutas y verduras redujo un 21 por ciento el cáncer de pulmón en mujeres, pero no en hombres, siendo las manzanas las más relacionadas. Las mujeres que consumen manzana y peras —una porción diaria— tienen menor riesgo de cáncer.

Figura 1. Actividad antioxidante de varios extractos de frutas
(promedio versus desviación estándar, n= 3)

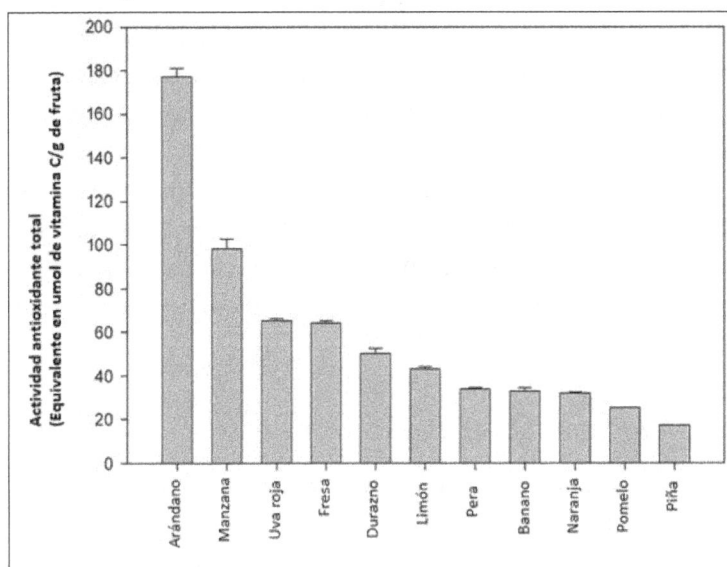

Figura modificada de: Boyer, J.; Liu, R. H. *Apple Phytochemicals and their Health Benefits*. Nutr. J., 2004; 3: 5.

En un estudio en Hawaii, la ingesta de cebollas y manzanas redujo en forma significativa el riesgo de cáncer de pulmón. No se encontró asociación con té verde, vino tinto o té negro.

La quercetina tiene gran actividad antioxidante, con un importante efecto protector contra el cáncer y enfermedad cardiovascular; además, protege al hígado del daño por oxidación.

## MANZANA Y ENFERMEDAD CARDIOVASCULAR

Las mujeres que comen una porción diaria de manzana tienen una reducción de 13-22 por ciento en la incidencia de enfermedad cardiovascular. En un estudio finlandés, la misma proporción fue vista después de ingerir cebollas y manzanas.

## ASMA Y MANZANAS

En un estudio en Australia, en 1600 hombres, la ingesta de manzana y pera se asoció a un riesgo disminuido de asma y reducción de hiperreactividad bronquial. En un estudio en Inglaterra, la ingesta de selenio y manzana se asoció a menos asma.

En otro estudio finlandés, la ingesta de manzana y de naranja se asoció a menos asma; otras frutas como cebolla, melón o remolacha no disminuyeron la incidencia. Esto efectos son secundarios a la ingesta de quercetina, hesperitina y naringenina.

## MANZANA, DIABETES Y PÉRDIDA DE PESO

La ingesta de manzana tiene relación inversa con la diabetes (DM) tipo 2. El ingreso elevado de quercetina, componente principal de la cáscara de manzana, se asocia a menor DM tipo 2. La mirectina y las bayas también se relacionan a riesgo menor de DM tipo 2; la cebolla, la naranja, la uva y el repollo blanco, no.

## MANZANAS Y ACTIVIDAD ANTIOXIDANTE

Las manzanas —y en especial la cáscara— tienen gran actividad antioxidante y pueden inhibir en forma importante el crecimiento de células de cáncer de hígado y de colon. La actividad antioxidante total de la manzana completa con cáscara es de aproximadamente 83 μmol, equivalentes a la vitamina C, lo que significa que la actividad antioxidante de 100 g de manzanas —equivalente a una porción— es equivalente a 1500 mg de vitamina C. Sin embargo, la cantidad de vitamina C en 100 g de manzanas es de aproximadamente 5.7 mg, lo que contribuye a solo un 0.4 por ciento de la capacidad antioxidante total.

## Manzana y actividad antiproliferativa

Cuando las células cancerosas de colon Caco-2 fueron tratadas con extractos de manzana, la proliferación celular fue inhibida de una manera dosisdependiente, alcanzando una inhibición máxima de 43 por ciento a una dosis de 50 mg/mL. La misma tendencia fue vista en células de cáncer de hígado Hep G2, con inhibición máxima de 57 por ciento, a una dosis de 50 mg/mL. La manzana Es la tercera fruta con mayor actividad antiproliferativa entre once frutas comunes.

## Manzana e inhibición de la oxidación lípídica

La adición de fenólicos de la manzana al suero humano disminuye la oxidación de fosfatidil colina (DPHPC) de una manera dosisdependiente. La ingesta de manzanas lleva a una disminución de la oxidación de DPHPC, lo que refleja la actividad antioxidante *in vivo*.

El efecto protector de las manzanas en la oxidación de LDL alcanza un pico a las tres horas siguientes a su consumo y retorna a niveles basales a las 24 horas.

La inhibición en la oxidación de LDL varía entre las diferentes marcas de jugo de manzana, promediando entre un 9 y un 34 por ciento de inhibición, y las manzanas enteras inhiben en un 34 por ciento. La cáscara de manzana inhibe la oxidación en un 34 por ciento, mientras que la pulpa lo hace solo en un 21 por ciento.

## Manzana y colesterol

Al alimentar ratas con manzanas, aumenta la excreción de colesterol en la materia fecal, lo que significa que se reduce la absorción de este. Un efecto similar es visto cuando se alimentan con peras y durazno, siendo mayor el efecto de la manzana. Igualmente, el durazno y la pera tienen actividad antioxidante, pero menor que la manzana. La manzana, la pera y el durazno poseen contenido similar de fibra, pero la manzana presenta mayor contenido fenólico.

Asprikian y colaboradores encontraron que, al mezclar pectina de manzana y fracciones fenólicas de la manzana, disminuyen los niveles de colesterol plasmático y hepático, triglicéridos y, en forma aparente, la absorción de colesterol en mayor cantidad que cuando se ingiere la pectina o los fenólicos solos. Este trabajo sugiere que es mejor comer la fruta entera, a diferencia de tomar suplementos dietarios.

## Otros efectos de la manzana

Los extractos crudos de manzanas no maduras inhiben la actividad enzimática de la toxina del cólera de una manera dosisdependiente. Adicionalmente, los extractos de manzana reducen el efecto de la toxina del cólera en la acumulación de líquidos de una manera dosisdependiente.

## Uvas

La uva, en forma casi similar al arándano, es una de las frutas que previene la mayoría de los trastornos neurodegenerativos. Su jugo es un gran anticancerígeno (ver capítulo de vino y jugo de uvas). Por su efecto antioxidante y antiinflamatorio, es una de las frutas que debería ser más consumida por los niños desde el segundo semestre de vida y a lo largo de toda la existencia. La mejor uva es la variedad Isabella.

## Aguacate

El aguacate Hass (*Persea americana*) es una fruta de tamaño medio, con una textura agradable, suave, cremosa. El 90 por ciento del aguacate consumido en el mundo es de esta variedad. Tiene una densidad energética media (1.7 kcal/g) y su contenido, en un 80 por ciento, es agua y fibra dietaria.

A diferencia de otras frutas, el aguacate es bajo en azúcar y contiene 15 por ciento de aceites ricos en MUFA, lo que ayuda a aumentar la biodisponibilidad de carotenoides cuando es consumido en ensaladas o salsas.

El aguacate es una de las frutas —algunas personas lo consideran una verdura— más importantes existentes en la naturaleza, no solo por su contenido nutricional, sino por su poder antioxidante y antiinflamatorio.

El aguacate es la fruta/verdura ideal para iniciar los procesos de ablactación —inicio de nuevos alimentos— en los niños desde el quinto/sexto mes de vida.

El aguacate es rico en vitaminas, minerales y fitoquímicos como la luteína, antioxidantes fenólicos y fitoesteroles, con grandes beneficios para la salud (ver capítulo de fitoquímicos o polifenoles).

Unos 100 g de aguacate en pulpa —media fruta— aportan 225 calorías, con un 24 por ciento de grasas, la mayoría AG monoinsaturados, similares a los del aceite de oliva, con 2 por ciento de proteínas, con la mayoría de los aminoácidos esenciales. Esta porción cubre el 30 por ciento de las necesidades diarias de vitamina B6, 25 por ciento de las necesidades diarias de vitamina E, 13 mg de vitamina C y 18 por ciento de los requerimientos de ácido fólico. Además, aporta el 13 por ciento del potasio necesario y 10 por ciento del magnesio, cubriendo el 5 por ciento de las necesidades diarias de hierro y cobre.

Su contenido elevado de polifenoles lo hace una fruta ideal en la prevención de todos los trastornos neurodegenerativos y cerebro cardiovasculares. Su contenido graso y sus características no afectan el perfil lipídico de las personas que lo consumen.

Existen cientos de estudios que demuestran los beneficios de consumir aguacate en forma regular. La mayoría concluye que aumenta los niveles de HDL-C y disminuye el peso corporal, el LDL y las manifestaciones del síndrome metabólico.

En personas que agregan aguacate a la dieta —se aumenta en 5 por ciento el ingreso de MUFA—, la incidencia de enfermedad coronaria disminuye en un 19 por ciento, efecto corroborado por el estudio realizado en forma reciente por Moreno y colaboradores, quienes demostraron que el ingreso de MUFA previene la oxidación del LDL y reduce el ingreso de LDL oxidado a los macrófagos.

## GRANADA-GRANADILLA

Son de las frutas con mayor contenido de antioxidantes.

Estudios experimentales han demostrado que la administración de granada a micos arterioscleróticos deficientes de apolipoproteína E les disminuye la perooxidación lipídica en los macrófagos, la susceptibilidad del LDL a la oxidación, agregación y retención, la acumulación de colesterol celular y el desarrollo de arteriosclerosis.

El consumo de jugo de granada en humanos aumenta la actividad de la paraoxonasa sérica —una esterasa— asociada al HDL —colesterol bueno—, que puede proteger contra la peroxidación lipídica, inhibiendo la actividad de la enzima convertasa de angiotensina y reduciendo la presión sistólica en pacientes hipertensos. El consumo de tres porciones en pacientes con estenosis de la arteria carótida reduce el engrosamiento de la media-íntima de la carótida común, la presión arterial y la oxidación de LDL.

Figura 2. Fotografía de granadilla

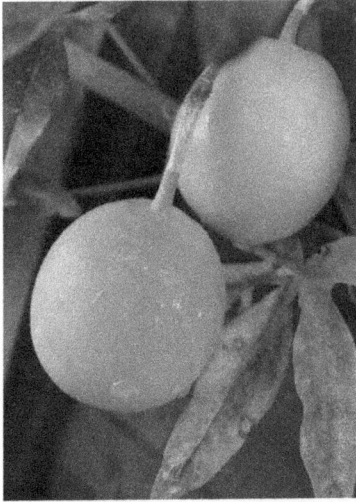

## Kiwi

El kiwi es particularmente rico en vitamina C y contiene gran cantidad de fitoquímicos. El kiwi más consumido es el *Actinidia deliciosa*, que contiene aproximadamente 85 mg de vitamina C cada 100 g de fruta fresca. En humanos, el consumo regular —tres frutas por día, durante tres semanas— inhibe la agregación plaquetaria, disminuye la oxidación endógena del DNA de los linfocitos, protege el DNA de los linfocitos de oxidación *in vitro*, realza la capacidad de los linfocitos de reparar la oxidación del DNA y reduce las pirimidinas y purinas oxidadas. El kiwi merma los niveles de triglicéridos, sin disminuir el colesterol.

Se ha demostrado que mejora el sistema inmune y la constipación aguda y crónica, debido a los niveles elevados de fibra dietaria, antioxidantes y vitamina C.

Además, la toma de kiwi fresco o congelado incrementa los niveles de lactobacilos y disminuye los de *Enterobacterias*, previniendo las infecciones secundarias por estas bacterias.

Figura 3. Kiwi

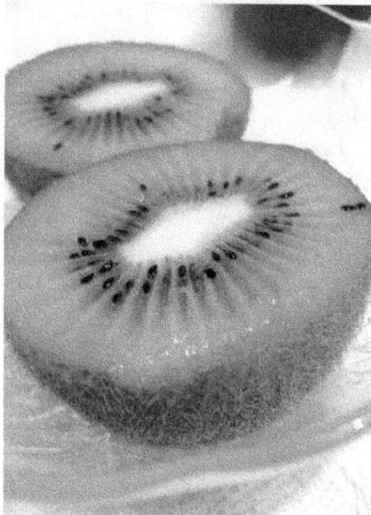

Fotografía tomada con autorización de la biblioteca de Google.com.

## Papaya

Las propiedades antioxidantes de la papaya dependen fundamentalmente de las vitaminas A y C, y de ciertos aminoácidos, así como de la enzima papaína, que no está presente en los productos fermentados. Es una fruta ideal para el manejo de todos los trastornos de motilidad intestinal —estreñimiento—, rica en todo tipo de carotenos (ver capítulo de fitoquímicos o polifenoles).

## BANANA

La banana es una fuente rica de prebióticos, entre los principales, los almidones resistentes tipo 2 —granulados— y fructooligosacáridos, aunque la cantidad de fructanos es variable. Los constituyentes de la banana tienen diversos efectos biológicos: antimicrobiano, antidiarreico, antiulcerogénico, antitumoral, antimutagénico, antihipertensivo, antiaterogénico, antidiabético y antiobesogénico.

La ingesta de banana en forma regular induce un incremento significativo en los niveles basales de bifidobacterias, desviando la flora microbiótica a una composición saludable. Por otra parte, el estado y la fase de maduración del plátano son determinantes para el contenido de almidón y prebióticos.

## LECTURAS RECOMENDADAS

1) Córdoba Braganca, V. L.; Melnikov, P.; Zanoni, L. Z. *Trace Element in Fruit Juices*. Biol. Trace Elem. Res., 2012; 146: 256-261.

2) Ecónomos, C.; Clay, W. D. *Nutritional and Health Benefits of Citrus Fruits*. Food Nutr. Agric., 1998; 24: 11-18.

3) Bredsdorff, L.; Lise, I.; Nielsen, F.; Rasmussen, S. E.; Cornett, C.; Barron, D.; Bouisset, F.; Offord, E.; Williamson, G. *Absorption, Conjugation, and Excretion of the Flavanones, Naringenin, and Hesperetin from α-rhamnosidase-treated Orange Juice in Human Subjects*. Br. J. Nutr., 2010; 103: 1602-1609.

4) O'Neil, C. E.; Nicklas, T. A.; Rampersaud, G. C.; Fulgoni Iii, V. L. *100% Orange Juice Consumption is Associated with Better Diet Quality, Improved Nutrient Adequacy, Decreased Risk for Obesity, and Improved Biomarkers of*

*Health in Adults. National Health and Nutrition Examination Survey, 2003-2006.* Nutr. J., 2012; 12, 11(1): 107.

5) Nishino, H.; Murakoshi, M.; Satomi, Y. *Health Promotion by Antioxidants.* Functional Foods in Health and Disease, 2001; 1(12): 574-581.

6) Islam, S.; Jalaluddin, M.; Hettiarachchy, N. S. *Bio-active Compounds of Bitter Melon Genotypes (Momordica Charantia L.) in Relation to their Physiological Function.* Functional Foods in Health and Disease, 2011, 1(2): 61-74.

7) Lila, M. A. *Impact of Bioflavonoids from Berryfruits on Biomarkers of Metabolic Syndrome.* Functional Foods Health Dis., 2011; 1(2): 13-24.

8) Torronen, R.; Kolehmainen, M.; Sarkkinen, E.; Mykkanen, H.; Niskanen, L. *Postprandial Glucose, Insulin, and Free Fatty Acid Responses to Sucrose Consumed with Blackcurrants and Lingonberries in Healthy Women.* Am. J. Clin. Nutr., 2012; 96: 527-533.

9) Joseph, J.; Cole, G.; Head, E.; Ingram, D. *Nutrition, Brain Aging, and Neurodegeneration.* J. Neuroscience, 2009; 29(41): 12795-12801.

10) Jasuja, R.; Passam, F. H.; Kennedy, D. R.; Kim, S. H.; Hessem, L. V.; Lin, L.; Bowley, S. R.; Joshi, S. S.; Dilks, J. R.; Furie, B.; Furie, B. C.; Flaumenhaft, R. *Protein Disulfide Isomerase Inhibitors Constitute a New Class of Antithrombotic Agents.* J. Clin. Invest., 2012. doi: 10.1172/JCI61228.

11) Zhang, Y.; Neogi, T.; Chen, C.; Chaisson, C.; Hunter, D.; Choi, H. K. *Cherry Consumption and the Risk of Recurrent Gout Attacks.* Arthritis & Rheumatism, 2012; 1-22. doi: 10.1002/art.34677.

12) Devore, E. E.; Kang, J. H.; Breteler, M. B.; Grodstein, F. *Dietary Intakes of Berries and Flavonoids in Relation to*

*Cognitive Decline.* Ann. Neurol., 2012; 75. doi: 10.1002/ana.23594.

13) Boyer, J.; Liu, R. H. *Apple Phytochemicals and their Health Benefits.* Nutr. J., 2004; 3: 5.

14) Tuohy, K. M.; Conterno, L.; Gasperotti, M.; Viola, R. *Up-regulating the Human Intestinal Microbiome Using Whole Plant Foods, Polyphenols, and/or Fiber.* J. Agric. Food Chem., 2012; 60(36): 8776-8782.

15) Aprikian, O.; Duclos, V.; Guyot, S.; Besson, C.; Manach, C.; Bernalier, A.; Morand, C.; Remesy, C.; Demigne, C. *Apple Pectin and a Polyphenol Rich Apple Concentrate are More Effective together than Separately on Cecal Fermentations, and Plasma Lipids in Rats.* J. Nutr., 2003, 133: 1860-1865.

16) Moreno, J. A.; López-Miranda, J.; Pérez-Martínez, P.; Marin, C.; Moreno, R.; Gómez, P.; y cols. *A Monounsaturated Fatty Acid Rich Diet Reduces Macrophage Uptake of Plasma Oxidized Low Density Lipoprotein in Healthy Young Men.* Br. J. Nutr., 2008; 100: 569-575.

17) Halvorsen, B. L.; Carlsen, M. H.; Phillips, K. M.; Bøhn, S. K.; Holte, K.; Jacobs, D. R. Jr.; Blomhoff, R. *Content of Redox-active Compounds (i.e., Antioxidants) in Foods Consumed in the United States.* Am. J. Clin. Nutr., 2006; 84(1): 95-135. Esta referencia contiene el análisis antioxidantes de más de 3100 alimentos. Sugiero a los lectores que quieran profundizar en cada alimento consultar esta referencia, que es libre a través de Internet.

18) Brevik, A.; Gaivão, I.; Medin, T.; Jørgenesen, A.; Piasek, A.; Elilasson, J.; Karlsen, A.; Blomhoff, R.; Veggan, T.; Dutraroy, A. K.; Collins, A. R. *Supplementation of a Western Diet with Golden Kiwifruits (Actinidia chinensis var. "Hort 16A"): Effects on Biomarkers of Oxidation Damage*

*and Antioxidant Protection.* Nutr. J., 2011; 10: 54. doi: 10.1186/1475-2891-10-54.

19) Han, K. S.; Balan, P.; Molist Gasa, F.; Boland, M. *Green Kiwifruit Modulates the Colonic Microbiota in Growing Pigs.* Lett. Appl. Microbiol., 2011; 52(4): 379-385.

20) Marotta, F.; Celep, G. S.; Cabeca, A.; Polimeni, A. *Novel Concepts on Functional Foods and Nutrigenomics in Healthy Aging and Chronic Diseases: A Review of Fermented Papaya Preparation Research Progress.* Functional Foods in Health and Disease, 2012; 2(5): 120-136.

21) Mitsou, E. K.; Kougia, E.; Nomikos, T.; Yannakoulia, M.; Mountzouris, K. C.; Kyriacou, A. *Effect of Banana Consumption on Faecal Microbiota: A Randomized, Controlled Trial.* Anaerobe, 2011; 17(6): 384-387.

22) Ali, A.; Yazaki, Y.; Njike, V. Y.; Ma, Y.; Katz, D. L. *Effect of Fruit and Vegetable Concentrates on Endothelial Function in Metabolic Syndrome: A Randomized Controlled Trial.* Nutr. J., 2011; 10: 72. doi: 10.1186/1475-2891-10-72.

# Capítulo 25

# Frutos secos

Se clasifican principalmente como frutos secos: pistacho, almendras, nuez, marañón, cacahuete o maní, pecanas, macadamia y nuez de pino. La ingesta de frutos secos genera protección y disminuye la mortalidad por enfermedad coronaria, accidente cerebrovascular, hipertensión, diabetes y cáncer.

Los frutos secos contienen la mayoría de los fitoquímicos (ver capítulo de fitoquímicos o polifenoles). Su contenido de polifenoles es lo que da el gran beneficio que tienen para la salud humana.

En las nueces, los flavan-3-oles, flavonoles y antocianinas son los principales flavonoles. Los marañones —anacardos— y macadamias no tienen flavonoides. Los flavonoles son también informados en almendras y pistachos, principalmente como isorhamnetina y kaempferol para las almendras y quercetina para los pistachos (ver contenidos de polifenoles de los frutos secos en la *Tabla 1*).

## Proantocianidinas

Las proantocianidinas (PAC) son oligómeros flavan-3-oles enlazados a través de uniones carbono-carbono. Las PAC de los frutos secos están compuestas principalmente por catequina

(+) y epicatequina (-), pero también incluyen la afzelequina —almendras— y la epigalocatequina —avellana, nuez, pistacho—. Las PAC son los polifenoles predominantes en las almendras, avellanas, cacahuete o maní, pecanas y pistachos. Las avellanas y las pecanas tienen el mayor contenido de PAC, con 501 y 494 mg/100 g, respectivamente. Las PAC no han sido informadas en las nueces del Brasil, macadamia o nuez de pino.

Se ha demostrado que la ingesta de polifenoles de frutos secos, aun con ingesta de dieta rica en grasas saturadas, disminuye en forma notoria la mortalidad cardiovascular. Esto es por la gran actividad barrendera de radicales libres y quelante de metales, fuera de la actividad anticancerígena que tienen los frutos secos.

**Tabla 1. Contenido fenólico total y de isoflavonas de nueve variedades de nueces reportadas en el departamento de agricultura de USA (USDA) y las bases de datos Phenol-Explorer**

| Árbol de nuez | (Fenol total) USDA (mg/GAE/ 100 mg) | (Fenol total) Phenol-Explorer (mg/GAE/ 100 mg) | Isoflavonas totales mg/100 mL |
|---|---|---|---|
| Almendras | 418 | 287 | 0.01 |
| Nuez de Brasil | 310 | 244 | 0.0 |
| Marañón | 269 | 233 | 0.01 |
| Avellana | 835 | 687 | 0.03 |
| Macadamia | 156 | 26 | NR |
| Nuez pecana | 2016 | 1816 | 0.00 |
| Nuez de pino | 68 | 58 | NR |
| Pistacho | 1657 | 1420 | 3.63 |
| Nuez inglesa (nogal) | 1556 | 1576 | 0.03 |

GAE: equivalentes de ácido gálico. NR: datos no disponibles.

Tabla modificada de: Bolling, B. W.; Chen, C. Y.; McKay, D. L.; Blumberg, J. B. *Tree Nut Phytochemicals: Composition, Antioxidant Capacity, Bioactivity, Impact Factors. A Systematic Review of Almonds, Brazils, Cashews, Hazelnuts, Macadamias, Pecans, Pine Nuts, Pistachios, and Walnuts.* Nutr. Res. Rev., 2011; 24(2): 244-275.

## AVELLANAS

La avellana (*Corylus avellana L.*), que pertenece a la familia *Betulaceae*, es uno de los frutos secos más populares consumido, segundo en todo el mundo en la clasificación de producción de frutos secos, después de las almendras. La avellana se consume cruda o asada. Se utiliza muchos en pastelería, pero la cáscara, bastante rica en polifenoles, no es usada como debiera ser.

## NUECES

La FDA americana ha clasificado a las nueces como un *alimento saludable para el corazón*. Varios tipos de frutos secos, como las almendras, nueces del Brasil, avellanas, nueces de macadamia, maní, pecanas, piñones, pistachos, kola, frutos secos, nueces y castañas de cajú, son comúnmente consumidos por el ser humano.

### CONTENIDO DE LAS NUECES

En general, las nueces son densas en energía y proporcionan 23.4 a 26.8 kj/g de alimento, con un contenido elevado de grasa (45-75 por ciento del peso), pero, principalmente, grasa insaturada. Las nueces son también fuente rica de proteínas, ácido graso no saturado, fibra, vitaminas —E y B6, ácido fólico y niacina—, minerales —magnesio, potasio y cobre—, fitoesteroles —stigmasterol, campesterol y sitosterol— y polifenoles —catequinas y resveratrol—. Las nueces son parte integral de la dieta mediterránea y constituyen un ingreso sustancial de la grasa dietaria —más de 35-40 por ciento del ingreso energético total—.

De acuerdo con el Departamento de Agricultura de USA, 100 g de nueces contienen 15.2 g de proteínas, 65.2 g de grasa y 6.7 g de fibra dietaria. Mientras que la mayoría de los frutos secos son ricos en ácidos grasos monoinsaturados, las nueces están compuestas principalmente por ácidos grasos poliinsaturados (47.2 g), especialmente ácido α-linolénico w-3 (18:3n-3; 9.1 g) y ácido linoleico w-6 (18:2n-6; 38.1 g). El AL y el ALA —ácido alfa linolénico; ácido graso natural omega-3 de plantas— pueden existir como componente de membrana o ser metabolizados vía la cascada del ácido araquidónico, generando múltiples mensajeros de los lípidos, que incluyen las prostaglandinas, el ácido eicosapentaenoico y el ácido docosahexaenoico (DHA), con aceites omega-3. Las nueces, en ratas, mejoran la función cognitiva.

Los ácidos grasos de las nueces son propensos a la oxidación —rancidez— y, por lo tanto, es de interés la cáscara que rodea el núcleo, rica en polifenoles antioxidantes, además del contenido elevado de tocoferoles en el propio núcleo.

La cáscara alrededor de la nuez contiene muchos fenólicos no flavonoides, incluyendo el ácido elágico, el ácido gálico y el metil-galato, los cuales están presentes como polímeros y unidos a azúcares conocidos como taninos hidrolizables.

Las nueces —pecanas— tienen el mayor contenido de flavonoides, en concentración aproximada de 34 mg/100 g; los flavan-3-oles y las antocianinas son los principales. La avellana y las almendras presentan también un contenido apreciable de flavonoides, entre 15 a 18 mg/100 g, respectivamente. Los flavanones son únicamente informados en las almendras (ver capítulo de fitoquímicos o polifenoles).

Un puñado de nueces tiene más fenólicos que un vaso de jugo de manzana (117 mg en 240 mL), una barra de chocolate de leche (205 mg en 1.5 oz) y aún más que un vaso de vino tinto (372 mg GAE en 150 mL).

## FUNCIONALIDAD DE LAS NUECES

Las nueces, debido a su relación baja lisina-arginina, con niveles elevados de arginina, folato, fibra, taninos y polifenoles, tienen múltiples efectos benéficos en la salud.

En un estudio metaanalítico, confirman que la ingesta de nueces disminuye los niveles de colesterol total y de LDL, y, en menor grado, de triglicéridos. Además, son un gran antioxidante. Merman marcadores inflamatorios, como el VCAM-1.

Una correlación entre la ingesta de nueces y la incidencia reducida de enfermedad cardiaca isquémica ha sido observada especialmente en los estudios publicados por los grupos de investigación adventistas en salud. El consumo de nueces disminuye el colesterol total y el LDL, así como también los triglicéridos.

El consumo de nueces en forma crónica por adultos sanos incrementa los niveles de ácido linoleico y piridoxal fosfato, y el consumo agudo aumenta los tioles plasmáticos.

En el estudio de Halvorsen y colaboradores, concluyen: 1) las nueces como parte de una dieta disminuyen las concentraciones de colesterol sanguíneo; 2) son únicas por su predominio de ácidos grasos poliinsaturados, como n-6 y n-3, y no tienen ácidos grasos monosaturados; 3) como alimento, son ricas y benéficas para la salud, al tener la relación lisina-arginina adecuada, con niveles elevados de vitamina E, arginina, folatos, fibra, taninos y polifenoles; 4) no aumentan peso dentro de dietas y servidas como alimento de reemplazo; y 5) parecen disminuir el riesgo de enfermedades coronarias.

El contenido de grasas de las nueces también disminuye el grosor de la capa íntima y media de las carótidas.

## Nueces y fertilidad

El selenio, en forma de seleno-proteínas, protege el esperma de la lesión oxidativa y define la morfología del esperma en el epidídimo. El zinc y las vitaminas C y E tienen propiedades antioxidantes importantes en la fertilidad masculina.

Los bajos niveles de folato se asocian a aneuploidia en el esperma y los ácidos grasos poliinsaturados (PUFA) juegan un papel crítico en la maduración del esperma y en las funciones de membrana.

Comer 75 g de nueces por día mejora la vitalidad, la motilidad y la morfología del esperma. La mejoría en la calidad del semen se asoció a un aumento de los AG omega-6 en el suero y en los AG omega-3 (ALA), más no de otros omega-3. Esto apoya los hallazgos previos de que los cambios en los AG durante la maduración y diferenciación del esperma son claves en funciones celulares como la fagocitosis de cuerpos residuales por las células de Sertoli, que afectan la morfología del esperma y proporcionan la fluidez que necesita la membrana del esperma en su motilidad.

## Nueces y envejecimiento

Además de los polifenoles de las plantas, los ácidos grasos poliinsaturados (PUFA) representan otra intervención potencial dietaria para disminuir los efectos neuronales y cognitivos relacionados con el envejecimiento. Los PUFA son componentes críticos de las membranas neuronales, ya que mantienen la fluidez de la membrana que es esencial en la fusión de las vesículas sinápticas y en la comunicación de neurotransmisores entre las redes neuronales. Además, los PUFA de las membranas sirven como precursores de los mensajeros lipídicos, los cuales participan en los procesos de señalización que promueven la protección neuronal o inducen la disfunción neuronal. En el cerebro en envejecimiento, los estudios han mostrado un déficit en la cantidad de PUFA en el hipocampo, corteza y cerebelo, todas áreas comprometidas en la función motora y cognitiva.

Por su contenido de PUFA, las nueces son un alimento ideal en la prevención de trastornos neurodegenerativos y cambios cerebrales asociados al envejecimiento.

Además, las nueces contienen otros constituyentes bioactivos, los cuales influyen en las funciones cerebrales, incluyendo la vitamina E, la melatonina y los polifenoles antioxidantes semejantes al ácido elágico, que puede actuar en forma sinérgica con los PUFA para incrementar la absorción de polifenoles dietarios y el ingreso posterior a su consumo.

El ácido elágico se encuentra en cantidades grandes en el arándano, fresa, uvas, frambuesa, mora y melocotón.

Las nueces tienen mayor poder antioxidante que la misma granada.

## PISTACHO

El pistacho es rico en ácidos grasos monoinsaturados, antioxidantes como la vitamina E, luteína, $\beta$-carotenos y proantocianidinas, con propiedades antioxidantes; ofrece protección contra el estrés oxidativo en el hígado. Los niveles de aminotransferasas disminuyen en forma importante al ingerir pistachos, mientras que los de aminotransferasa están relacionandos con la resistencia a la insulina y el síndrome metabólico.

El pistacho mejora los niveles de glucosa, la función endotelial y algunos índices de inflamación y estado oxidativo.

Los pistachos tienen un índice glicémico bajo. Josse ha demostrado que cuando lo ingerimos con alimentos elevados en carbohidratos, el pistacho disminuye la absorción de carbohidratos, con una merma en los niveles de glucosa posprandiales.

La FDA, en 2003, refirió que la *evidencia científica sugiere,* sin probarlo, que el consumo de 1.5 onzas al día de pistacho como parte de una dieta baja en grasas saturadas y colesterol reduce el riesgo de enfermedad cardiaca. Además, en consumo diario, después de doce semanas, no incrementa peso ni índices corporales.

## Figura 1. Pistacho

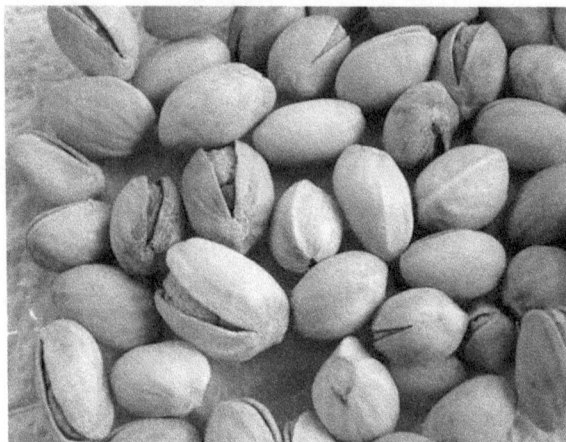

La ingesta de una dosis adecuada de pistacho, en relación a un pasaboca carbohidratado, ha mostrado no incrementar peso en los consumidores.

Baer y colaboradores han demostrado que la densidad energética medida del pistacho fue de 22.6 kJ/kg, lo cual es un 5 por ciento menor que los valores aceptados de 23.7 kJ/kg.

Los pistachos tienen el mayor contenido en isoflavonas, con 3.63 mg/100 g, principalmente como daiazeina y genisteína, siendo cien veces mayor que las otras nueces.

## Lecturas recomendadas

1) Bolling, B. W.; Chen, C. Y.; McKay, D. L.; Blumberg, J. B. *Tree Nut Phytochemicals: Composition, Antioxidant Capacity, Bioactivity, Impact Factors. A Systematic Review of Almonds, Brazils, Cashews, Hazelnuts, Macadamias, Pecans, Pine Nuts, Pistachios, and Walnuts*. Nutr. Res. Rev., 2011; 24(2): 244-275.

2) Anderson, K. J.; Teuber, S. S.; Gobeille, A.; Cremin, P.; Waterhouse, A. L.; Steinberg, F. M. *Walnut Polyphenolics Inhibit In Vitro Human Plasma, and LDL Oxidation.* J. Nutr., 2001; 131(11): 2837-2842.

3) Calani, L.; Dall'Asta, M.; Derlindati, E.; Scazzina, F.; Bruni, R.; Del Rio, D. *Colonic Metabolism of Polyphenols from Coffee, Green Tea, and Hazelnut Skins.* J. Clin. Gastroenterol., 2012; 46: S95-S99. doi: 10.1097/MCG.0b013e318264e82b.

4) Lila, M. A. *Impact of Bioflavonoids from Berryfruits on Biomarkers of Metabolic Syndrome.* Functional Foods Health Dis., 2011; 1(2): 13-24.

5) Hidalgo, M.; Oruna-Concha, M. J.; Kolida, S.; Walton, G. E.; Kallithraka, S.; Spencer, J. P.; De Pascual-Teresa, S. *Metabolism of Anthocyanins by Human Gut Microflora, and their Influence on Gut Bacterial Growth.* J. Agric. Food Chem., 2012; 60(15): 3882-3890.

6) Robbins, W. A.; Xun, L.; Fitzgerald, L. Z.; Esguerra, S.; Henning, S. M.; Carpenter, C. L. *Walnuts Improve Semen Quality in Men Consuming a Western-Style Diet: Randomized Control Dietary Intervention Trial.* Biol. Reprod., 2012, Aug, 15. doi: 10.1095/biolreprod.112.101634.

7) Anderson, K. J.; Teuber, S. S.; Gobeille, A.; Cremin, P.; Waterhouse, A. L.; Steinberg, F. M. *Walnut Polyphenolics Inhibit In Vitro Human Plasma and LDL Oxidation.* J. Nutr., 2001; 131(11): 2837-2842.

8) Feldman, E. B. *The Scientific Evidence for a Beneficial Health Relationship Between Walnuts and Coronary Heart Disease.* J. Nutr., 2002; 132: 1062S-1101S.

9) McKay, D. L.; Chen, C. Y.; Yeum, K. J.; Matthan, N. R.; Lichtenstein, A. H.; Blumberg, J. B. *Chronic and Acute Effects of Walnuts on Antioxidant Capacity, and Nutri-*

*tional Status in Humans: A Randomized, Cross-over Pilot Study.* Nutr. J., 2010; 12(9): 1-10.

10) Sala-Vila, A.; Cofán, M.; Pérez-Heras, A.; Núñez, I.; Gilabert, R.; Junyent, M.; Mateo-Gallego, R.; Cenarro, A.; Civeira, F.; Ros, E. *Fatty Acids in Serum Phospholipids and Carotid Intima-media Thickness in Spanish Subjects with Primary Dyslipidemia.* Am. J. Clin. Nutr., 2010; 92(1): 186-193.

11) Joseph, J.; Cole, G.; Head, E.; Ingram, D. *Nutrition, Brain Aging, and Neurodegeneration.* J. Neuroscience, 2009; 29(41): 12795-12801.

12) Wang, X.; Li, Z.; Liu, Y.; Lu, X.; Yang, W. *Effects of Pistachios on Body Weight in Chinese Subjects with Metabolic Syndrome.* Nutr. J., 2012; 11: 20. doi: 10.1186/1475-2891-11-20.

13) Halvorsen, B. L.; Carlsen, M. H.; Phillips, K. M.; Bøhn, S. K.; Holte, K.; Jacobs, D. R. Jr.; Blomhoff, R. *Content of Redox-active Compounds (i.e., Antioxidants) in Foods Consumed in the United States.* Am. J. Clin. Nutr., 2006; 84(1): 95-135. Esta referencia contiene el análisis antioxidante de más de 3100 alimentos. Sugiero a los lectores que quieran profundizar en cada alimento consultar esta referencia, que es libre a través de Internet.

# Capítulo 26

## Verduras y hortalizas

Las verduras, así como las frutas, en general, son los alimentos más importantes que un ser humano debe consumir en el transcurso de la vida. Existen evidencias grandes en diferentes estudios sobre el papel fundamental en los diversos procesos fisiológicos del cuerpo humano.

El sinergismo entre los componentes bioactivos de las plantas puede arrojar resultados metabólicos no esperados entre las plantas y los animales que los consumen. Los efectos principales en la salud humana son secundarios en forma principal al contenido y concentración de fitoquímicos o polifenoles en cada verdura (ver capítulo de fitoquímicos). Los efectos en la mayoría son mejores si los polifenoles son consumidos con la verdura total y no a través de suplementos dietarios. Los vegetales y las frutas altamente pigmentados tienen gran actividad antioxidante (ver *Figura 1*).

## Figura 1. Ilustración esquemática de los efectos intestinales directos de los polifenoles de las plantas alimentarias

Figura modificada de: Tuohy, K. M.; Conterno, L.; Gasperotti, M.; Viola, R. Up-regulating the Human Intestinal Microbiome Using Whole Plant Foods, Polyphenols, and/or Fiber. J. Agric. Food Chem., 2012; 60(36): 8776-8782.

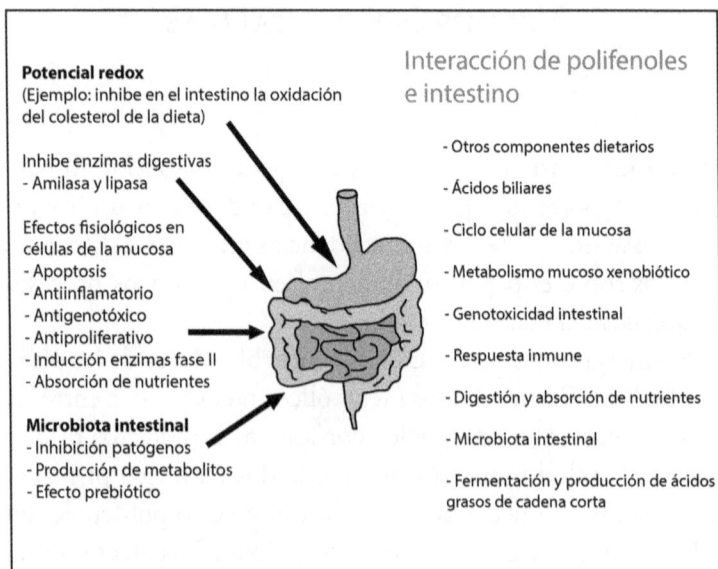

## VEGETARIANISMO

El ser vegetariano implica no consumir alimentos provenientes de animales, lo que significa que la carne y el pescado son excluidos. Respetando este requisito, las dietas vegetarianas son tan diversas como las dietas convencionales. La variante más común, la lacto-ovo-vegetariana, incluye leche, queso y huevos. En contraste, el veganismo excluye también todos los productos lácteos y el huevo. Las dietas con alimentos crudos son basadas en alimentos no cocinados, usando los productos de la tierra y la fermentación para realzar la digestibilidad. Los frutarianos consumen una dieta limitada a frutos y nueces.

Otras dietas, como la macrobiótica, son parte de una filosofía de la vida. La dieta macrobiótica favorece los alimentos producidos localmente con procesamiento mínimo —buscando un equilibrio entre alimentos *yin* y *yang*— e incluye aves de corral o pescado, una a dos veces a la semana, pero excluye los productos lácteos.

## BENEFICIOS

Existen, en la actualidad, grandes evidencias acerca de los beneficios de la dieta vegetariana. Los vegetarianos tienen un índice de masa corporal menor y más baja mortalidad por enfermedad isquémica cardiaca y cerebrovascular que las personas omnívoras. Este efecto protector está enlazado con el alto consumo de productos vegetales no refinados, semejantes a granos integrales, legumbres, nueces, frutas y vegetales. El mismo efecto benéfico en la salud puede ser obtenido al llevar una dieta omnívora prudente, limitando el ingreso de carne, combinada con un ingreso elevado de alimentos de plantas enteras, patrón dietético que ha sido denominado *flexitariano*.

Estudios de cohortes han demostrado un crecimiento y desarrollo similares en niños y adolescentes lacto-ovo-vegetarianos en relación a niños omnívoros, mientras que los niños veganos tienden a ser más delgados y pequeños. Lo importante no es asumir una tendencia ciega en la alimentación, sino lograr un equilibrio en el tipo y constituyentes de la alimentación que consumimos.

Como hemos mencionado en el prólogo, existen, afortunadamente para la humanidad, diferentes hortalizas —lechuga, rúcula, endivia, espinaca, etcétera— y verduras —alcachofa, berenjena, palmito, espárrago, rábano, etcétera— que creemos tienen los mismos beneficios que los alimentos que vamos a describir. Desafortunadamente, y como es el objetivo de este libro, lo que describimos es basado en revistas científicas de alto impacto y en cuanto a muchos de estos alimentos no encontramos artículos fundamentados, por lo cual nos vemos en la incapacidad de poder describir sus efectos a nivel del cuerpo humano. Hablaremos de los que tienen evidencia científica en revistas especializadas de salud.

## Alimentos crucíferos (brócoli, col, coliflor)

### Brócoli

Los alimentos crucíferos son vegetales del género *Brassica* y se incluyen el brócoli, la col, la coliflor, el repollo verde y la col de Bruselas. El brócoli es conocido como *la joya de la corona de la nutrición*.

Los efectos quemopreventivos de los vegetales *Brassica* están relacionados con los niveles de glucosinolatos, su conversión a isotiocianatos y la biodisponibilidad de los metabolitos de los isotiocianatos.

La glucorafanina es el glucosinolato más abundante encontrado en los vegetales *Brassica*. La glucoiberina también contribuye en el análisis del brócoli. La sinigrina fue el mayor glucosinolato en las otras especies *Brassica*.

### Brassica, procesamiento y cocción

El depósito, procesamiento culinario y cocción de estas verduras puede afectar el contenido de glucosinolatos e isotiocianatos de los vegetales. Los vegetales son usualmente conservados en los supermercados a una temperatura entre 4-8°C en refrigerador o a temperatura ambiente hasta por una semana. El depósito al medio ambiente y en refrigerador no modifica sus contenidos después de siete días. Las pérdidas deben ser ajustadas en 2-9 por ciento a temperatura ambiente y 1-4 por ciento en refrigerador doméstico, teniendo en cuenta el efecto de deshidratación durante el depósito. Los glucosinolatos son químicamente estables hasta que se ponen en contacto con la enzima mirosinasa que está almacenada en compartimentos de glucosinolatos, en los tejidos de las plantas. Son accesibles a la mirosinasa cuando el tejido de la planta se rompe por acción de los insectos o cuando la verdura se congela y descongela, o es picada o rallada en la preparación para la cocción. La producción comercial de verduras y hortalizas congeladas implica tratamiento con vapor durante el escaldado, lo cual inactiva la mirosinasa, disminuyendo la descomposición de glucosinolatos en isotiocianatos después de la descongelación. El proceso de cocción tiene influencia compleja. La cocción a temperaturas elevadas desnaturaliza la mirosinasa en el material vegetal, lo que produce conversión baja de glucosinolatos a isotiocianatos cuando es masticada. Los glucosinolatos de los vegetales consumidos son degradados a isotiocianatos por la mirosinasa de las bacterias intestinales. La cocción reduce los glucosinolatos en un 30 a 60 por ciento, dependiendo del método —ejemplo: convencional, microondas, alta presión—, intensidad de cocción —ejemplo: temperatura, tiempo— y el tipo de compuesto. También, la degradación térmica y el lavado llevan a grandes pérdidas de glucosinolatos intactos.

Los glucosinolatos del brócoli presentan lixiviación en el agua hervida después de la cocción.

Una práctica culinaria común es cortar, triturar, cortar *en dados* las verduras antes de cocinarlas. Esto puede disminuir el contenido de glucosinolatos mediante la exposición a la mirosinasa. Solo el triturado fino tiene un efecto marcado en el contenido de glucosinolatos. Por otra parte, un período mayor a una hora después de la trituración produce una disminución significativa en el contenido de glucosinolatos en las verduras.

En la col marina, después del proceso de congelación y descongelación, se produce la pérdida casi total del contenido de glucosinolatos.

La mayoría de las hortalizas del género *Brassica* son cocinadas antes del consumo. La col de Bruselas, el brócoli, la coliflor y el repollo se comen crudos en ensaladas o en forma de escabeche. En el Reino Unido es común hervir las *Brassicas* antes de su consumo. Hervir las verduras en agua causa una pérdida significativa de glucosinolatos por la lixiviación en el agua de cocción. Hay una degradación térmica limitada de los aralkis glucosinolatos a temperaturas mayores a 100°C. Los glucosinolatos se mantuvieron estables en los procedimientos de extracción que implican ebullición en agua durante 10-15 minutos. Si la cocción en microondas se realiza en gran volumen de agua, esto da lugar a una pérdida significativa de glucosinolato por lixiviación en el agua de cocción.

El cocinar al vapor, en horno de microondas y fritar revolviendo tiene efecto pequeño en el contenido total de glucosinolatos de los vegetales *Brassica*. El cocinar al vapor es un método popular en los países asiáticos; produce disminución de niveles de sulforafanos y sus productos de degradación, debido a inactivación de la mirosinasa.

Si al cocinar al vapor hay un volumen significativo de agua condensada al extender los tiempos de cocción —por ejemplo: 45 minutos—, puede haber lixiviación de glucosinolatos, pero en menor cantidad que cuando las verduras son hervidas. La biodisponibilidad de isotiocianatos del brócoli es tres veces mayor en la verdura fresca que cuando es cocinada.

El cocinar con microondas ha sido usado para inactivar la mirosinasa, con pérdida de glucosinolatos. El cocinar el repollo en microondas —ocho minutos, 850W— con 10 por ciento de agua produce pérdida de un 8 por ciento de sinigrina. La cocción en microondas —seis minutos, 650W— utilizada para escaldar la col de Bruselas disminuye el contenido de alkil glucosinolato en porcentajes variables: de 2 a 44 por ciento en experimentos diversos. Un estudio reciente muestra que cocinar el brócoli en poder elevado —cinco minutos, 1000W— produce una disminución significativa del contenido de glucosinolato: glucoiberina: 100 por ciento; progoitrina: 81 por ciento; y gluconapina, 100 por ciento. Estas pérdidas no fueron asociadas con el escaldado del glucosinolato dentro del agua de cocción. Estos estudios sugieren que investigaciones previas que demuestran pérdidas significativas están erradas.

El cocinar fritando y revolviendo es uno de los métodos de cocción más populares en países americanos. Al cocinar verduras *Brassica* por este método por 3-5 minutos, previo calentamiento de aceite a 200°C, no cambió el contenido de glucosinolatos en forma significativa. Los glucosinolatos experimentan degradación térmica por encima de los 100°C. Este procedimiento de cocción inhibe la actividad de la mirosinasa, rápidamente, sin efectos en el contenido de glucosinolatos.

La formación de isotiocianatos de glucosinolatos fue encontrada después del picado fino de los vegetales *Brassica*, cuando la actividad endógena de la mirosinasa convierte los glucosinolatos a isotiocianatos en forma parcial, lo que significa que se forman otros productos.

FUNCIONALIDAD

Los químicos organosulfurados, denominados glucosinolatos, las S-metil cisteína sulfóxido y los productos derivados del brócoli son los responsables de sus grandes propiedades nutricionales. La ingesta de estos vegetales está relacionada en forma inversa al cáncer, en especial de vejiga, pulmón y colon. Las dosis elevadas bloquean la tiroides.

Los isotiocianatos —productos de la ruptura de los glucosinolatos que contienen azufre— son los productos activos que exhiben actividad anticancerosa y mutagénica en etapas tempranas, y son antioxidantes, al reducir el estrés oxidativo sistémico, regular enzimas y controlar la apoptosis en el ciclo celular.

Los crucíferos también contienen otros componentes bioactivos, incluyendo flavonoides —ejemplo: quercetina—, minerales —ejemplo: selenio— y vitaminas —ejemplo: vitamina C—. El brócoli tiene en sus flores al menos dos tipos de glicósidos flavonoles —quercetina 3-*O*-soforoside y kaempferol 3-*O*-soforoside—, polifenoles que corresponden al 90 por ciento del contenido total.

La luteína y la zeaxantina son xantofilas de la familia de los carotenoides que se encuentran en alimentos comunes, como los vegetales *Brassica* y en especial en el brócoli, la espinaca y la arveja. Estos compuestos únicos se hallan en concentraciones elevadas en la región macular de la retina y funcionan como antioxidantes y filtros para la alta energía de la luz azul. Estudios en humanos han demostrado su papel preventivo en el daño por oxidación y por la *luz azul*. La luteína es un componente estructural del ojo y un potente antioxidante. La luteína protege la retina del daño oxidativo, comparada con otros antioxidantes que rompen la cadena en el ojo, como los alfa-tocoferoles —vitamina E—.

La luteína puede tornar el oxígeno singlete a su estado fundamental, al convertirse en forma temporal en luteína en estado triplete y disipar la energía en forma de calor. Este proceso puede ser repetitivo, debido a que la molécula de luteína permanece intacta después de la transferencia de energía. No existen datos que demuestren que la suplementación con luteína puede influir en la agudeza visual de los niños, pero algunos estudios en adultos han demostrado algún beneficio.

Los humanos no podemos sintetizar estos carotenoides; por lo tanto, los niveles en sangre y tejido dependen del consumo en la dieta. La leche materna contiene grandes cantidades de luteína y zeaxantina, siendo predominante la primera. La concentración media de estos carotenoides en la leche materna es de 25 ± 19 mcg/L; varía entre 15 ± 5 mcg/L en USA y 44 ± 18 mcg/L en el Japón. La concentración más elevada fue encontrada en China, con niveles de 232 mcg/L, y la más baja, en Inglaterra, con niveles de 3 mcg/L.

## Otros fitoconstituyentes

El brócoli contiene aminoácidos esenciales, como isoleucina, leucina, lisina, fenilalanina, trotófano, metonina, valina y treonina, además de ácidos grasos benéficos. El contenido de proteínas total varía de 29.5 a 32.5 g/kg y 47.2 g/kg en flores frescas y congeladas. Similarmente, el contenido total de lípidos varía entre 5.9 y 9.5 g/kg para el brócoli fresco, cocinado y enlatado. Los ácidos grasos identificados fueron: láurico (C:12:0), mirístico (C:14:0), palmítico (C:16:0), hexadecanoico (C:16:1), hexadecadienoico (C:16:2), oleico (C:18:1), linoleico (C:18:2) y linolénico (C:18:3).

## Minerales en el brócoli

El brócoli es una buena fuente de elementos minerales mayores, como sodio, potasio, calcio, magnesio, cloro, fósforo, azufre, hierro, zinc, cobre, manganeso y selenio.

Varios estudios han demostrado que el brócoli es una excelente fuente de calcio en poblaciones con ingresos limitados de productos lácteos.

El brócoli es conocido por su habilidad de acumular niveles elevados de selenio, con la mayoría de ácidos selenoaminados, en la forma de Se-metilselenocisteína.

El cromo es un micronutriente que exhibe grandes beneficios en la salud y está presente con concentraciones de 12 ug/100 g de producto. El picolinato de cromo mejora el control de la glicemia en individuos con sobrepeso u obesos con diabetes tipo 2 y es un complemento de la medicación antidiabética corriente. Las cantidades de zinc, cromo y selenio lo hacen un alimento funcional antiobesidad, aparte de su papel quemoprotector y cardioprotector.

## Interacción de los constituyentes promotores de salud del brócoli: efectos en bioactividad

Como se mencionó, el brócoli contiene sulforafano, fenólicos y selenio, además de un amplio rango de vitaminas. Se ha identificado que el enriquecimiento con selenio de las flores de brócoli disminuye en forma importante el contenido de ácidos fenólicos semejantes a los cafeico, ferúlico y sinápico. También se confirmó que el selenio influye con una disminución modesta de los contenidos de indol, alifáticos y glicosinatos en los extractos de brócoli.

Un cuadro similar es visto con el efecto inhibitorio sinérgico de los polifenoles y las vitaminas antioxidantes en la peroxidación lipídica y cooxidación de los antioxidantes de la dieta. En los líquidos de estómagos simulados, se ha demostrado que los fitoquímicos pueden prevenir la acumulación de lípidos oxidados —hidroperóxidos lípidos y malondialdehido— y la destrucción de la vitamina E y los β-carotenos —y la vitamina C en menor grado—. En el líquido gástrico, la vitamina C puede realzar la actividad de los polifenoles a través de un efecto antioxidante sinérgico. En ratas alimentadas con brócoli, se observa una actividad antioxidante importante.

## Mecanismo molecular de los efectos promotores de salud del brócoli

### Anticáncer

El consumo de vegetales crucíferos se ha asociado a la prevención del cáncer de pulmón, páncreas, vejiga, próstata, tiroides, piel, estómago y colon. Estudios diferentes han demostrado hasta un 67 por ciento de relación inversa entre el consumo de brócoli y vegetales de la clase *Brassica*, y la aparición de diversos cánceres.

## VITAMINAS

La semillas de crucíferas y los brotes de estos alimentos son una fuente rica de vitaminas K, B1 y B2. El brócoli contiene > 100 ug de fitoquinona/100 g de vegetales, crudo o cocinado. Además, tiene gran cantidad de antioxidantes, llamados tocoferoles, ácido ascórbico y carotenoides luteína y zeaxantina. La vitamina C es muy abundante en el brócoli. La cantidad de vitaminas varía según la especie y depende de varios factores, como el genotipo, estrés medioambiental, condiciones de crecimiento, depósito y procesamiento de alimentos.

### Vitamina A

La vitamina A es una vitamina soluble en grasa derivada de dos fuentes: retinoides preformados y carotenoides provitamina. Los retinoides semejantes al ácido retinoico y el retinal son encontrados en fuentes animales como el hígado, riñón, huevos y productos lácteos. Los carotenoides semejantes a los betacarotenos —los cuales tienen la mayor actividad de vitamina A— son encontrados en plantas como los vegetales oscuros o amarillos y las zanahorias.

La vitamina A es también conocida como retinol, ácido retinoico, aeroftol —vitamina antixeroftálmica—, alcohol de vitamina A y vitamina A1.

### Vitamina D

La adición de vitamina D interrumpe la mitogénesis de las células T, debido a que suprime en forma preferencial la diferenciación de las células CD4+ al subtipo TH1, con desviación subsecuente al subtipo TH2. Los niveles bajos muestran efectos negativos en la esclerosis múltiple y la enfermedad inflamatoria intestinal (EII).

Jaime Forero Gómez | Martha Helena Forero Sepúlveda

*Vitamina E*

De las ocho sustancias naturales que ejercen actividad como vitamina E —α-, β-, γ- y δ- tocoferoles; y α-, β-, γ- y δ-tocotrienoles—, el α-tocoferol ha sido tradicionalmente recordado como la vitamina más importante, que ejerce gran actividad biológica en los estudios animales.

Estudios *in vitro* sugieren un papel de la vitamina E en el desarrollo de la respuesta inmunocelular. El tratamiento de células dendríticas inmaduras con alfa tocoferil succinato vesiculado asesina células tumorales e inhibe el crecimiento de un carcinoma pulmonar murino preestablecido (3LLD122). Además, inhibe el crecimiento tumoral.

La vitamina E se intercala por sí misma dentro de las membranas lípidas de las células y puede ayudar a detener la peroxidación de las moléculas lípidas.

## Cebolla

La cebolla es un alimento importante, debido a que proporciona fitomoléculas activadas semejantes al ácido fenólico, flavonoides, copaenos, tiosulfinatos, compuestos organosulfurados (OSC) y antocianinas. La composición fitoquímica de la cebolla se cree varía de acuerdo con las especies y técnicas de cultivo. Entre las especies de cebolla, la cebolla roja es abundante en polifenoles, flavonoides, flavonoles y taninos. Algunos investigadores informan que la cebolla roja tiene niveles de quercetina catorce veces mayores que el ajo y dos veces mayores que la cebolla blanca. Adicionalmente, la cáscara de la cebolla contiene niveles de flavonoides 48 veces mayor que la pulpa. Las investigaciones basadas en las células encuentran que la cáscara tiene gran capacidad de controlar la peroxidación lipídica, más que la pulpa. En un estudio realizado en ratas, las que consumen cáscara tienen mayores niveles antioxidantes y bajos niveles de peróxidos de lípidos en relación a ratas que consumen la pulpa.

La quercetina (3, 3', 4', 5.7-pentahidroxiflavona) es el flavonoide prototipo y se encuentra principalmente en el brócoli, las frutas y la cebolla (*Allium* cepa), particularmente en la forma glucósido.

Una clase única de compuestos organosulfurados constituye el determinante primario del olor de la cebolla. Tres precursores de sabor inodoros no volátiles colectivamente referidos como S-alk(en)il cisteína sulfóxidos (ACSO) son depositados en el citoplasma de la cebolla intacta. La intensidad del picante puede ser predicha por las diferencias en la concentración de estos precursores. La alliinasa, una enzima compartimentalizada en la vacuola celular, es liberada cuando el tejido es roto y reacciona con estos precursores no volátiles. El balance entre el picante y los niveles de azúcar determina la percepción de dulzura de la cebolla. Debido a su poco picante, la cebolla dulce se come primariamente en bruto y se añade a alimentos como ensaladas, sándwiches, salsas, aderezos y platos fríos.

La cebolla y sus constituyentes tienen grandes beneficios en la salud, especialmente por su actividad antiplaquetaria —antiagregante—, antimicrobiana, antiinflamatoria y antiasmática.

Investigaciones previas han sugerido que la actividad antiplaquetaria inducida por la cebolla es atribuida a sus compuestos organosulfurados. Los tiosulfinatos muestran *in vitro* actividad antiplaquetaria diferente, lo cual es dependiente de los constituyentes alk(en)il. Además de los tiosulfinatos, las cebollas son ricas en flavonoides, más específicamente, los flavonoles, que afectan las plaquetas.

La cebolla es una fuente principal de sustitutos 4' de glucósidos de quercetina —quercetin-3, 4-diglucósido y quercetina-4-glucósido—. Estos dos glucósidos y la quercetina libre constituyen el 68 por ciento del contenido de flavonoides en el bulbo de la cebolla. Además de la quercetina, la cebolla contiene kaempferol, conjugados de kaempferol, rutina, iso-ramnetina y conjugados de iso-ramnetina. Todos los flavoides inhiben la agregación plaquetaria *in vivo* e *in vitro*.

La extensión de la degradación o pérdida de esas dos clases de compuestos durante la cocción es desconocida y puede ser causa de preocupación entre los consumidores. Las cebollas, especialmente las picantes, poseen niveles elevados de compuestos organosulfurados, son típicamente cocinadas antes de su consumo y no se comen enteras, amplificando este concepto.

Chen y colaboradores alimentaron ratas con jugo de cebolla entera versus jugo de cebolla cocinada por cuatro semanas, con el resultado de que el jugo de cebolla sin cocinar inhibe la función plaquetaria, a diferencia del jugo cocinado.

Contrariamente a los resultados reportados por ebullición, la actividad antiplaquetaria fue destruida entre tres y seis minutos de vaporización, pero a los diez minutos de vaporización, la cebolla cocida estimuló la actividad de las plaquetas.

Lo importante cuando consumimos cebollas es que deben ser consumidas crudas, con disminución de los tiempos de cocción, escoger cebollas más picantes para prácticas culinarias y consumir cebollas enteras para preservar la actividad antiplaquetaria.

La capacidad barrendera de radicales de la cáscara de cebolla roja y la cebolla roja entera fue significativamente mayor que la del ajo y la cebolla blanca en todas las circunstancias, incluyendo liofilización, blanqueo, horneado y hervido.

Los ensayos ORAC miden la capacidad donadora de radicales y es un método básico para calcular la capacidad antioxidante de un alimento. El ORAC de la cebolla es mayor que el de la manzana, tomate, pera y melocotón.

Además, la cebolla tiene el ORAC más elevado frente a la espinaca, el brócoli y la acelga en estado fresco, y mucho mayor que la espinaca, la zanahoria y el apio.

La disponibilidad de sulfato elevado, temperaturas elevadas y suelos secos generan cebollas más picantes.

## COL LOMBARDA

La col lombarda —*Brassica oleracea L.* var. *capitata f. rubra DC*— pertenece a la familia *Brassicaceae*. Es uno de los vegetales más importantes en el mundo. El colorante de la col ha sido usado como indicador de pH en formulaciones farmacéuticas y como colorante de alimentos. Estudios han demostrado que el extracto de la col tiene la habilidad de suprimir el estrés oxidativo *in vivo*, es anticáncer, antiinflamatorio y antidiabético, y hay dos estudios que muestran su poder antiinfeccioso. Entre las sustancias responsables de la actividad biológica de la col lombarda están los polifenoles; las antocianinas son las predominantes sobre otros polifenoles. La gran estabilidad y las propiedades antioxidantes fuertes en el extracto de col son dadas por las antocianinas, con una relación importante de la dosis versus el efecto. La cebolla roja tiene poderes similares a la col lombarda. Otro componente importante de la col, fuera de los flavonoides, son los glicosinolatos similares a los del brócoli, con funcionalidad similar.

## Figura 2. Efecto bactericida del extracto de col lombarda sobre el S. aureus y E. coli

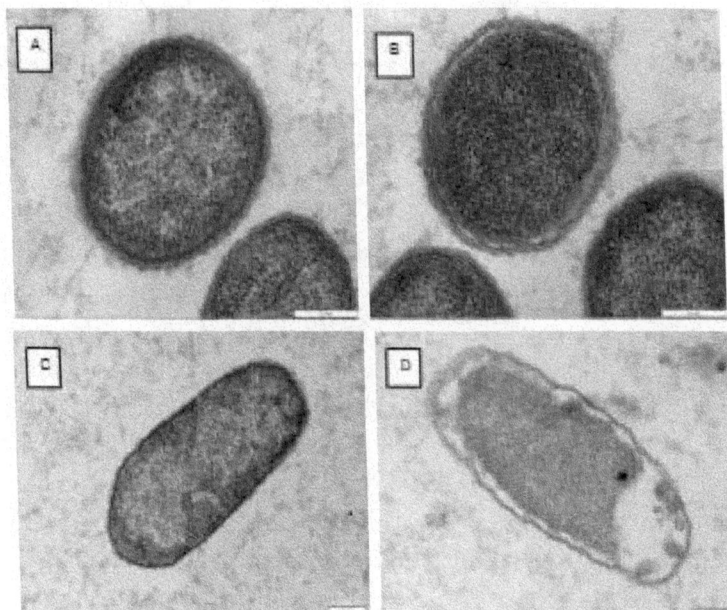

Estudio de microfotografía electrónico del *S. aureus* y la *E. coli* tratadas con extractos de metanol RC, que muestran los cambios en el *S. aureus*: A) Células control: magnificación de 100 000 k; y B) Células tratadas: magnificación de 100 000 k. Células de *E. coli*: C) Células control: magnificación de 60 000 k; y D) Células tratadas: magnificación de 60 000 k.

Figura modificada de: Hafidh, R. R.; Abdulamir, A. S.; Kakar, A. *Phenotype Microarray Profiling of the Antibacterial Activity of Red Cabbage*. Functional Food in Health and Disease, 2012; 2(6): 212-227.

El efecto del extracto de col sobre estas bacterias es dado al aumentar la permeabilidad de la pared celular, al alterar las vías metabólicas peptídicas (*Figura 2*). Además, el extracto de col inhibe la utilización de las vías metabólicas del azufre. El azufre es un componente esencial de las células. En la *E. coli*, entre los 4500 genes de su genoma, más de un centenar están comprometidos en forma directa en el metabolismo del azufre. Por esto, las vías metabólicas del azufre de las bacterias patógenas son un buen blanco futuro para el desarrollo de productos que las controlen.

Los vegetales mínimamente procesados son definidos por ser frescos, pero, por otra parte, están físicamente alterados de su estado original, y otros vegetales, como el germen de soya y el berro, pueden tener una carga bacteriana relativamente elevada. Además, se ha visto que la carga bacteriana de la cebolla y de la zanahoria es más dada por el procesamiento y envase posterior, ya que este tipo de vegetales frescos no tienen susceptibilidad a desarrollar crecimientos que estimulen los receptores Toll (TLR).

## REMOLACHA

La remolacha en una fuente rica de nitratos inorgánicos.

Las raíces de la remolacha (*Beta vulgaris L.*) —remolacha común o de mesa, betabel— tienen once saponinas triterpenos, consistentes en ácido oleanólico o aglicona hederagenina, y un número variable de azúcares.

Los nitratos inorgánicos ($NO_3-$) controlan la presión arterial. Los nitratos inorgánicos de la dieta son absorbidos rápida y completamente en el intestino delgado proximal, con 100 por ciento de biodisponibilidad. Aproximadamente 25 por ciento de los nitratos circulantes en el plasma son luego concentrados en las glándulas salivares y secretados en la boca, donde cerca del 20 por ciento —o $\approx$ 5-8 por ciento de la ingesta— son convertidos a nitritos ($NO_2-$) por las bacterias comensales de la lengua y tragados posteriormente. Después de alcanzar el estómago, los $NO_2-$ son rapidamente absorbidos en forma directa o reducidos a óxido nítrico, como resultado del medio ambiente ácido del estómago. El ON y el $NO_2-$ producidos endógenamente son agentes vasoprotectores, con la habilidad de incrementar la vasodilatación, disminuir la presión arterial y mejorar la función cardiovascular. La reducción de ON es asociada a hipertensión y hay evidencia de que el ON y los nitritos producidos por el ingreso de los nitratos de la dieta son benéficos para la salud.

El ingreso diario de nitratos ha sido estimado en ≈ 81-106 mg/día —no se incluyen las pérdidas debidas al lavado, pelado y cocinado— en la dieta típica occidental, con los vegetales que contienen aproximadamente el 80 por ciento de este valor. Los vegetales con el contenido más elevado de nitratos —> 250 mg/100 g de peso fresco— son el apio, el berro, el perifolio —hierba parecida al perejil—, la lechuga, la remolacha, la espinaca y la rúcula. Los vegetales de hojas verdes son considerados hoy los alimentos más benéficos en la prevención de la enfermedad coronaria y del ACV isquémico. Esto es debido al contenido elevado de nitratos.

Un jugo rico para disminuir la presión arterial es el de remolacha (72%) y jugo de manzana (28%) —equivale a 15 mmol/L de nitrato—. Unos 500 mL de jugo de remolacha tienen aproximadamente 45 mmol/L (2.79 g/L) de nitratos.

## TOMATE

Numerosos estudios han mostrado que el tomate y sus productos derivados están asociados a riesgo reducido de enfermedades degenerativas. Por lo tanto, un ingreso elevado de jugo de tomate previene la oxidación de la LDL y la formación de especies reactivas tiobarbitúricas (TBARS) en hombre sanos.

Las personas saludables o bien entrenadas, y los vegetarianos tienen protección aumentada contra lesión inducida por los radicales libres de oxígeno (ROS). Por esto, se sugiere que el ejercicio físico regular y una dieta rica en antioxidantes pueden tener efecto protector contra el daño por las ROS, en particular, la lesión en el DNA.

Los niveles de oxidación en el suero humano se incrementan en forma significativa después de veinte minutos de actividad física, causado posiblemente por un aumento en los niveles de ROS intracelular. Ningún aumento se observó después de que los deportistas tomaron diariamente 150 mL de jugo de tomate durante un período de cinco semanas, lo que sugiere que el depósito de nucleótidos no se afecta y están bien protegidos de los efectos deletéreos de los ROS. Esto es dado por el contenido de licopenos sobre el estrés oxidativo inducido por el ejercicio físico intenso.

Recientemente, se ha demostrado que los licopenos son constituyentes de diversos tejidos humanos. Se acumulan en especial en las glándulas suprarrenales y en los testículos. La suplementación en voluntarios sanos con el licopeno del tomate, la oleoresina, aumenta los niveles de carotenoides en plasma, piel y tejido adiposo. Sin embargo, se desconoce cómo es el metabolismo de degradación en los humanos. Otros estudios han demostrado mayor efecto *in vivo* cuando se ingiere el tomate completo que cuando se consume el licopeno solo.

El licopeno es el pigmento de ciertas frutas que le da el color rojo. Este carotenoide hidrocarbonado tiene gran poder antioxidante; muestra gran reducción del riesgo de enfermedad cardiovascular. Además, la ingesta de β-carotenoides se relaciona en forma inversa con el cáncer de pulmón y el licopeno, y los productos derivados del tomate se relacionan en forma inversa con el cáncer de próstata.

El licopeno es el extintor más fuerte del oxígeno más simple.

Además, se ha comprobado que la ingesta de tomates crudos ayuda a mantener el peso corporal por disminuir la absorción intestinal de grasas. Este efecto ayuda a prevenir la enfermedad cardiovascular.

Vale la pena mencionar que, fuera de los licopenos, el tomate también tiene vitamina C, tocoferoles y polifenoles; los licopenos son los más abundantes y estables durante el procesamiento industrial. La vitamina C y los tocoferoles en el tomate fresco son destruidos por el calor durante el procesamiento industrial. En relación a los polifenoles en el jugo de tomate no se sabe mucho y se cree que la actividad antioxidante del jugo de tomate es dada principalmente por el contenido de licopenos.

Investigaciones diversas fortalecen día a día la hipótesis de que los licopenos (ver capítulo de fitoquímicos) juegan un papel fundamental en los efectos preventivos del tomate y sus derivados.

Otros estudios han demostrado que la ingesta de licopenos en forma de jugos o pasta de tomate por una semana disminuye en forma significativa los niveles de LDL y HDL-C. Por esto, el tomate es un agente hipocolesterolémico y preventivo de la arterioeslecrosis.

Por otra parte, el jugo de tomate y el licopeno reducen la peroxidación lipídica, pero el efecto cardioprotector lo da el jugo de tomate y no el licopeno. Los tomates amarillos, que no tienen licopenos, presentan mayor potencial que los licopenos en atenuar o reducir la oxidación inducida por estrés.

Todos estos hallazgos sugieren que el efecto es más sinérgico entre componentes diversos y la otra explicación es que el metabolismo de sus componentes produce muchas moléculas bioactivas, denominadas licopenoides, que son los que inducen estos efectos benéficos.

Cada día se comprueba más el efecto anticancerígeno de los licopenos. Se cree que es secundario a la inducción de elementos de transcripción en el sistema antioxidante y la inhibición de la actividad transcripcional de las hormonas sexuales, semejantes a los estrógenos y andrógenos, y a la actividad de factores de crecimiento, como el factor de crecimiento similar a la insulina.

La genisteína, el fitoestrógeno encontrado principalmente en la soya, muestra actividad estrógenica significante cuando es evaluado en concentraciones encontradas en sangre humana. Otros estudios confirman que los carotenoides de la dieta inhiben la señalización estrogénica inducida por el estradiol y la genisteína, atenuando los efectos deletéreos estrógenicos en cáncer dependientes de estrógenos.

Aunque los estrógenos son peligrosos en el cancer endometrial y de seno, son benéficos en la formación de hueso. Curiosamente, los licopenos de la dieta inhiben y aun estimulan la expresión de los genes inducidos por estrógenos en el proceso de formación de huesos, con efecto benéfico.

Los esteroides, particularmente los andrógenos, juegan un papel fundamental en el cáncer de próstata. Se ha comprobado que la ingesta de tomate, por su contenido de licopeno, disminuye la incidencia del cáncer de próstata en más de un 40 por ciento. Si añadimos brócoli, el efecto es mayor.

## Zanahoria

Las zanahorias son ricas en fibra, carotenoides, potasio —disminuye la presión sistólica—, nitratos —los cuales pueden ser convertidos en óxido nítrico e incrementar la vasodilatación—, vitaminas C y E, y compuestos fenólicos, como los ácidos p-cumárico, clorogénico y caféico. La ingesta de jugo de zanahoria aminora la lesión oxidativa en el DNA, aumenta los niveles de antioxidantes plasmáticos y reduce la inflamación.

En un estudio se evaluó la ingesta de 16 onzas de jugo de zanahoria, que equivalen a una onza de zanahoria fresca, lo que arrojó una disminución en la presión arterial sistólica en un 5 por ciento. Debemos recordar que en este trabajo, fuera de añadir jugo de zanahoria, no hubo ningún otro cambio dietético. Además, disminuye la peroxidación lipídica.

## LECTURAS RECOMENDADAS

Halvorsen, B. L.; Carlsen, M. H.; Phillips, K. M.; Bohn, S. K.; Holte, K.; Jacobs, D. R.; Blomhoff, R. *Content of Redox-active Compounds (i.e., Antioxidants) in Foods Consumed in the United States.* Am. J. Clin. Nutr., 2006; 84: 95-135.

Van Winckel, M.; Vande Velde, S.; De Bruyne, R.; Van Biervliet, S. *Vegetarian Infant and Child Nutrition.* Eur. J. Pediatr., 2011; 170: 1489-1494.

Bredsdorff, L.; Lise, I.; Nielsen, F.; Rasmussen, S. E.; Cornett, C.; Barron, D.; Bouisset, F.; Offord, E.; Williamson, G. *Absorption, Conjugation, and Excretion of the Flavanones, Naringenin, and Hesperetin from α-rhamnosidase-treated Orange Juice in Human Subjects.* Br. J. Nutr., 2010; 103: 1602-1609.

Vasanthi, H. R.; Mukherjee, S.; Das, D. K. *Potential Health Benefits of Broccoli: A Chemico-biological Overview.* Mini Rev. Med. Chem., 2009; 9(6): 749-759.

Brauer, H. A.; Libby, T. E.; Mitchell, B. L.; Li, L.; Chen, C.; Randolph, T. W.; Yasui, Y. Y.; Lampe, J. W.; Lampe, P. D. Cruciferous Vegetable Supplementation in a Controlled Diet Study Alters the Serum Peptidome in a GSTM1-genotype Dependent Manner. Nutr. J., 2011, Jan, 27; 10: 11.

Song, L.; Thornalley, P. J. Effect of Storage, Processing, and Cooking on Glucosinolate Content of Brassica Vegetables. Food Chem. Toxicol., 2007; 45(2): 216-224.

Potter, A. S.; Foroudi, S.; Stamatikos, A.; Patil, B. S.; Deyhim, F. Drinking Carrot Juice Increases Total Antioxidant Status, and Decreases Lipid Peroxidation in Adults. Nutr. J., 2011, Sep, 24; 10: 96.

Capeding, R.; Gepanayao, C. P.; Calimon, N.; Lebumfacil, J.; Davis, A. M.; Stouffer, N.; Harris, B. J. Lutein-fortified Infant Formula Fed to Healthy Term Infants: Evaluation of Growth Effects, and Safety. Nutr. J., 2010; 21(9): 22. doi: 10.1186/1475-2891-9-22.

Vajdy, M. Immunomodulatory Properties of Vitamins, Flavonoids, and Plant Oils and their Potential as Vaccine Adjuvants, and Delivery Systems. Expert Opin. Biol. Ther., 2011; 11(11): 1501-1513.

Mainardi, T.; Kapoor, S.; Bielory, L. Complementary and Alternative Medicine: Herbs, Phytochemicals, and Vitamins, and their Immunologic Effects. J. Allergy Clin. Immunol., 2009; 123(2): 283-294.

Lee, B.; Jung, J. H.; Kim, H. S. Assessment of Red Onion on Antioxidant Activity in Rats. Food Chem. Toxicol., 2012; 50(11): 3912-3919. doi: 10.1016/j.fct.2012.08.004.

Morrison, J.; Mutell, D.; Pollock, T. A.; Redmond, E.; Bralley, A.; Lord, R. S. Efficacy of Dried Cruciferous Powder for Raising the 2/16 Hydroxyestrogen Ratio. Instituto Metametrix; 2009: 1-12.

Hafidh, R. R.; Abdulamir, A. S.; Kakar, A. Phenotype Microarray Profiling of the Antibacterial Activity of Red Cabbage. Functional Food in Health and Disease, 2012; 2(6): 212-227.

Erridge, C. Stimulants of Toll-like Receptor (TLR)-2 and TLR-4 are Abundant in Certain Minimally-processed Vegetables. Food Chem. Toxicol., 2011; 49(6): 1464-1467.

Coles, L. T.; Clifton, P. M. Effect of Beetroot Juice on Lowering Blood Pressure in Free-living, Disease-free Adults: A Randomized, Placebo-controlled Trial. Nutr. J., 2012; 11(1): 106.

Mroczek, A.; Kapusta, I.; Janda, B.; Janiszowska, W. Triterpene Saponin Content in the Roots of Red Beet (Beta vulgaris L.) Cultivars. J. Agric. Food Chem., 2012; 60(50): pp 12397-12402. doi: 10.1021/jf303952x.

El-Nashar, N. N.; Abduljawad, S. H. Impact Effect of Lycopene and Tomato-based Products Network on Cardioprotective Biomarkers In Vivo. Functional Foods in Health and Disease, 2012; 2(5): 151-165.

Harms-Ringdahl, M.; Jenssen, D.; Haghdoost, S. Tomato Juice Intake Suppressed Serum Concentration of 8-oxodG after Extensive Physical Activity. Nutr. J., 2012; 11: 29. doi: 10.1186/1475-2891-11-29.

Sharoni, Y.; Linnewiel-Hermoni, K.; Zango, G.; Khanin, M.; Salman, H.; y cols.: The Role of Lycopene and Its Derivatives in the Regulation of Transcription Systems: Implications for Cancer Prevention. Am. J. Clin. Nutr., 2012; 96 (suppl.): 1173S-1178S.

Tuohy, K. M.; Conterno, L.; Gasperotti, M.; Viola, R. Upregulating the Human Intestinal Microbiome Using Whole Plant Foods, Polyphenols, and/or Fiber. J. Agric. Food Chem., 2012; 60(36): 8776-8782.

# Capítulo 27

# Leguminosas

Las leguminosas son un grupo de plantas cultivadas utilizadas en la alimentación del hombre y de los animales. Tienen la característica de producir frutos en forma de vainas dentro de las cuales se encuentran las semillas. Toman el nitrógeno de la atmósfera y, a través de bacterias en sus raíces, lo incorporan en el suelo. Pueden ser granos —fríjol, haba, garbanzo, lenteja, arveja, soya, algarroba, cacahuete, etcétera— o forrajeras —trébol, alfalfa, etcétera—.

Las más importantes en la alimentación humana son el fríjol —judía, poroto, vainas, caraota—, el garbanzo, la lenteja, la arveja —chícharo en México— y la habichuela, de amplio consumo en Hispanoamérica e integrantes de muchos platos tradicionales en todos los países.

## Carbohidratos

En la mayoría de las dietas, los carbohidratos (CH) son la principal fuente de energía. Antes de ser absorbidos por el cuerpo, los CH deben ser transformados a monosacáridos. Esta ruptura la realizan dos enzimas principales: la amilasa y la glucosidasa.

Los CH resistentes a la digestión entran al colon, donde son fermentados por las bacterias —probióticos— intestinales para producir ácidos grasos de cadena corta, dióxido de carbono y metano (ver capítulo de fermentación bacteriana y ácidos grasos de cadena corta).

Los CH de la dieta que están compuestos principalmente de unidades de monosacáridos son absorbidos rápidamente y se sabe que tienen un *índice glicémico elevado*. Los CH en forma polimérica se absorben más lentamente y se sabe que tienen un *índice glicémico bajo*. Los factores que influyen en el índice glicémico (IG), fuera de la composición de los CH, son el contenido proteíco o de grasa de un alimento, la acidez del alimento y la presencia de fibra dietaria. IG bajos (< 55) se observan en alimentos como los vegetales, yogures sin dulce y espaguetis enriquecidos con proteínas. Alimentos con IG elevado (> 70) son el pan blanco, el arroz, las papas fritas y los dátiles.

Una manera de controlar la hiperglicemia, la hiperinsulinemia, la resistencia a la insulina y la tasa de absorción de glucosa en el cuerpo es añadiendo a la dieta alimentos con bajo IG, y esto se logra administrando almidones resistentes (ver capítulo de fibra dietaria) o productos que inhiban las enzimas responsables de la digestión.

Entre los productos que inhiben las enzimas están la alfa-amilasa y los inhibidores de la glucosidasa. Los productos farmacológicos escapan de esta revisión y son el acarbose, el miglitol y el poliglose.

Los inhibidores de la alfa-amilasa con actividad contra las formas de la enzima en mamíferos están presentes en las plantas y son desarrollados para protegerse de los predadores. Estos constituyentes son los compuestos fenólicos y las glucoproteínas existentes en verduras, frutas, granos, cereales, etcétera (ver capítulo de fitoquímicos).

Otro grupo de alimentos ricos en inhibidores de la alfa-amilasa son las leguminosas; uno de los principales es el fríjol.

# Fríjol

El fríjol es un alimento funcional rico en fibra dietaria, almidón resistente, proteínas, folato, hierro, magnesio, zinc, ácidos grasos, omega-3, antioxidantes, fitatos y compuestos fenólicos, y bajo en grasas. Es un alimento ideal, junto con las otras leguminosas, para prevenir trastornos motores intestinales —estreñimiento, constipación, etcétera— superior a la ingesta de suplementos de fibra dietaria, cuyo exceso es perjudicial para la salud por aumentar la proliferación celular.

Tiene inhibidores de la alfa-amilasa que funcionan en forma similar a la acarbosa, hipoglicemiante oral utilizado en el tratamiento de la diabetes tipo 2.

El inhibidor previene la digestión del almidón por bloquear completamente el acceso al sitio activo de la enzima alfa-amilasa. Hay factores que afectan la actividad de la enzima y son el pH, la temperatura, el tiempo de incubación y la presencia de ciertos iones. No tiene actividad a 0°C y es inactivado al cocinarlo por diez minutos.

La ingesta de fríjol tiene gran beneficio en la prevención de enfermedades cerebro cardiovasculares, en controlar la diabetes tipo 2, en disminuir el colesterol total y el LDL, y en la prevención de la enfermedad inflamatoria intestinal, a pesar de que se refiere como efecto secundario la producción de flatos.

El fríjol tiene un IG bajo, lo que significa que aumenta en forma discreta la glicemia posprandial. Sin embargo, en Hispanoamérica es consumido en platos tradicionales, asociado al arroz blanco, alimento que tiene un IG alto, lo que significa que aumenta en forma importante la glicemia posprandial. Sin embargo, la ingesta del fríjol con arroz no incrementa la glicemia posprandial, a diferencia de consumir el arroz blanco solo. La ingesta de estos dos alimentos previene incluso la obesidad y ayuda a controlar el sobrepeso en pacientes con diabetes tipo 2, disminuyendo el riesgo cardiovascular; no es un alimento contraindicado en este tipo de pacientes.

## Lecturas recomendadas

Barrett, M. L.; Udani, J. K. *A Proprietary Alpha-amylase Inhibitor from White Bean (Phaseolus vulgaris): A Review of Clinical Studies on Weight Loss and Glycemic Control.* Nutr. J., 2011; 10: 24. doi: 10.1186/1475-2891-10-24.

Winham, D. M.; Hutchins, A. M. *Perceptions of Flatulence from Bean Consumption among Adults in 3 Feeding Studies.* Nutr. J., 2011; 10: 128. doi: 10.1186/1475-2891-10-128.

Thompson, S. V.; Winham, D. M.; Hutchins, A. M. *Bean and Rice Meals Reduce Postprandial Glycemic Response in Adults with Type 2 Diabetes: a Cross-over Study.* Nutr. J., 2012; 11: 23. doi: 10.1186/1475-2891-11-23.

# Capítulo 28

# Soya

Las proteínas vegetales, cuando están bien combinadas, proporcionan todos los aminoácidos esenciales. Fuentes populares son las legumbres, las nueces y la soya. Fuera de estos, la proteína vegetal también se encuentra en forma fibrosa, llamada proteína vegetal texturizada, la cual se produce de la harina de la soya y es una alternativa alimenticia utilizada como análoga de la carne en perros calientes, hamburguesas y patés vegetarianos.

## Tipos de proteína de soya

La soya puede separarse en tres categorías; harina, concentrado y aislados. La harina se divide, a la vez, en natural o completa —contiene los aceites naturales—, desgrasada —sin aceite— y lecitinada —se le añade lecitina—. La harina de soya es la forma menos refinada y se usa en panadería y pastelería.

El aislado de soya es el producto que contiene la mayor cantidad de proteína, pero no tiene fibra dietaria. El aislado es utilizado en bebidas deportivas y como constituyente de las fórmulas infantiles.

**Tabla 1. Contenido de proteína en las diferentes formas de soya**

| Forma de soya | Contenido de proteína (%) |
|---|---|
| Harina de soya | 50 |
| Concentrado de soya | 70 |
| Aislado de soya | 90 |

Hay un incremento del consumo de soya —*Glycine max*— en el mundo.

## Fitoquímicos en la soya

La soya tiene componentes biológicos activos; los principales son las saponinas, la lunasina, los fitoesteroles y las isoflavonas, de gran interés en la salud por disminuir lípidos, aumentar la oxidación del colesterol LDL y disminuir la presión arterial.

Las isoflavonas —fitoalexinas— (ISO) presentes en la semilla de la soya son la genisteína, la daidzina y la glicitina, conjugados glicosilados de genisteína, daidzeína y gliciteína, que son las moléculas activas en humanos. Las isoflavonas glicosiladas no se absorben como tales, pero en el intestino son hidrolizadas por las enzimas de la microflora bacteriana a la forma respectiva aglicona activa. Además, el equol —metabolito de la daidzeína— es producido en solo el 30 por ciento de la población occidental, y es un compuesto bioactivo notable. Disminuye el LDL, al aumentar su oxidación y mejorar la elasticidad de los vasos sanguíneos.

Las fitoalexinas constituyen un grupo heterogéneo de compuestos antimicrobianos de peso molecular bajo que son sintetizadas *de novo* y se acumula en las plantas, en respuesta al estrés. La soya y sus derivados contienen varias fitoalexinas; las más reconocidas son la genisteína y la daidzeína.

La daidzeína puede ser metabolizada a equol por las bacterias intestinales y este parece ser el componente activo. Fuera de estas, existen las glyceollin (I-III), derivadas de la exposición de la planta de la soya al hongo *Aspergillus sojae*, una cepa de *Aspergillus* no tóxica, comúnmente utilizada en la fermentación de la soya para producir salsa de soya y miso. La proteína de soya enriquecida con glyceollinas puede tener una respuesta moduladora estrogénica diferente comparada con la proteína de soya estándar.

Las fitoalexinas de soya parecen ser activas en cuanto a inhibir las células del cáncer de próstata. Actúan como una vía hormona/citocina a concentraciones fisiológicas y sus efectos inhibitorios en las células del cáncer de próstata utilizan otras vías de señalización.

La similitud estructural de las ISO de la soya y el 17β-estradiol les permite unirse a nivel celular con los receptores para estrógenos (ER). Los ER son factores transcripcionales inducibles. Las ISO, fuera de unirse a receptores, tienen propiedades antioxidantes, regulación de actividad de algunas enzimas, inhibición de señales celulares y regulación de la proliferación celular.

Los estrógenos son esenciales en el desarrollo normal de la glándula mamaria; regulan la proliferación de las células del epitelio, así como también en desarrollo de un epitelio saludable. Sin embargo, la exposición prolongada a niveles elevados se cree asociada a incrementos en la incidencia de cáncer mamario. Las alteraciones relacionadas con la exposición normal a estrógenos asociados con pubertad precoz, retardo en la menopausia y terapias de reposición hormonal han sido consideradas factores de riesgo, mientras que la maternidad a edad temprana, nutrición materna adecuada y retardo en la pubertad son factores que se asocian con incidencia menor de cáncer mamario.

Es difícil saber si las isoflavonas protegen o estimulan el cáncer mamario. Considerando que las ISO pueden tener efectos estrogénicos y antiestrogénicos, se ha sugerido que estos compuestos pueden modular el riesgo de cáncer mamario, siendo estos efectos más importantes si el consumo ocurre antes de la pubertad.

La soya actúa, por su efecto estrogénico leve, influyendo en el sistema cardiovascular de las mujeres postmenopáusicas. La mejoría cardiovascular es independiente del efecto sobre la glucosa. Hay que tener en cuenta que todos los estudios son hechos en mujeres postmenopáusicas.

Metaanálisis recientes han demostrado que la proteína de la soya disminuye los niveles en un 3-5 por ciento de la lipoproteína de baja densidad del colesterol (LDL).

Estudios epidemiológicos asiáticos han encontrado que el ingreso de soya se asocia a una disminución importante (30-86%) en el riesgo de desarrollo de enfermedades cardiovasculares y eventos miocárdicos.

Hay evidencia de que la proteína de la soya disminuye la presión arterial y que las isoflavonas de la soya mejoran la función endotelial, efecto visto por cambios en la dilatación mediada por flujo y la distensibilidad arterial sistémica.

Estos efectos parecen deberse al hecho de que incrementa la expresión de los genes de sintasa de óxido nítrico endotelial, con producción de óxido nítrico y antagonismo de los canales del calcio. Las isoflavonas también intervienen en el proceso inflamatorio. Se ha demostrado en animales disminución importante de los niveles de citocinas proinflamatorias.

Hoy en día, se reconoce a la arterioesclerosis como un desorden lipídico secundario a una enfermedad inflamatoria o proceso inflamatorio. La inflamación intervienen en todos los procesos de aterotrombosis, siendo esta la causa del 80 por ciento de los casos de muerte súbita.

La inflamación ocurre en la vasculatura como una respuesta a la lesión y peroxidación lipídica. Varios factores de riesgo son amplificados por los efectos secundarios de la LDL-C oxidada, iniciando una reacción inflamatoria crónica, que produce placas vulnerables susceptibles a la ruptura y trombosis.

La adhesión de los leucocitos circulantes a las células endoteliales vasculares juega un papel importante en los estadios tempranos de la arterioesclerosis.

## ISOFLAVONAS DE LA SOYA Y PUBERTAD

En estudio en niñas de 9 años de edad se observó un retardo en el desarrollo mamario después de la ingesta de 2 mg/día de isoflavonas. Otro estudio de gran impacto muestra que la ingesta de 1.2 mg/día de ISO a partir de los 2 años experimentaron un retraso de alrededor de siete meses tanto en el desarrollo mamario —estadio 2 de Tanner— como en la velocidad en el rango de mayor crecimiento en altura. En varones, no se afectó el desarrollo.

Debemos recordar que pacientes con cáncer de mama del tipo receptor de estrógenos positiva que se encuentran en tratamiento con moduladores selectivos del receptor de estrógenos —SERM, tamoxifeno y raloxifeno— deben restringir la ingesta de soya, ya que se ha visto que la genisteína elimina la acción antagonista de tamoxifeno sobre los ERⵣ.

En forma reciente, varios investigadores han informado de las propiedades antioxidantes y quelantes de iones, así como de factores como los fitatos, por parte de las isoflavonas de la soya. La presencia del factor antinutricional, que son los fitatos, con la capacidad de disminuir la absorción de minerales, en especial $Ca^{2+}$, $Mg^{2+}$, $Fe^{2+}$ y $Zn^{2+}$, mermando su disponibilidad y produciendo deficiencias graves de estos elementos, puede ser bloqueado por las isoflavonas de la soya. Los efectos biológicos son dados por las agliconas daidezeína y genistina.

Las isoflavonas son hidrolizadas a agliconas por las bacterias intestinales. Si hay desequilibrio de la flora por enfermedad, edad, dieta, medicamentos, etcétera, no hay liberación de agliconas.

Las leches de soya son las segundas fórmulas más utilizadas en USA en niños menores de 1 año. Sin embargo, parecen existir problemas con las isoflavonas en estos infantes. Las fórmulas basadas en proteína de soya contienen niveles significativos de isoflavonas —6-11 mg/kg -1 peso corporal/día—, comparable con niveles ausentes en la leche materna, lo que lleva a que tengan niveles séricos y urinarios en el rango 0.4-1.5 uM. Estas isoflavonas pueden unirse y activar los receptores de estrógenos ⊠ y ⊠, aumentando la posibilidad de ejercer numerosos efectos estrogénicos. Por esto, no se recomienda el consumo de *leches* de soya en la población infantil.

## LECTURAS RECOMENDADAS

Wang, T. T. Y.; Boue, S. M.; Krishan, H. B. The Protective Effect of Soybean Phytochemicals on Androgen Responsive Human Prostate Cancer Cells LNCaP is Likely Mediated through Modulation of Hormone/Cytokine-dependent Pathways. Functional Foods in Health and Disease, 2011; 1(11): 457-471.

Rekha, C. R.; Vijayalakshmi, G. Bioconversion of Isoflavone Glycosides to Aglycones, Mineral Bioavailability and Vitamin B Complex in Fermented Soymilk by Probiotic Bacteria, and Yeast. J. Appl. Microbiol., 2010; 109(4): 1198-1208.

Andres, A.; Cleves, M. A.; Bellando, J. B.; Pivik, R. T.; Casey, P. H.; Badger, T. M. Developmental Status of 1-year-old Infants Fed Breast Milk, Cow's Milk Formula, or Soy Formula. Pediatrics, 2012; 129(6): 1134-1140.

Valladares, L.; Garrido, A.; Sierralta, W. Isoflavonas de soya y salud humana: cáncer de mama y sincronización de la pubertad. Rev. Med. Chile, 2012; 140: 512-516.

Beavers, K. M.; Jonnalagadda, S. S.; Messina, M. J. Soy Consumption, Adhesion Molecules, and Pro-inflammatory Cytokines: A Brief Review of the Literature. Nutr. Rev., 2009; 67(4): 213-221.

Tang, X.; Wu, Q.; Le, G.; Shi, Y. Effects of Heat Treatment on Structural Modification and In Vivo Antioxidant Capacity of Soy Protein. Nutrition, 2012; 28(11-12): 1180-1185. doi: 10.1016/j.nut.2012.03.011.

Hoffman, J. R.; Falvo, M. J. Protein. Which is Best? J. Sport Science Medicine, 2004; 3: 118-130.

De Bock, M.; Derraik, J. G. B.; Cutfield, W. S. Polyphenols and Glucose Homeostasis in Humans. Am. J. Clin. Nutr., 2012; 112(6): 808-815.

# Capítulo 29

## Hierbas y especias

Las hierbas y especias diversas se utilizan en el mundo con fines culinarios y médicos. Nos referiremos a las hierbas y especias más utilizadas en la alimentación. Las hierbas utilizadas farmacológicamente no se analizarán.

### Definición

Las hojas o la parte herbácea de una planta, fresca o seca, usada como saborizante en las preparaciones de alimentos, se refieren usualmente como hierbas culinarias, mientras que cualquier otra parte de la planta, usualmente seca, es llamada especia. Ejemplo de esto último son los brotes —clavo—, cortezas —canela/cassia—, raíces —jengibre—, bayas —pimienta— y semillas aromáticas —comino—. Además de las especias puras, otros saborizantes de alimentos son mezclas de especias y condimentos, como la pasta de mostaza. Las investigaciones demuestran que las hierbas y especias o sus componentes bioactivos mejoran la salud a través de sus propiedades antimicrobianas, antioxidantes y antitumorígenas. La concentración de hierbas y especias utilizada en preparación de alimentos está entre 0.5 y 1 por ciento.

Las hierbas y especias, fuera de su papel en la alimentación, son también utilizadas como rubefacientes.

Clavo molido, orégano seco, jengibre molido, canela en polvo, polvo de cúrcuma, nuez, albahaca seca y semilla de mostaza contienen más de 10 mmol de antioxidantes/100 g.

En la *Tabla 1*, anotamos los cincuenta alimentos con mayor contenido antioxidante, incluyendo hierbas y especias.

| Tabla 1. Los 50 alimentos con más alto contenido antioxidante ||
|---|---|
| Producto | Contenido antioxidante (Mmol/100g) |
| Clavo de olor | 125.549 |
| Orégano en hoja, seco | 40.299 |
| Jengibre, en la tierra | 21.571 |
| Canela | 17.647 |
| Cúrcuma en polvo | 15.679 |
| Nueces | 13.126 |
| Albahaca seca | 12.307 |
| Semillas de mostaza | 10.527 |
| Polvo de Curry | 9.980 |
| Pacana | 9.668 |
| Chocolate horneado, sin azúcar | 8.876 |
| Pimiento | 8.601 |
| Ají en polvo | 8.372 |
| Perejil en polvo | 7.430 |
| Melaza | 4.900 |
| Pimienta negra | 4.444 |
| Alcachofa preparada | 4.237 |
| Chocolate negro | 4.188 |
| Moras | 3.990 |
| Cereal de grano entero | 3.412 |
| Arándanos agrios | 3.289 |
| Mezcla de pudín, chocolate, cocinado | 3.026 |
| Cereal de salvado | 2.925 |
| Chocolate en polvo o barra | 2.757 |

| Chocolate sin azúcar | 2.567 |
|---|---|
| Frambuesas | 2.334 |
| Fresas | 2.159 |
| Arándanos | 2.154 |
| Repollo, rojo, cocinado | 2.153 |
| Vino rojo | 2.135 |
| Jarabe de malta de cebada, orgánico | 2.121 |
| Ciruelas pasas | 2.018 |
| Cereza agria | 1.814 |
| Pimienta roja cocinada | 1.640 |
| Pastel de chocolate con vainilla con crema | 1.604 |
| Cereal de arroz tostado con chocolate | 1.558 |
| Galletas con chispas de chocolate | 1.524 |
| Mostaza amarilla preparada | 1.501 |

Tabla modificada de: Halvorsen, B. L.; Carlsen, M. H.; Phillips, K. M.; Bohn, S. K.; Holte, K.; Jacobs, D. R.; Blomhoff, R. *Content of Redox-active Compounds (i.e., Antioxidants) in Foods Consumed in the United States.* Am. J. Clin. Nutr., 2006; 84: 95-135.

# AJO

El ajo (*Allium sativum*) ha sido cultivado desde la antigüedad y usado como especia y condimento por centurias.

## CONSTITUCIÓN DEL AJO

El 95 por ciento del azufre encontrado en los dientes de ajo intactos —extracto acuoso de ajo crudo) está en dos clases de compuestos abundantes: el S-alkilcisteína sulfóxido y el γ- glutamil-S-akilcisteína. El compuesto sulfúrico más abundante del ajo es la alliina (S-acilcisteína sulfóxido), la cual está presente en cantidades como 10 mg/g de ajo fresco o 30 mg/g de peso seco.

Cuando los dientes de ajo son cortados, machacados o picados —o cuando el polvo de ajo de olor seco se moja con una solución no ácida—, los sulfóxidos de cisteína, que son inoloros, son rápidamente convertidos en un nuevo compuesto, los tiosulfinatos, los cuales son responsables del olor característico del ajo recién picado. La formación de tiosulfinatos ocurre cuando los sulfóxidos de cisteína, que están localizados solamente en las células de depósito mesófilas del diente de ajo, se ponen en contacto con la enzima alliinasa o liasa de alliina, que solo se encuentra en el haz vascular de las células de la vaina del ajo.

## Ajo y cocción

La alliinasa es activa a un pH de 4-5.8, pero es inmediatamente inhibida por la cocción a pH más ácidos, por debajo de 3.5. Por lo tanto, el calentamiento con microondas destruye la alliinasa en un minuto. Debido a la abundancia de la alliinasa, el tiosulfinato principal formado después de machacar el diente de ajo es la alliicina. La vida media de la alliicina a temperatura ambiente es de dos a dieciséis horas; sin embargo, en el ajo machacado —o en el jugo de ajo— es de dos a cuatro días.

Varios estudios han sido realizados para probar los efectos del calentamiento sobre las propiedades del ajo. Ha sido demostrado que la ebullición del ajo por quince minutos altera en forma significativa la habilidad de inhibir la actividad de la ciclo-oxigenasa y la síntesis de tromboxano B2. Además, el calentamiento de los dientes de ajo por sesenta segundos en un microondas reduce sus propiedades anticancerígenas. En forma interesante, cuando se calentaron los dientes de ajo en el microondas después de diez minutos de machacar el ajo, las propiedades anticancerígenas fueron preservadas, lo que indica que la activación de la alliinasa es necesaria para generar compuestos anticancerígenos, los cuales son estables al calor.

## FUNCIONALIDAD DEL AJO

Las propiedades antioxidantes del ajo están bien documentadas y, en particular, el extracto acuoso y el envejecido son hábiles en prevenir la oxidación del colesterol de baja densidad (LDL); barre radicales hidroxilo y aniones superóxido; inhibe la peroxidación lipídica, la oxidación de LDL y la formación de hidroxiperóxidos, e, *in vivo*, realza el sistema antioxidante endógeno y previenen el estrés oxidativo en el corazón.

Además, la administración crónica de homogenizados de ajo crudo protegen el corazón contra el daño oxidativo por estrés. Los extractos acuosos del polvo seco son también hábiles en barrer los radicales libres y el anión superóxido.

En forma similar, las propiedades barrenderas de hidroxilos fueron esencialmente preservadas cuando los extractos de ajo fueron calentados a 100°C por veinte, cuarenta o sesenta minutos. En contraste, el calentamiento del extracto de ajo por diez minutos a 100°C reduce la actividad bactericida contra el *Helicobacter pylori* y la habilidad de inhibir la agregación plaquetaria.

Las plaquetas se adhieren en la pared del vaso sanguíneo lesionado. Este proceso es llamado activación plaquetaria. La activación también la pueden producir el ADP y la trombina. Las plaquetas activadas cambian de forma, liberan pseudópodos, descargan sus gránulos y se unen a otras plaquetas, iniciando el proceso de agregación plaquetaria. El ajo, en especial en casos de arterioesclerosis, inhibe el proceso de agregación plaquetaria.

El sistema fibrinolítico se inhibe al ingerir ajo frecuentemente.

Larijani y colaboradores, en estudio recientemente publicado, realizado en bomberos, quienes son de los profesionales con mayor estrés, demostraron que los extractos de ajo solos y la coenzima Q10 producen efectos benéficos en la elasticidad vascular y la función endotelial, confirmando el papel protector en la prevención de lesiones ateroescleróticas en humanos, disminuyendo los niveles de la inflamación y del colesterol total.

Diversos estudios han arrojado que la ingesta del ajo es protectora ante la aparición del cáncer de colon, seno, cérvix y estómago, a través de una serie de mecanismos, incluyendo en especial su función barrendera de radicales libres.

## CANELA

La canela tiene una historia larga de uso como especia, saborizante, preservativo y agente farmacológico. En 1990, se demostró que mejora la función de insulina, por lo que día a día aumenta su consumo.

## FUNCIONALIDAD DE LA CANELA

Las dietas elevadas en grasas y azúcares inducen dislipidemia y la sobreproducción en ayuno y postprandial de lipoproteínas, que contienen la apolipoproteína-B48 (apoB48) derivada de intestino delgado. Los mecanismos moleculares pueden comprometer las vías de señalización de insulina intestinal y la regulación de múltiples genes.

Los principales componentes bioactivos del extracto de canela potenciadores de la insulina son los polifenoles doblemente enlazados tipo polímeros A (ver capítulo de fitoquímicos o polifenoles). Un extracto de la canela soluble en agua disminuye los niveles de glucosa en ayunas en pacientes prediabéticos con síndrome metabólico, mejora el estado antioxidante, disminuye los factores de riesgo asociado con diabetes y enfermedades cardiovasculares, e incrementa la sensibilidad a la insulina en mujeres con síndrome de ovario poliquístico.

El consumo de canela también mejora los niveles de azúcar posprandial y la sensibilidad a la insulina en sujetos sanos.

Los extractos de canela incrementan la sensibilidad a la insulina al aumentar el ingreso de glucosa, a través de realzar las vías de señalización de la insulina en ratas. El extracto de canela también disminuye los niveles de citocinas proinflamatorias y aumenta los niveles del mediador antiinflamatorio, llamado proteína de dedo de zinc 36.

Las adipocitocinas secretadas por el tejido adiposo juegan un papel principal en la resistencia a la insulina. La interferencia con la señalización de la insulina lleva a hiperglicemia y cambios proinflamatorios. La ingesta de canela disminuye los niveles de azúcar en el cuerpo y la inflamación secundaria, así como la resistencia a la insulina (ver capítulo de obesidad).

## Polvo al curry

El polvo al curry tiene como ingrediente principal la cúrcuma, que es extraída de los rizomas del jengibre (*Zingiberaceae*).

Los polifenoles de la salsa al curry —curcuminoides— tienen efectos similares a los polifenoles de las nueces y de las bayas —arándano, fresa, etcétera—. La curcumina, un biofenol aislado del componente amarillo activo de la cúrcuma, es un inhibidor de la peroxidación lipídica, con potente efecto antiinflamatorio y con actividad anticancerígena, utilizado ampliamente en la medicina tradicional asiática.

En modelos de demencia, la curcumina reduce las citocinas proinflamatorias, lesión oxidativa, la proteína Aβ42 y los déficits cognitivos. Además, elimina las placas de amiloide y reduce las neuronas distróficas en pacientes con enfermedad de Alzheimer. La curcumina tiene otras actividades pleiotrópicas antidemencia, incluyendo estimular la neurogénesis. La curcumina tiene la misma sinergia que el aceite de pescado en reducir los defectos de señalización de la insulina en modelos de simios.

## Mostaza

El aceite de semillas de mostaza contiene ácidos grasos monoinsaturados —ácido erúsico (18-51%), ácido oleico (7-22%), ácido graso poliinsaturado linolénico (9-15%) y linoleico (6-24%)—, proteínas (30%), isotiocianatos, fenólicos, fitina y ditiol-tionas. Los ácidos grasos del aceite de semillas de mostaza también incluyen los AG omega-3 en un 9-15 por ciento, lo cual es mucho más elevado que la mayoría de los aceites consumibles —10.5 por ciento en el aceite de canola, 7.8 en el de soya y 1.5 en el de maíz—. Algunas plantas de mostaza (*Brassica*) contienen mirosina y sinigrina, que reaccionan entre sí en presencia de agua y calor, formando aceites volátiles de mostaza, también conocidos como aceite esencial de mostaza y aliltiocianato (AIT). Este aceite incoloro es el responsable del sabor picante de la mostaza, el rábano picante y el wasabi, un condimento japonés de la familia de la mostaza, el nabo y el repollo. Es poco soluble en agua, pero muy soluble en la mayoría de los solventes orgánicos. El AIT es producido comercialmente al reaccionar el alilcloruro con el tiocianato de potasio. Es muy importante distinguir el aceite de semillas de mostaza y el AIT, porque aunque el aceite es un rubefaciente suave, cuenta con poco AIY y no posee las mismas propiedades vasodilatadoras y productoras de edema, como sí lo tiene el AIT.

Sin embargo, muchas publicaciones se refieren al AIT como aceite de mostaza, el cual debe ser distinguido del verdadero aceite de semillas de mostaza.

## Rubefacientes

Un rubefaciente es un agente que produce enrojecimiento de la piel al causar dilatación de los capilares e incrementar la circulación sanguínea. Además, disminuye el dolor al ejercer un efecto contrairritante y algunos actúan al potenciar receptores transitorios, a través de los canales iónicos.

Algunos rubefacientes derivados de aceites esenciales de plantas han sido utilizados en estudios de inflamación de piel. Los rubefacientes más comunes derivados de plantas son: capsaicina —derivada de la pimienta (*Capsicum minimum*)—, salicilatos —aceite de gaulteria, metilsalicilatos—, clavo de olor (*Eugenia caryphyllus*), ajo (*Allium sativum*), jengibre (*Zingiber officinale*), rábano (*Cochlearia armoracia*), mostaza (*Brassica albaor, Brassica nigra*), ortiga (*Urtica dioica*), aceite de romero (*Rosmarinus officinalis*) y ruda (*Ruta graveolens*).

## LECTURAS RECOMENDADAS

1) Carlsen, M. H.; Blomhoff, R.; Andersen, L. F. *Intakes of Culinary Herbs and Spices from a Food Frequency Questionnaire Evaluated against 28-days Estimated Records.* Nutr. J., 2011; 16(10): 50. doi: 10.1186/1475-2891-10-50.

2) Banerjee, S. K.; Maulik, S. K. *Effect of Garlic on Cardiovascular Disorders: A Review.* Nutr. J., 2002; 1: 4. doi: 10.1186/1475-2891-1-4.

3) Pedraza-Chaverrí, J.; Gil-Ortiz, M.; Albarrán, G.; Barbachano-Sparza, L.; Menjívar, M.; Medina-Campos, O. N. *Garlic's Ability to Prevent In Vitro Cu2+-induced Lipoprotein Oxidation in Human Serum is Preserved in Heated Garlic: Effect Unrelated to Cu2+-chelation.* Nutr. J., 2004; 3: 10. doi: 10.1186/1475-2891-3-10.

4) Larijani, V. N.; Ahmadi, N.; Zeb, I.; Khan, F.; Flores, F.; Budoff, M. *Beneficial Effects of Aged Garlic Extract and Coenzyme Q10 on Vascular Elasticity, and Endothelial Function: The FAITH Randomized Clinical Trial.* Nutrition, 2013; 29(1): 71-75. doi: 10.1016/j.nut.2012.03.016.

5) Qin, B.; Dawson, H. D.; Schoene, N. W.; Polansky, M. M.; Anderson, R. A. *Cinnamon Polyphenols Regulate Mul-*

*tiple Metabolic Pathways Involved in Insulin Signaling, and Intestinal Lipoprotein Metabolism of Small Intestinal Enterocytes.* Nutrition, 2012; 28(11-12): 1172-1179. doi: 10.1016/j.nut.2012.03.020.

6) Halvorsen, B. L.; Carlsen, M. H.; Phillips, K. M.; Bohn, S. K.; Holte, K.; Jacobs, D. R.; Blomhoff, R. *Content of Redox-active Compounds (i.e., Antioxidants) in Foods Consumed in the United States.* Am. J. Clin. Nutr., 2006; 84: 95-135.

7) Vajdy, M. *Immunomodulatory Properties of Vitamins, Flavonoids, and Plant Oils, and their Potential as Vaccine Adjuvants, and Delivery Systems.* Expert Opin. Biol. Ther., 2011; 11(11): 1501-1513.

8) Mainardi, T.; Kapoor, S.; Bielory, L. *Complementary and Alternative Medicine: Herbs, Phytochemicals, and Vitamins, and their Immunologic Effects.* J. Allergy Clin. Immunol., 2009; 123(2): 283-294.

9) Kulawik, P.; Ozogul, F.; Glew, R.; Ozogul, Y. *Significance of Antioxidants for Seafood Safety and Human Health.* J. Agric. Food Chem., 2013; 61(3): 475-491. doi: 10.1021/jf304266s.

# Capítulo 30

# Granos y cereales

Las dietas bajas en carbohidratos (CH) producen una pérdida de masa corporal magra e incrementan los niveles de colesterol de baja densidad (LDL) y de ácido úrico. Las dietas ricas en carbohidratos, con índices glicémicos (IG) bajos, compuestas fundamentalmente de granos enteros, llevan también a una pérdida significativa de grasa corporal, pero, adicionalmente, reducen el riesgo de enfermedad cardiovascular.

El reemplazar CH refinados con IG elevado, como el arroz blanco y el pan blanco, por alimentos con IG bajo, como la avena, nos permite llenar las necesidades nutricionales y, a la vez, retardar la progresión hacia enfermedades crónicas.

Los alimentos con índice glicémico elevado inducen niveles de insulina elevados y excreción de péptido c —el péptido que hace que la proinsulina se rompa en insulina y péptido c—, en comparación con alimentos con índice glicémico bajo. La hiperinsulinemia funcional asociada a alimentos con IG elevados promueve la ganancia de peso por dirigir los alimentos lejos de las vías de oxidación en el músculo y guiarlos a depositarse como grasa. Por lo tanto, la respuesta hormonal a la dieta con IG elevada disminuye los niveles circulantes de la *gasolina* metabólica, estimulando el apetito y favoreciendo su depósito como grasa, lo que lleva a aumento de peso y obesidad.

Los niveles más bajos de glucosa en sangre y disminución de la secreción de insulina en personas normales y diabéticas se ha visto al consumir alimentos con IG bajo, a base de pan integral de centeno con cereales integrales intactos, pastas de trigo y legumbres vaporizadas, en comparación con personas con ingesta con IG elevado de pan de trigo y papas.

## ¿QUÉ ES EL GRANO ENTERO?

La Asociación Americana de Química de Cereales define el grano entero como el grano o copo intacto o agrietado tomado del suelo y cuyos componentes anatómicos —endospermo amiláceo, germen y salvado— estén presentes en las mismas proporciones relativas que existen en la cariópside intacta. Una definición más amigable define los alimentos derivados de granos enteros como la harina que contienen los mismos elementos en las mismas proporciones que el grano original (*Figura 1*).

Los granos integrales son una fuente importante de fibra dietética y contienen germen, endospermo y salvado, en contraste con los granos refinados, que solo poseen el endospermo.

Los componentes como el germen y el salvado son una fuente rica de fibra, minerales, vitaminas, lignanos y otros fitoquímicos, como los antioxidantes —inulina—, que disminuyen el riesgo de enfermedad cardiovascular, diabetes tipo 2 y cáncer, específicamente el colorrectal.

Sin embargo, es importante mencionar que las partes externas del grano son una fuente rica de metales pesados y residuos de pesticidad, los cuales son peligrosos para la salud humana.

La mayoría de los núcleos de los granos enteros está compuesta en un 80 por ciento de endospermo —rico en almidones y proteínas, pero malo en la mayoría de los micronutrientes—, 15 por ciento de salvado —la mayor fuente de fibra, micronutrientes, antioxidantes y fitoquímicos— y 5 por ciento de germen —también rico en micronutrientes y fitoquímicos—.

Figura 1. Estructura de un grano entero

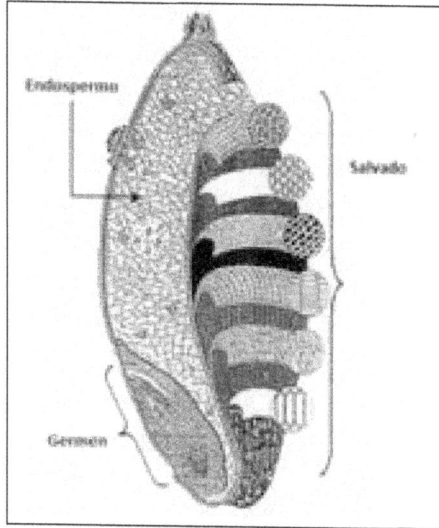

Figura modificada de: Slavin, J. *Whole Grains and Human Health*. Nutr. Res. Rev., 2004; 17: 1-12. doi: 10·1079/NRR200374.

El grano entero contiene cerca de 3 por ciento de lípidos y el grano de avena entero, 7.5 por ciento. Los lípidos de los granos son en un 75 por ciento no saturados, con cantidades muy similares de ácido oleico y linoleico, y 1-2 por ciento de ácido linolénico. Todos estos ácidos grasos son conocidos por reducir el colesterol total y el LDL.

La fibra del grano entero está constituida principalmente por celulosa, hemicelulosa, lignina, β-glucanos, almidones resistentes y otros constituyentes del grano.

En los procesos de producción, los componentes del grano, que son parte del salvado y germen, se pierden, incluyendo fibra, minerales, vitaminas, lignanos y otros fitoquímicos.

El procesamiento de los cereales es importante para darles propiedades sensoriales y nutritivas a los productos basados en cereales. El contenido de compuestos fenólicos en granos de cereal puede ser afectado en forma importante por el proceso de fresado, extrusión, germinación y uso en fermentación de panes. Por ejemplo, el contenido de compuestos fenólicos fácilmente extraíbles se incrementa en forma significativa durante la germinación, mientras que los niveles de alkilresorcinoles no son afectados. Se ha demostrado que la extrusión por cocción aumenta en forma significativa el contenido de ácidos fenólicos libres en granos de cereales. Por otra parte, el tratamiento de salvado de trigo con feruloil y p-cumaril esterasas purificadas de varias fuentes incrementa el contenido de ácidos fenólicos libres.

Además, la fermentación de cereales con lactobacilos hace que los constituyentes de los granos sean modificados por acción de las enzimas bacterianas y endógenas, incluyendo esterasas, xilanasas y fenoloxidasas, lo que afecta la estructura, bioactividad y biodisponibilidad. La fermentación de cereales por lactobacilos incrementa los niveles de folatos, la fibra dietaria soluble y el contenido total fenólico en los cereales, y mejora la digestibilidad de la proteína y la producción de ácidos grasos de cadena corta.

## Funcionalidad del grano entero y de los cereales

Los granos integrales son anticarcinogénicos por incrementar el bolo fecal, diluir los carcinógenos fecales y disminuir el tiempo de tránsito intestinal, reduciendo el contacto entre los carcinogénicos y el colon. Además, tienen vitaminas, minerales, ácidos grasos de cadena corta, fitatos, ácidos fenólicos, lignanos y fitoestrógenos. El grano integral posee alto contenido de folato y magnesio, que se ha asociado a riesgo reducido de cáncer en el tubo digestivo (ver *Figura 2*).

Una estrategia para mejorar la energía y la nutrición es incrementar el consumo de granos enteros. La ingesta de granos está inversamente relacionada con índice de masa corporal. Su consumo previene la ganancia de peso y ayuda a perder peso.

Los granos enteros ayudan a regular el peso por realzar la saciedad, disminuyendo las ganas de comer. Los granos ricos en fibra soluble y viscosa prolongan el tiempo de vaciamiento gástrico y disminuyen la absorción de ciertos nutrientes a nivel del intestino delgado.

Los granos enteros también tienen digestibilidad baja y almidones resistentes, que retrasan la liberación de insulina, producen una respuesta glicémica contundente e influyen en el manejo del peso.

Varios estudios han demostrado que la ingesta de granos de centeno integrales servidos en el desayuno tiene un efecto de saciedad prolongada y disminuyen la sensación de hambre, en relación a la ingesta de pan de trigo refinado.

El consumo de grano entero está directamente relacionado con la resistencia a la insulina y, por ende, protección de diabetes y obesidad.

El folato, la vitamina B12, antioxidantes y micronutrientes semejantes al zinc y al selenio presentes en los granos enteros se han relacionado con disminución de la depresión.

Figura 2. Los beneficios dominantes en la salud de la
alimentación con granos enteros y sus componentes como la
fibra dietaria

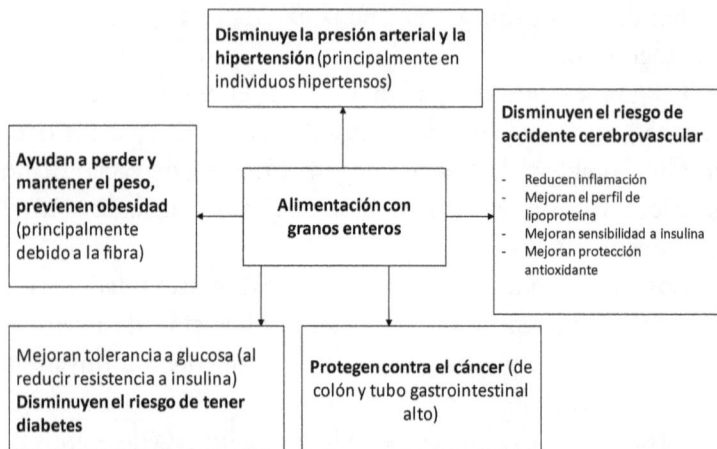

Disminuye la presión arterial y la
hipertensión (principalmente en
individuos hipertensos)

Disminuyen el riesgo de
accidente cerebrovascular

- Reducen inflamación
- Mejoran el perfil de
  lipoproteina
- Mejoran sensibilidad a insulina
- Mejoran protección
  antioxidante

Ayudan a perder y
mantener el peso,
previenen obesidad
(principalmente
debido a la fibra)

Alimentación con
granos enteros

Mejoran tolerancia a glucosa (al
reducir resistencia a insulina)
Disminuyen el riesgo de tener
diabetes

Protegen contra el cáncer (de
colón y tubo gastrointestinal
alto)

Figura modificada de: Mikušová, L.; Šturdík, E.; Holubková, A. *Whole Grain Cereal Food in Prevention of Obesity.* Acta Chimica Slovaca, 2011; 4: 95-114.

Describiremos, a continuación, algunos de los constituyentes del germen y del salvado del grano entero. Otros ya fueron descritos en el capítulo de fibra dietaria (ver capítulo de fibra dietaria).

Los lignanos son un grupo de compuestos dietarios fitoestrógenos formados por dos unidades C6C3 acopladas. Cuando son consumidos, los lignanos de las plantas son convertidos en lignanos mamíferos, llamados enterodiol y enterolactona, por la flora intestinal. Los lignanos mamíferos tienen actividad antioxidante fuerte y actividad estrogénica débil, y, por esto, producen los efectos benéficos en la salud y protección en enfermedad cardiovascular y cáncer de seno y próstata relacionados con hormonas.

Los fitoesteroles son un término colectivo que incluye los esteroles de las plantas y los estanoles, los cuales son similares en estructura al colesterol, diferenciándose únicamente en los grupos de la cadena lateral. El ingreso elevado de esteroles de plantas o estanoles puede disminuir las concentraciones de colesterol total sérico y LDL, protegiendo contra ateroesclerosis. Los fitoesteroles compiten con el colesterol en la formación de micelas en la luz intestinal e inhiben la absorción de colesterol. Además, los fitoesteroles tienen un papel importante en la prevención del cáncer.

Los Arabinoxilanos (AX) son uno de los principales constituyentes de la pared celular de los granos de los cereales y una de las principales fuentes de fibra en la dieta. En forma reciente se demostró que los AX obtenidos del trigo incrementan la población de bifidobacterias en la materia fecal y disminuyen la excreción de metabolitos potencialmente tóxicos en la orina y heces de humanos. *In vitro*, tienen capacidad antioxidante, debido a la presencia de ácido ferúlico y otros compuestos fenólicos del grano entero del trigo.

Los fitatos (mio-inositol hexakisfosfato o InsP6) son constituyentes comunes de los alimentos derivados de las plantas semejantes a cereales, semillas oleaginosas, legumbres o nueces, así como de raíces, tubérculos, frutas y verduras. La mayoría de los investigadores han demostrado que una dieta rica en fitatos puede causar deficiencia de minerales, debido a la formación de quelatos insolubles. El riesgo de esas deficiencias es importante, principalmente en nutrición animal y en grupos poblacionales vulnerables, como mujeres embarazadas, vegetarianos estrictos, habitantes de países en desarrollo y los niños en el primer año de vida. Estudios en humanos indican que la absorción de hierro, calcio y zinc de alimentos puede ser alterada por la presencia de fitatos, al formar complejos insolubles. Esto es problemático en niños a partir del quinto mes de vida, cuando la leche materna es suplementada con otros alimentos semejantes a harinas de cereal y la biodisponibilidad de minerales es usualmente baja, debido a la presencia de fitatos. Este problema es mayor en países en desarrollo, donde los cereales son disueltos en agua en vez de leche, con la reducción concomitante del ingreso de minerales.

Las fitasas son un grupo de enzimas que hidrolizan secuencialmente los fitatos, incrementando la cantidad de fósforo libre disponible y disminuyendo la afinidad de los fitatos por cationes diferentes. Los cereales tienen fitasas endógenas; sin embargo, la cantidad de fitatos en buena parte de los productos permanece elevada, debido a la acción enzimática deficiente en la mayoría de los procesos de manufactura de los cereales. La adición de fitasa exógena, principalmente producida por microorganismos, parece ser la mejor estrategia para reducir en forma efectiva la InsP6 (mio-inositol hexakisfosfato) en alimentos y piensos.

Haros y colaboradores encontraron actividad de fitasas en cepas específicas del género *Bifidobacterium*, lo que sugiere una utilidad posible en el procesamiento de alimentos, al reducir el contenido de fitatos. Estas cepas han sido usadas como cultivos de inicio en el desarrollo de productos de pastelería para panes a base de trigo integral con contenido bajo de InsP6 e incremento en la disponibilidad del hierro. Las mezclas farmacéuticas de probióticos con concentraciones elevadas de bifidobacterias en niños lactantes en sus primeros años de vida disminuyen en forma importante la concentración de fitasas ingeridas a través de los alimentos.

## Algunos cereales

### Trigo

El trigo es el alimento estable más importante, consumido por un tercio de la población mundial, y contribuye con más calorías y proteínas a la dieta alimentaria que cualquier otro cultivo de cereales. Es nutritivo, fácil de transportar y almacenar, y puede ser procesado en diversos tipos de alimentos.

La harina de trigo se usa en la preparación de panes, galletas, pasteles, pastas y gluten de trigo vital. También se utiliza como alimento de animales, producción de etanol, elaboración de cerveza de trigo, materia prima de cosméticos, como proteína de trigo que sustituye la carne y en la elaboración de compuestos a base de paja de trigo. El germen y el salvado de trigo son una buena fuente de fibra dietaria.

La característica clave del trigo que le da ventajas sobre otros cultivos es la facilidad de formar masa a partir de la harina de trigo, lo que permite su procesamiento fácil para fabricar panes y otros productos horneados —pasteles y galletas—, pastas, fideos, etcétera. Estas propiedades dependen de la estructura e interacción de las proteínas de almacenamiento del grano, que forman la fracción de proteína *gluten*.

La luteína es uno de los carotenoides predominantes en el trigo y las fracciones de germen y salvado contienen grandes cantidades de carotenoides, con mayor capacidad antioxidante que el endospermo.

El trigo es único entre todos los granos por su contenido en la proteína gluten.

## Contenido nutricional

El trigo proporciona casi un 55 por ciento de carbohidratos (CH) y 20 por ciento de las calorías de los alimentos. Contiene CH en un 78.1 por ciento, proteínas en un 14.7 por ciento, grasas en un 2.1 por ciento, minerales en un 2.1 por ciento y proporciones considerables de vitaminas —tiamina y complejo B— y minerales —zinc, hierro—. También es una fuente buena de elementos traza, como el selenio y el magnesio.

El grano del trigo, llamado cariópside, consta del pericarpio o fruto, y la semilla verdadera. En el endospermo de la semilla se encuentra el 72 por ciento de la proteína almacenada, que constituye el 8-15 por ciento de la proteína total por peso del grano. Contiene también ácido pantoténico, riboflavina, minerales y azúcar.

El grano es un almacén de nutrientes esenciales para la dieta humana. El endospermo es un 83 por ciento del peso del grano y es la fuente de la harina blanca.

El salvado es alrededor del 14.5 por ciento del peso del núcleo. El salvado se incluye en la harina, pero está disponible por separado y contiene una cantidad pequeña de proteína, grandes proporciones de vitaminas del complejo B y material de celulosa indigerible, llamada harina dietética.

El germen de trigo es el embrión del grano de trigo, relativamente rico en proteínas, grasas y vitaminas del complejo B. Las capas externas de la aleurona y del endospermo contienen más proteínas, vitaminas y ácido fítico que el endospermo interno, que posee la mayor parte de almidón. Este, separado, se muele para hacer harina.

La diferencia de composición entre el trigo integral y el refinado se muestra en la *Tabla 1*.

**Tabla 1. Diferencias en composición entre el trigo entero/refinado y la harina de trigo**

| Componentes (SLAVIN y cols., 1999) | Unidad | Trigo entero | Trigo refinado |
|---|---|---|---|
| Salvado | % | 14 | < 0.1 |
| Germen | % | 2.5 | < 0.1 |
| Nutrientes | | | |
| Fibra dietaria total | % | 13 | 3 |
| Fibra dietaria insoluble | % | 11.5 | 1.9 |
| Fibra dietaria soluble | % | 1.1 | 1.0 |
| Proteína | % | 14 | 14 |
| Grasa | % | 2.7 | 1.4 |
| Almidón y azúcar | % | 70 | 83 |
| Minerales totales | % | 1.8 | 0.6 |
| Minerales seleccionados | | | |
| Zinc | ug/g | 29 | 8 |
| Hierro | ug/g | 35 | 13 |
| Selenio | ug/g | 0.06 | 0.02 |
| Vitaminas seleccionadas | | | |
| Vitamina B6 | mg/g | 7.5 | 1.4 |
| Ácido fólico | mg/g | 0.57 | 0.11 |
| Compuestos fenólicos | | | |
| Ácido ferúlico | mg2+/g | 5 | 0.4 |
| B-tocotrienol | µg/g | 32.8 | 5.7 |
| Fitatos de fósforo | mg/g | 2.9 | 0.1 |

Tabla modificada de: Mikušová, L.; Šturdík, E.; Holubková, A. *Whole Grain Cereal Food in Prevention of Obesity.* Acta Chimica Slovaca, 2011; 4: 95-114.

El germen de trigo no contiene sodio ni colesterol. Es rico en vitamina E, magnesio, ácido pantoténico, fósforo, tiamina, niacina y zinc. También es una fuente rica en coenzima Q10 (ubiquinona) y PABA (ácido para-aminobenzoico), y contiene aproximadamente 1 gramo de fibra dietaria por cucharadita.

## TIPOS DE HARINA DE TRIGO Y USOS

### HARINA DE TRIGO PARA TODO USO

La harina de todo uso es el endospermo finamente molido del grano de trigo separado del salvado y del germen durante el proceso de fresado. La harina se fabrica de trigo duro y blando, y es ideal para hornear panes de levadura, galletas, pasteles, pastas y fideos. Algunas se enriquecen con hierro y complejo B.

Una variedad de harina —harina blanca— se blanquea con cloro, buscando su maduración, lo que mejora la condición del gluten y la calidad de la cocción. El cloro evapora y no destruye los nutrientes, pero reduce el riesgo de deterioro o contaminación. Nutricionalmente, no existen diferencias entre la harina blanqueada y aquella sin blanquear.

### HARINA DE PAN

Se fabrica a partir del endospermo del grano del trigo. Se muele principalmente para utilizar en panaderías comerciales, pero se consigue en puntos de venta al detal. Es similar a la harina de todo uso, pero tiene mayor gluten y se utiliza para fabricar panes con levadura.

### HARINA CON LEVADURA

La harina con levadura es la harina de trigo de todo uso, a la cual se le añade sal y levadura. Una taza de harina con levadura tienen una y media cucharaditas de polvo de hornear y media cucharadita de sal.

## Harina de trigo integral

La harina de trigo integral contiene el grano de trigo entero; por lo tanto, contiene salvado, germen y endospermo. La presencia del salvado reduce el desarrollo del gluten. Los productos horneados hechos con harina integral son más pesados y densos que los hechos con harina de trigo blanca.

## Otras harinas

### Harina de gluten

Utilizada por los panaderos, en combinación con harinas que tienen contenido bajo de proteínas, ya que mejora la calidad de la cocción; producen pan de gluten con alto contenido proteico.

### Sémola

Fabricada a partir del endospermo grueso molido de trigo duro. Muy rica en proteínas. Se utiliza en productos de alta calidad de pastas y fideos.

### Harina de trigo duro

Es un subproducto en la producción de la sémola. Se utiliza en USA para hacer fideos comerciales.

### Farina

Es el endospermo molido grueso del trigo duro. Es el principal ingrediente en muchos cereales utilizados en el desayuno en los Estados Unidos. También se utiliza en la producción de pastas de bajo costo, pues no tiene colesterol, grasas saturadas, sodio ni azúcar, y es rica en fibra dietaria; tiene altos niveles de manganeso y fósforo.

## Cebada

La genética y la diversidad en la composición en los cultivos de cebada, asociados a los procesos de molienda —se llaman nacarados: *pearling*, perlada —, tasa de amilosa a amilopectina, forma del alimento y método de cocción influyen en la respuesta postprandial de los productos derivados de la cebada y alteran su índice glicémico.

La calidad de los CH difiere de acuerdo con el método de molienda —*pearling*, cebada perlada—, en el cual la cáscara y las capas externas de los granos de cebada se eliminan por un proceso de fricción y abrasión.

### Almidones en la cebada

La amilosa —molécula enlazada no ramificada α-(1-4)— y la amilopectina —ramificada α-(1-4) y α- (1-6)— son los dos principales componentes del almidón. Generalmente, los almidones normales de la cebada tienes una tasa 3:1 de amilopectina a amilosa, mientras que el almidón seroso consta casi totalmente de amilopectina. Los cultivos de cebada normalmente tienen una tasa amilopectina a amilosa de 3.3:1 a 3.9:1, en tanto que los almidones en la cebada serosa, CDC fibar —cebada serosa de dos tallos; es decir, una variedad— y la CDC Rattan están compuestas en un ~ 96-100 por ciento de amilopectina.

Los β-glucanos extraídos de la cebada y de la avena tienen respuesta con IG bajo cuando se añaden a los alimentos.

Al tratar de elucidar en qué influye el IG de la cebada se analizó la digestibilidad de los almidones y se vio que algunos almidones liberan glucosa al torrente circulatorio más rápido que otros. Ahora, la concentración elevada de fibra dietaria no es un prerrequisito esencial para que un alimento tenga un IG bajo; muchos cereales comunes con niveles normales de fibra viscosa tienen un impacto mínimo en la glicemia.

Por esto, la fibra dietaria como parte de una estructura botánica, como en la cebada, puede ser más significante. En este contexto, es de interés saber que el perlado reduce el contenido total de fibra de la cebada en mayor proporción que la reducción de los β-glucanos. Esto sugiere que el almidón en las capas externas del núcleo de la cebada, que es removido por el perlado, es protegido por la fibra —no β-glucanos— en mayor proporción y tiene un IG bajo en relación al almidón que está en el centro del núcleo de la cebada. Esto explica por qué el perlado blanco, el cual remueve el 25-30 por ciento del almidón de la cebada, incrementa el IG de la cebada.

La pasta fabricada a partir de cebada tiene IG relativamente elevado, a pesar de que la pasta se considera un alimento con IG bajo. La pasta con un IG elevado se da debido a que es producida húmeda o fresca, a diferencia de la pasta normal, que es disponible seca. El proceso de secado puede endurecer la matriz y hacerla menos accesible a enzimas, e inactivar las enzimas degradantes de los β-glucanos, mientras que la pasta húmeda es más disponible o accesible a enzimas externas o del medio ambiente. Esta hipótesis fue comparada con la pasta control fabricada a partir de la flor de semolina —sémola: afrecho purificado de trigo duro—.

El término sémola se aplica para designar harinillas gruesas de otras variedades de trigo y otros granos, como el arroz y el maíz, comparada con la pasta de semolina seca (~ IG 41). Es de interés que la pasta hecha de cebada perlada tiene un IG más bajo que la pasta hecha de cebada perlada WG, mientras que el perlado incrementa el IG de los núcleos de la cebada intacta.

Los β-glucanos son polisacáridos presentes en las paredes celulares de las plantas celulares, en las semillas de algunos cereales —cebada, avena—, y ciertas levaduras y hongos también los producen.

Los β-glucanos de la cebada son seguros, bien tolerados, y tienen la habilidad de incrementar el número de bifidobacterias colónicas —efecto bifidogénico— en voluntarios sanos. Los β-glucanos, y en particular los extraídos de hongos y levaduras, han mostrado efecto anticarcinogénico en estudios *in vivo* e *in vitro*. Los productos mayores de la fermentación de los β-glucanos son los ácidos grasos de cadena corta (AGCC), los cuales son importantes para la microbiota colónica. La fermentación de estos polisacáridos disminuye el pH colónico vía la producción de AGCC, e incrementa el crecimiento bacteriano (ver capítulo de fermentación bacteriana).

## Avena

Los polisacáridos constituyentes de la pared celular de la cebada y de la avena son predominantemente de enlace mixto (1-3), (1-4), β-□-glucanos. Los β-glucanos en la cebada y en la avena son similares en estructura, pero difieren en la tasa de enlaces de β-(1-3) y β-(1-4). Asumiendo que los β-glucanos de peso molecular elevado tienen un alto grado de polimerización, esto indica que los β-glucanos de la avena, con su PM y contenido de β-glucanos elevados, se degradan aún más en todo el tubo gastrointestinal.

La enfermedad coronaria es la principal causa de mortalidad en el mundo. Los factores de riesgo para enfermedad cardiovascular están en el colesterol total elevado, LDL-C elevado, HDL-C bajo e hipertensión. Está bien establecido que reducir los niveles de LDL-C —colesterol malo— reduce el riesgo de enfermedad coronaria. Entre los factores para reducirlo está la ingesta de fibra dietaria soluble viscosa. La avena es una buena fuente de fibra soluble. Unos 100 g de avena instantánea contienen ~ 3.6 g de fibra soluble.

Si en una dieta reemplazamos un alimento de primera necesidad —arroz, pan, fideos, etcétera— por una toma de avena instantánea, aumentamos la ingesta de fibra dietética y esto se ve reflejado en la circunferencia abdominal y normalización del colesterol y LDL-C, aumentando la excreción de ácidos biliares.

En estudios realizados en humanos, al alimentarlos con avena, aumenta en forma importante la población de *Lactobacilos* en el intestino grueso y en el colon, y de *Bifidobacterias* en el íleo, en el recto y en el colon, en relación a los alimentados con cebada.

## Centeno

La avena es consumida principalmente en Europa, Norteamérica y Australia, mientras que el centeno (*Secale cereale*) es consumido en el norte, centro y este de Europa.

Un estudio ha demostrado que el centeno consumido como granos enteros cocinados tiene una mayor tasa de saciedad subjetiva comparada con los granos de trigo y de avena cuando son consumidos en el desayuno, por lo cual es útil en la prevención de la obesidad.

Las propiedades superiores en los niveles de saciedad del centeno son debidos al contenido de fibra dietaria mayor y la composición de fibra que tiene. Los principales componentes de fibra dietaria en el grano de centeno son: arabinoxilano (AX) (8.0-12.0%), fructanos (4.6-6.6%), $\beta$- glucanos (1.3-2.2%) y celulosa (1.0-1.7%).

El centeno produce un aumento muy bajo en la insulina postprandial comparado con el trigo, a pesar de un aumento similar en la glucosa sanguínea, lo que contrarresta el desarrollo de resistencia a la insulina. Además, disminuye el aumento posprandial tardío de los niveles de ghrelina. La respuesta relativa baja a la insulina fue evidente con el pan hecho con granos enteros de centeno, así como con pan hecho con harina integral de granos enteros de centeno. Además, la ingesta de salvado o harina cernida no modifica esta respuesta.

Los panes de centeno consumidos en el desayuno, por sus efectos en la regulación del apetito e incrementar la sensación de saciedad, son un alimento interesante para incluir en las dietas reductoras de peso. Además, su consumo disminuye en un 16 por ciento el ingreso voluntario de calorías y energía.

## Sésamo

El sésamo (*Sesamum indicum L.*) pertenece a la familia *Pedaliaceae* de las plantas y se cultiva en diversos países. La semilla es rica en aceite comestible, proteínas y calcio, y se utiliza como alimento. En Nigeria, se usa en la preparación de sopas y como harina para hacer pan —costo más bajo que la harina de trigo—.

Por su contenido en ácido mirítico, se refiere que previene enfermedades cardiovasculares, y por la leciticina, se considera hepatoprotector, fuera de antioxidante.

El consumo de la semilla de sésamo incrementa los niveles en plasma de γ-tocoferol, y realza la actividad de la vitamina E.

Además, la semilla contiene dos sustancias únicas: la sesamina y la sesamolina, las cuales pertenecen a un grupo especial de fibras dietarias llamadas lignanos, que disminuyen el colesterol en plasma y la presión arterial.

## Quinua

La quinua (*Chenopodium quinoa Willd*) es una planta anual, dicotiledónea, herbácea, que alcanza una altura de 0.2 a 3.0 metros.

## Composición

La composición del valor nutritivo de la quinua en comparación con la carne, huevo, queso y leche se presenta en la *Tabla 2*.

### Figura 3. Árbol y semillas de quinua

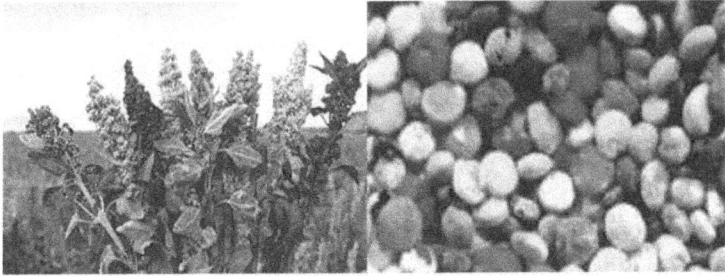

Figura copiada de: Bojanic, A. *La quinua: cultivo milenario para contribuir a la seguridad alimentaria mundial*. FAO. Oficina Regional para América Latina y el Caribe. Julio de 2011.

**Tabla 2. Composición del valor nutritivo de la quinua en comparación con alimentos básicos**

| Componentes (%) | Quinua | Carne | Huevo | Queso | Leche vacuna | Leche Humana |
|---|---|---|---|---|---|---|
| Proteínas | 13,00 | 30,00 | 14,00 | 18,00 | 3,50 | 1,80 |
| Grasas | 6,10 | 50,00 | 3,20 | | 3,50 | 3,50 |
| Hidratos de carbono | 71,00 | | | | | |
| Azúcar | | | | | 4,70 | 7,50 |
| Hierro | 5,20 | 2,20 | 3,20 | | 2,50 | |
| Calorías 100 g | 350 | 431 | 200 | 24 | 60 | 80 |

Tabla tomada de: Bojanic, A. *La quinua: cultivo milenario para contribuir a la seguridad alimentaria mundial*. FAO. Oficina Regional para América Latina y el Caribe. Julio de 2011.

Entre el 16 y el 20 por ciento del peso de una semilla de quinua está constituido por proteínas de alto valor biológico, con todo tipo de aminoácidos, incluyendo los esenciales, lo que cubre los requerimientos de aminoácidos recomendados para niños en edad preescolar, escolar y adultos (FAO/OMS/ONU).

El contenido y el balance de los aminoácidos de la proteína de la quinua son superiores a los del trigo, la cebada y la soya, comparándose con la proteína de la leche.

La quinua posee un elevado grado de fibra dietaria en relación a otros granos y cereales. Otro factor de la quinua es que el grano, la hoja y las flores son fuente elevada de proteínas de buena calidad, rica en aminoácidos como la lisina y azufrados, a diferencia de otros cereales, que carecen de ellos. Además, el contenido de grasa y de cenizas es mayor en la quinua que en los otros cereales.

Unos 100 g de quinua contienen cinco veces más lisina, el doble de isoleucina, metionina, fenilalanina, treonina y valina, y cantidades muy superiores de leucina, en comparación con 100 g de trigo. A diferencia del trigo, contiene prolina, ácido aspártico —mejora la función hepática y cardiovascular—, ácido glutámico —da energía al cerebro y participa en procesos de aprendizaje, memoria y plasticidad neuronal—, cisteína —protector hepático, barrendero de ROS, quela metales pesados—, serina —agente hidratante natural— y tirosina —efecto antiestrés, alivia ansiedad y depresión—; todos aminoácidos no esenciales.

La quinua tiene cantidades importantes de fenilalanina —elemento principal en los neurotransmisores—, treonina —participa en la formación de colágeno y elastina— y triptófano —precursor de la serotonina cerebral—.

Por la propiedad que tiene de absorber agua, produce rápidamente sensación de saciedad, por lo que permanece más tiempo en el estómago.

En relación a los ácidos grasos (AG), el 11 por ciento de los AG totales son saturados; el ácido palmítico es el más importante. El contenido de ácidos linoleico, oleico y α- linolénico es, respectivamente, de 52.3, 23.0 y 8.1 por ciento. Por esto, la quinua ayuda a reducir el colesterol LDL y elevar el colesterol HDL.

Los carbohidratos de la semilla de la quinua contienen un 58-69 por ciento de almidón y un 5 por ciento de azúcares, lo que la convierte en una fuente importante de energía, que se libera en el organismo en forma lenta, debido al contenido elevado de fibra dietaria.

La quinua, en relación con el trigo, el maíz, el arroz, la cebada, la avena y el centeno, posee el más alto contenido de calcio, magnesio y zinc. Contiene tres veces más hierro que el trigo y cinco veces más que el maíz —no tiene hierro—; dos veces más potasio que el trigo y ocho veces más que el arroz; y tres a cinco veces más magnesio que el resto de los granos y cereales.

## LECTURAS RECOMENDADAS

1) Mikušová, L.; Šturdík, E.; Holubková, A. *Whole Grain Cereal Food in Prevention of Obesity.* Acta Chimica Slovaca, 2011; 4: 95-114.

2) Aldughpassi, A.; Abdel-Aal, el-S. M.; Wolever, T. M. *Barley Cultivar, Kernel Composition, and Processing Affect the Glycemic Index.* J. Nutr., 2012; 142(9): 1666-1671.

3) Maki, K. C.; Gibson, G. R.; Dickmann, R. S.; Kendall, C. W. C.; Chen, O.; Costabile, A.; y cols. *Digestive and Physiologic Effects of a Wheat Bran Extract, Arabino-xylan-oligosaccharide, in Breakfast Cereal.* Nutrition, 2012; 28: 1115-1121.

4) Murphy, P.; Bello, F. D.; O'Doherty, J. V.; Arendt, E. K.; Sweeney, T.; Coffey, A. *Effects of Cereal ⊠-glucans and Enzyme Inclusion on the Porcine Gastrointestinal Tract Microbiota.* Anaerobe, 2012; 18(6): 557-565. doi: 10.1016/j.anaerobe.2012.09.005.

5) Sanz-Penella, J. M.; Frontela, C.; Ros, G.; Martinez, C.; Monedero, V.; Haros, M. *Application of Bifidobacterial*

*Phytases in Infant Cereals: Effect on Phytate Contents and Mineral Dialyzability.* J. Agric. Food Chem., 2012; 28; 60(47): 11787-11792. doi: 10.1021/jf3034013.

6) Aune, D.; Chan, D. S. M.; Lau, R.; Vieira, R.; Greenwood, D. C.; Kampman, E.; Norat, T. *Dietary Fiber, Whole Grains, and Risk of Colorectal Cancer: Systematic Review and Dose-response Meta-analysis of Prospective Studies.* B. M. J., 2011; 343: d6617. doi: 10.1136/bmj.d6617.

7) Bolling, B. W.; Chen, C. Y.; McKay, D. L.; Blumberg, J. B. *Tree Nut Phytochemicals: Composition, Antioxidant Capacity, Bioactivity, Impact Factors. A Systematic Review of Almonds, Brazils, Cashews, Hazelnuts, Macadamias, Pecans, Pine Nuts, Pistachios, and Walnuts.* Nutr. Res. Rev., 2011; 24(2): 244-275.

8) Wolever, T.; Gibbs, A. L.; Brand-Miller, J.; Duncan, A. M.; Hart, V.; Lamarche, B.; Tosh, S.; Duss, R. *Bioactive Oat β-glucan Reduces LDL Cholesterol in Caucasians and Non-Caucasians.* Nutr. J., 2011; 10: 130. doi: 10.1186/1475-2891-10-130.

9) Hole, A. S.; Rud, I.; Grimmer, S.; Sigl, S.; Narvhus, J.; Sahlstrøm, S. *Improved Bioavailability of Dietary Phenolic Acids in Whole Grain Barley, and Oat Groat Following Fermentation with Probiotic Lactobacillus acidophilus, Lactobacillus johnsonii, and Lactobacillus reuteri.* J. Agric. Food Chem., 2012; 60(25): 6369-6375.

10) Isaksson, H.; Fredriksson, H.; Andersson, R.; Olsson, J.; Aman, P. *Effect of Rye Bread Breakfasts on Subjective Hunger and Satiety: A Randomized Controlled Trial.* Nutr. J., 2009; 8: 39.

11) Turunen, K.; Tsouvelakidou, E.; Nomikos, T.; Mountzouris, K. C.; Karamanolis, D.; Triantafillidis, J.; Kyriacou, A. *Impact of Beta-glucan on the Faecal Microbiota of*

*Polypectomized Patients: A Pilot Study.* Anaerobe, 2011; 17: 403-406.

12) Zhang, J.; Li, L.; Song, P.; Wang, C.; Man, Q.; Meng, L.; Cai, J.; Kurilich, A. *Randomized Controlled Trial of Oatmeal Consumption versus Noodle Consumption on Blood Lipids of Urban Chinese Adults with Hypercholesterolemia.* Nutr. J., 2012; 11: 54. doi: 10.1186/1475-2891-11-54.

13) Ikpeme, C. E.; Eneji, C.; Igile, G. *Nutritional and Organoleptic Properties of Wheat (Triticum aestivum) and Beniseed (Sesame indicum) Composite Flour Baked Foods.* J. Food Res., 2012; 1(3): 84-91.

14) Kumar, P.; Yadava, R. K.; Gollen, B.; Kumar, S.; Verma, R. K.; Yadav, S. *Nutritional Contents and Medicinal Properties of Wheat: A Review.* Life Sciences and Medicine Research, Volume 2011; LSMR-22: 1-10.

15) Rosén, L. A.; Ostman, E. M.; Björck, I. M. *Effects of Cereal Breakfasts on Postprandial Glucose, Appetite Regulation, and Voluntary Energy Intake at a Subsequent Standardized Lunch; Focusing on Rye Products.* Nutr. J., 2011; 10: 7. doi: 10.1186/1475-2891-10-7.

16) Haros, M.; Bielecka, M.; Sanz, Y. *Phytase Activity as a Novel Metabolic Feature in Bif Idobacterium.* FEMS Microbiol., Lett. 2005; 247: 231-239.

17) Bojanic, A. *La quinua: cultivo milenario para contribuir a la seguridad alimentaria mundial.* FAO. Oficina Regional para América Latina y el Caribe. Julio de 2011.

# Capítulo 31

# Carnes

Dentro de los alimentos más controvertidos y cuestionados en la actualidad está la carne de res. Desafortunadamente, la mayoría de los comentarios al respecto, encontrados en Internet, no tienen ningún sustento científico verdadero ni están basados en literatura científica evidente que demuestre un daño verdadero en el cuerpo.

Hay dos ácidos grasos esenciales en la nutrición humana: el ácido α-linolénico (αLA), un ácido graso omega-3, y el ácido linoleico (LA), un ácido graso omega-6 (ver capítulo de ácidos grasos). El cuerpo no puede sintetizar ácidos grasos esenciales; por esto, deben ser obtenidos de los alimentos y, al ser poliinsaturados, sirven como precursores de otros componentes esenciales. El αLA es el precursor de la vía omega-3, y el LA, de la vía omega-6. Los ácidos grasos omega-3 y omega-6 pertenecen a familias diferentes, aunque son sintetizados por las mismas enzimas. El exceso de uno interfiere en el metabolismo del otro, reduciendo su incorporación dentro de otros lípidos tisulares y alterando sus efectos biológicos.

Una dieta saludable debe contener una a cuatro veces más ácidos grasos omega-6 que omega-3. La dieta típica americana contiene once a treinta veces más omega-6 que omega-3, lo cual es un factor disparador de inflamación importante. La vaca alimentada con granos tiene un contenido promedio mayor de omega-6 (7.65%) que la alimentada con pasto.

## CARNE DE RES

La mayoría de la carne de res que consumimos en la actualidad proviene de ganado alimentado con pastos o granos. Existen diferencias importantes en los contenidos de ácidos grasos entre estos tipos de carnes y sus efectos a nivel de la salud humana.

La carne roja, independiente de la forma de alimentar el ganado, es fuente importante de aminoácidos, vitaminas A, B6, B12, D y E, y minerales, incluyendo el hierro, el zinc y el selenio. Además, se ingiere una cantidad relevante de grasas, que son energía, y facilitan la absorción de vitaminas solubles en grasa, como la A, D, E y K. Las grasas aportan el 60 por ciento de los ácidos grasos de la dieta americana, la mayoría de los cuales son ácido palmítico (C:16:0) y esteárico (C:18:0). Además, el 30 por ciento del contenido en ácidos grasos de la carne producida en forma convencional y alimentada con pastos se compone de ácido oleico (C:18:0), un ácido graso monoinsaturado (MUFA) que reduce el colesterol, con disminución de los accidentes cerebrovasculares y de la presión arterial sistólica y diastólica en poblaciones de riesgo.

Los ácidos grasos poliinsaturados (PUFA) en la carne convencional son el ácido linoleico (C:18:2), el ácido alfa-linoleico (C:18:3) —descrito como un AG esencial— y los ácidos grasos de cadena larga, incluyendo el ácido araquidónico (C:20:4) y el eicosapentoico (C:22:6).

El ganado alimentado con pastos tiene menor contenido de grasas totales. Sin embargo, el ganado alimentado con granos posee niveles mayores de ácido mirístico (C:14:0) y palmítico (C:16:0), más perjudiciales para los niveles de colesterol humano. El ganado alimentado con pastos tiene niveles más elevados de ácido esteárico (C:18:0), el único ácido graso saturado con impacto neutro en las cifras de colesterol.

El ácido láurico (C:12:0) y el mirístico (C:14:0) producen mayor elevación en el colesterol sérico que el ácido palmítico (C:16:0), mientras que el ácido esteárico (C:18:0) tiene un efecto neutro en la concentración del colesterol total, incluyendo impacto nulo en el LDL y en el HDL. El ácido láurico aumenta el colesterol total, aunque también disminuye la tasa de colesterol total (HDL), debido al aumento que produce en el HDL.

Si comemos 90 g de carne magra sin grasa, no presentamos aumento en las cifras de colesterol. El trabajo de O'Dea's ha demostrado que si consumimos carne magra, podemos reducir las cifras de colesterol de baja densidad (LDL) en personas normales e hipercolesterolémicas, aminorando el riesgo de enfermedades vasculares.

En forma interesante, el contenido de colesterol del ganado vacuno es similar a otras carnes —vacuna: 73%; de cerdo: 79%; de cordero: 85%; de pollo: 76%; y de pavo: 83 mg/100 g—, por lo que pueden intercambiarse sin problema para reducir niveles de colesterol en sujetos enfermos.

Debemos recordar que el ganado alimentado con pastos tiene una concentración elevada de TVA (C:18:1, t11), un MUFA importante para la síntesis *de novo* de ácido linoleico conjugado (CLA: C:18:2 c-9, t 11), un potente anticarcinogénico sintetizado entre los tejidos corporales.

El Instituto Nacional de Salud de USA ha recomendado los siguientes ingresos grasos: 650 mg de EPA y DHA, 2.22 g/día de α-LA y 4.44 g/día de LA. Sin embargo, el Instituto de Medicina ha recomendado un DRI (ingreso de referencia dietario) para LA (omega-6) de 12 a 17 g; y de αLA (omega-3), de 1.1 a 1.6 g para mujer adulta y hombre, respectivamente. Aunque la fuente ideal de omega-3 es el pescado, algunos ensayos indican que la carne roja también lo es en algunas poblaciones. Por esto, el vacuno alimentado con hierba tiene una tasa de omega-6 a omega-3 más favorable que el ganado alimentado con granos.

Los ácidos grasos conjugados son un grupo de AG poliinsaturados encontrados en la leche y en la carne de animales rumiantes, y existen como una mezcla general de isómeros conjugados de LA. De los isómeros identificados, el cis-9, trans-11 CLA —también referido como ácido ruménico o RA— constituye el 80-90 por ciento de los ácidos linoleicos conjugados en productos de rumiantes. Los LA conjugados naturales se originan de dos fuentes: isomerización bacteriana y/o biohidrogenación de AG poliinsaturados en el rumen, y la desaturación de ácidos grasos *trans* en el tejido adiposo y en la glándula mamaria.

La biohidrogenación microbiana de los LA y de los $\alpha$LA por un rumen anaeróbico bacteriano por *Butyrivibrio fibrisolvens* es dependiente altamente del pH del rumen. El consumo de grano disminuye el pH del rumen, reduciendo la actividad del *B. fibrisolven*. En forma consecuente, las dietas basadas en pasto proporcionan un medio ambiente más favorable para la síntesis bacteriana subsecuente. El pH del rumen puede ayudar a explicar las diferencias aparentes en el contenido de CLA entre la carne producida en animales alimentados con hierbas y con granos.

## Carotenoides en carne de res

Los carotenoides son una familia de compuestos sintetizados por las plantas superiores como un pigmento natural. La xantofilia, los carotenos y los licopenos son responsables del color amarillo, naranja y rojo, respectivamente. Los rumiantes con raciones elevadas de forraje pasan una porción de los carotenoides ingeridos dentro de la leche y de la grasa del cuerpo de una manera aún no dilucidada. El color de la grasa en las vacas depende del tipo de forraje ingerido.

Las especies de plantas, métodos de tratamiento y estaciones, todo tiene impacto en el contenido de carotenoides en el forraje. En el proceso de fabricar el heno, más del 80 por ciento del contenido carotenoide es destruido. Los terneros alimentados con pastos incorporan significativamente mayores cantidades de β-carotenos dentro del tejido muscular que los alimentados con granos. Las concentraciones fueron de 0.45 ug/g y 0.06 ug/g para carnes de animales con hierbas y granos, respectivamente, lo que significa un incremento siete veces mayor.

El ganado vacuno alimentado con pasto produce niveles más elevados de α-tocoferol en la carne final que el ganado alimentado con dietas elevadas con granos.

## CARNE DE RES Y VITAMINAS

La vitamina E previene la enfermedad coronaria; también puede bloquear la formación de nitrosaminas, las cuales son carcinogénicos formados en el estómago a partir de los nitratos consumidos con la comida. También protege contra el desarrollo de cánceres, al realzar la función inmune. Además, en estudios observacionales se ha visto que retrasa la formación de cataratas. El ingreso recomendado de vitamina E es de 22 UI —de fuente natural— o 33 UI —fuente sintética— para hombres y mujeres, lo que equivale a 15 mg por peso.

La concentración de α-tocoferol natural —vitamina E— encontrada en vacunos alimentados con granos está entre 0.75 y 2.92 ug/g de músculo, mientras en los vacunos alimentados con pastos se encuentra entre 2.1 y 7.73 ug/g de tejido, dependiente del tipo de forraje disponible para los animales. La vitamina E actúa post mortem, retrasando el deterioro oxidativo de la carne, un proceso por el cual la mioglobina es convertida en metmioglobina marrón, lo que produce una apariencia oscura, marrón en la carne.

## Carnes y proceso de cocción

La asociación entre la carne y diversos tipos de cáncer está más relacionada con el método y duración de la cocción, y no en sí por el tipo de carne.

El fritar es uno de los métodos de cocción más comúnmente usados en los países occidentales. Cuando el alimento es freído, su contenido nutricional cambia —el alimento pierde agua y ocupa grasa, incrementando su densidad de energía—. El fritado modifica el alimento y el medio en que se fríe; es decir, el aceite que se deteriora durante el fritado, especialmente cuando es reutilizado, a través del proceso de oxidación e hidrogenación, produce pérdida de las grasas no saturadas e incrementa las grasas *trans*. Al mismo tiempo, el fritado mejora el sabor en el paladar, al tornar los alimentos crujientes.

Los alimentos fritos han sido asociados a factores de riesgo cardiovascular en varios estudios. En España, el estudio de Pizarro y colaboradores mostró que el consumo de alimentos fritos con aceites reutilizados se asoció a prevalencia elevada de hipertensión arterial. Otro trabajo demostró un incremento en las tasas de obesidad general y central. Un estudio en 2090 adultos Italianos arrojó una disminución de los niveles de lipoproteína de alta densidad y aumento notorio del diámetro abdominal. En este estudio, el freír con aceite de oliva o girasol no se asocia a enfermedad coronaria.

El proceso de fritado es complejo y no muy bien entendido. Aumenta la cantidad de grasa en algunos alimentos, como la papa. El número de *trans* depende del tipo de fritado —profundidad o tipo de sartén—, grado de degradación térmica del aceite, tipo de alimento y, sobre todo, el género de aceite —el grado de no saturación del aceite aumenta la formación de ácidos grasos *trans*—.

Sin embargo, ciertos alimentos, como algunos tipos de pescados, muestran variación mínima en el contenido de ácidos grasos *trans* después del fritado, sin importar si es aceite de oliva o de girasol el utilizado. Por otra parte, el uso de grasas sólidas en el fritado puede también incrementar el contenido de ácidos grasos *trans* (ver capítulos de aceites y ácidos grasos).

Varios componentes de la carne roja o creados por la cocción a temperaturas elevadas, incluyendo los compuestos N-nitrosos —nitrosaminas o nitrosamidas— convertidos de los nitritos, hidrocarburos policíclicos aromáticos y aminas heterocíclicas, son carcinogénicos potenciales. El hierro del hem y la sobrecarga de hierro se pueden asociar también al riesgo del cáncer, a través de la promoción de la formación de compuestos N-nitrosos, aumento de la citotoxicidad colónica y proliferación epitelial, incremento del estrés oxidativo y por señalización hipóxica inducida por hierro (ver capítulo de nitrosación y oxidación).

Diversos estudios han comprobado la relación entre el hierro de la hemoglobina y el riesgo de cáncer. Croos y colaboradores comprueban que es el hierro hem el responsable de la carcinogénesis y no la proteína, al estimular los productos nitrogenados.

El hierro dietario total, el cual incluye el hem —presente en la carne— y el hierro no hem, tiene una alta carga prooxidante. La carga elevada prooxidante finalmente produce más estrés oxidativo y lesión en el DNA. El hierro hem también se asocia a diabetes, obesidad y cáncer endometrial. Además, otros compuestos, como los componentes N-nitrosos y las aminas heterocíclicas, son carcinogénicos en roedores, esto asociado a técnicas de cocción y curado. En forma reciente, la ingesta elevada de hierro hem tiene riesgo asociado con cáncer endometrial. Sin embargo, estudios realizados por el estudio canadiense de tamizaje de cáncer de seno no ha encontrado estas asociaciones.

Además, la ingesta de hígado también se asocia fuertemente con la presencia de cáncer de endometrio. El hígado es conocido por contener concentraciones elevadas de purinas —compuestos orgánicos aromáticos heterocíclicos—.

Otros mecanismos pueden intervenir en el proceso de fritado. Por ejemplo, en un estudio *in vitro* con huevos fritos, incrementó la producción de péptidos inhibidores de la enzima convertasa de angiotensina más que el consumo de huevos cocidos en agua. En otro, el fritado incrementó los niveles de productos de oxidación de colesterol y redujo la actividad de la paraoxonasa, una enzima que inhibe la oxidación de la lipoproteína del colesterol de baja densidad (LDL).

El Instituto Americano de Investigación en Cáncer (WCRF) recomienda ingerir, a la semana, 500 g (18 onzas) de carne y evitar las carnes procesadas para prevenir el cáncer de intestino. En relación al cáncer de endometrio, el WCRF no ha encontrado evidencia que sugiera alguna relación entre cáncer de endometrio y consumo de carne, y en este estudio, con esta cantidad de ingesta, tampoco encuentran conexión.

## Carnes y nitrosación

El intestino grueso es rico en residuos nitrogenados o agentes nitrosantes provenientes del metabolismo proteico y nítrico. Estos residuos están disponibles por la N-nitrificación —o nitrosación— por las bacterias colónicas, a través de las reductasas de nitrito y nitrato. La N-nitrificación en el intestino grueso no ocurre en animales libres de bacterias (ver capítulo de nitrosación).

La nitrificación en el intestino grueso debe ser importante en la carcinogénesis, puesto que muchas clases de componentes nitrosos han sido identificadas, incluyendo nitrosaminas, nitroamidas y nitrosoguanidinas, algunas de las cuales son agentes alquilantes conocidos de inducir la transición GC-AT en la segunda base del codón 12 o 13 en el gen K-ras. Esta mutación es común en los casos de cáncer colorrectal que expresan las mutaciones K-ras.

El amonio en el colon también se ha implicado en la carcinogénesis y se eleva después del consumo de carnes rojas.

La carne roja, procesada o no, tiene el mismo contenido de grasa saturada y hierro. Sin embargo, otros constituyentes, como el sodio y nitritos, pueden explicar el peligro adicional de las carnes procesadas. La concentración de nitritos en sangre ha sido relacionada con la disfunción endotelial y respuesta alterada a la insulina en adultos.

El cáncer de próstata es, después del cáncer pulmonar, el segundo más frecuente en hombres americanos, con incidencia variable de acuerdo con la región donde se vive, refiriéndose el adoptar una dieta occidental como el factor que contribuye en la variabilidad de la incidencia de presentación, según la región. Dentro de las variables con que se asocia, se refiere el consumo de carne de res y procesadas como factor principal. Alexander y colaboradores, en metaanálisis recientemente publicado, no encontraron ninguna relación entre el consumo de carne y su forma de cocción en la incidencia de presentación del cáncer de próstata.

## PESCADO

El pescado es considerado, hoy en día, la mejor y más importante fuente de proteínas para consumo humano.

El pescado y los mariscos son las fuentes principales de ácidos grasos de cadena larga omega-3, principalmente ácido α-linolénico, ácido eicosapentaenoico (EPA) y ácido doco-sahexaenoico (DHA), mientras que las dietas ricas en carne y aves de corral son altas en ácidos grasos de cadena larga omega-6 neuroinflamatorios y ácido araquidónico (AA).

No solo los ácidos grasos son una fuente nutricional importante del pescado. También lo es de proteínas fácilmente digeribles, con un perfil de aminoácidos que contienen los esenciales, con capacidad de ser barrenderos de ROS por su habilidad de quelar metales pesados, siendo sinérgicos con otros antioxidantes. Es rico en grasa soluble y fuente importante de complejo B. También es ampliamente apreciado por su contenido de antioxidantes, en los que los carotenoides, flavonoides, polifenoles y tocoferoles son los más importantes. El pescado de mar contiene enzimas antioxidantes, incluyendo la superóxido catalasa, el superóxido dismutasa y la glutatión peroxidasa.

Hay cientos de estudios y cada día aparecen más en la literatura médica, refiriéndonos los beneficios en todos los sistemas orgánicos del cuerpo de consumir pescado, mínimo dos a tres veces a la semana.

Desde el punto de vista alimentario, el pescado se clasifica en magro y graso. En Europa, pescados magros son considerados el bacalao, la culata, el lucio y la perca, y pescados grasos son el arenque, el salmón, la trucha lavaret, la trucha salmón y la anguila.

Los PUFA del pescado tienen efectos benéficos. Nueve estudios demostraron el beneficio del aceite de pescado, con disminución de la demencia, y otros ocho trabajos presentaron los niveles elevados de omega-3, con disminución del declinar cognitivo. En portadores ApoE4, no hay beneficio similar.

Un estudio recientemente publicado en 5 mil mujeres suecas ha mostrado que la ingesta de pescado graso disminuye la incidencia de ACV isquémico, a diferencia de quienes

consumen pescado magro. Analiza incluso el nivel de contaminantes, que es mayor en el pescado magro y no encuentra
relación con estos hallazgos. Ahora, estos datos no se observan
en hombres.

El ingreso de ácidos grasos n-3 de origen marino reduce
la adiposidad visceral, sin incrementar el peso, en relación a
simios alimentados con grasas animales durante cuatro semanas, sugiriendo también que el efecto del aceite de pescado
sobre la grasa visceral es afectado por la duración y la cantidad
de aceite consumido.

Otro efecto benéfico de la dieta rica en aceite de pescado es
que disminuye los niveles de colesterol circulante. Después de
sesenta días en promedio, los simios alimentados con aceite de
pescado tienen un 87.5 por ciento de disminución en el colesterol plasmático, siendo este un factor cardioprotector reconoc-
cido, dado por la disminución del colesterol LDL. Otro efecto
demostrado es que los ácidos grasos n-3 reducen el ingreso de
LDL total —colesterol malo— y el depósito de éster de colesterol en las paredes arteriales.

Estudios diversos han demostrado que las dietas ricas en
grasas saturadas —diferentes al aceite de pescado— inducen
endotoxinemia metabólica e inflamación del tejido adiposo,
al alterar la microbiota intestinal, generando respuesta inflamatoria. Luego, la endotoxinemia metabólica explica parcialmente el aumento en la inflamación de las personas con dietas
ricas en grasas animales.

Las personas que consumen grasas en gran proporción
tienen disminución significativa del peso del colon y esto es
debido a atrofia del intestino, debido a cambios en la microbiota intestinal.

Después de sesenta días de alimentación, los simios alimentados con aceite de pescado tenían un 17.7 por ciento de
disminución de los niveles de glucosa en ayunas, en comparación con los alimentados con grasas animales.

La concentración de insulina no varía en forma estadística entre las dos dietas, aunque hay niveles menores en los alimentados con aceite de pescado, pero sí hay mejoría en la sensibilidad a esta.

La obesidad y la diabetes tipo 2 se caracterizan por concentraciones elevadas circulantes de marcadores inflamatorios. Estos se originan en los adipocitos. Los macrófagos se infiltran en el tejido adiposo blanco, produciendo grandes cantidades de citocinas. El aceite de pescado disminuye la producción de la IL-1β —una citocina que genera inflamación— por las células mononucleares. La IL-1β promueve la resistencia a la insulina.

## ANTIOXIDANTES ENDÓGENOS DEL PESCADO

Los tocoferoles se encuentran en cantidad abundante en el pescado y en los mariscos. Los principales en actividad y concentración son los $\alpha$ >, $\beta$>, $\gamma$> y $\delta$ tocoferoles.

Los carotenoides se presentan en concentraciones elevadas en diferentes especies marinas, siendo el salmón el que más contiene, seguido por la trucha, el camarón y el crustáceo krill —parecido al camarón—. La astaxantina es el carotenoide dominante en la mayoría de los pescados, incluyendo el salmón, la tilapia y el krill. Los carotenoides del pescado son barrenderos de radicales libres y previenen la oxidación por fotosensibilización. El pescado también contiene flavonoides y polifenoles. Los polifenoles en el pescado actúan como quelantes de metales y son sinérgicos con otros fitoquímicos.

Varias especies de pescado que se alimentan de algas tienen también cantidades significativas de clorofila a, purpurina y bromofenoles, con gran actividad antioxidante.

## Pescado y psiquiatría

En la actualidad, existen nuevas evidencias sobre el papel de los ácidos grasos con síntomas depresivos y enfermedad bipolar. La evidencia ha enlazado el ingreso de ácidos grasos de cadena larga omega-3 con el humor.

El cerebro humano necesita requerimientos elevados de DHA. Los niveles bajos de DHA se han enlazado con escasos grados de serotonina, los cuales, a la vez, se enlazan con aumento en la tendencia a la depresión y el suicido. Muchos estudios han visto niveles bajos de omega-3 y depresión. Consumos elevados de omega-3 se asocian con niveles bajos de depresión, disminución en la prevalencia de pérdida de memoria y enfermedad de Alzheimer.

Las dietas omnívoras ricas en pescado están asociadas a riesgo bajo de síntomas depresivos. Las dietas vegetarianas que restringen la carne, pescado y aves de corral son bajas en ácidos grasos omega-3 y 6 comparadas con las dietas omnívoras, pero existen pocos datos de las dietas vegetarianas y la salud mental. Sin embargo, los vegetarianos informan mejor humor que los omnívoros, a pesar del escaso ingreso de ácidos grasos.

En resumen, la ingesta de ácidos grasos omega-3 del pescado disminuye el riesgo de infarto miocárdico, con mejoría en las cifras de la presión arterial y la concentración de triglicéridos en sangre; realza el sistema inmune y mejora todas las funciones cerebrales; protege contra varios trastornos psiquiátricos como la depresión y síndromes de hiperactividad; y disminuye la incidencia de todo tipo de cánceres.

## Pescado y contaminación

A pesar de los grandes beneficios que implica comer pescado, hoy en día la contaminación ambiental está obligando, en algunas regiones del mundo, a replantear este concepto.

¿Qué es más benéfico, consumir pescado o evitarlo debido al alto contenido de tóxicos y metales pesados que algunos pescados de algunas regiones del mundo tienen, por ejemplo, el pescado vietnamita? (ver capítulo de contaminación ambiental).

Los metales semejantes al cobre, zinc y hierro son esenciales en el metabolismo del pescado, mientras otros, como el mercurio, cadmio y plomo, no tienen un papel conocido en los metabolismos biológicos. La contaminación excesiva en el medio ambiente costero puede producir efectos indeseables en la salud humana, a través de la ingesta del pescado. El pescado, en general, es uno de los organismos acuáticos más susceptibles a los efectos de los metales tóxicos presentes en el agua.

La población y los efluentes industriales son la principal fuente de contaminación por metales pesados en las aguas costeras, y las pinturas anticorrosivas y antiincrustantes utilizadas en los botes, otra de gran importancia.

El cromo no es un problema, puesto que el pescado lo metaboliza. El cromo penetra fácilmente las membranas por difusión pasiva y se concentra en niveles elevados en órganos y tejidos. Los peces planos son muy sensibles a la contaminación, debido a que residen en los sedimentos del fondo del mar, donde los contaminantes son atrapados. Los peces planos utilizan los hábitats cercanos a la costa como áreas de cría, donde la degradación ambiental es mucho mayor.

La deficiencia de zinc se caracteriza por el retardo en el crecimiento, pérdida del sabor e hipogonadismo, llevando a disminución en la fertilidad. La toxicidad por el zinc es rara, pero la concentración en el agua mayor a 40 mg/kg induce toxicidad, caracterizada por síntomas como irritabilidad, rigidez y dolor muscular, pérdida del apetito y náusea.

El plomo en el pescado produce disminución de la sobrevida, tasas de crecimiento, desarrollo y metabolismo, además de aumento en la producción de moco.

## AVES DE CORRAL

El consumo de aves de corral es benéfico para la salud humana. Sin embargo, existen grandes controversias en relación a si el ave de corral que consumimos crece en ambientes cerrados como galpones y es alimentada con alimentos concentrados industriales, o es un ave que realiza diariamente pastoreo — *pollo y gallina criolla*—.

Una preocupación en la industria alimentaria de animales es la emisión de amoníaco en la atmósfera. Más del 50 por ciento del nitrógeno del estiércol de las aves de corral se volatiliza en forma de amoníaco, y 18.4, 26, 31.5 y 40 por ciento del nitrógeno emitido por los pollos de engorde, pavos, pollos, ponedoras y gallinas, en forma respectiva, se emiten a la atmósfera. Esto puede afectar el bienestar animal y la industria avícola. Se ha demostrado que niveles elevados de amoníaco en la industria avícola causan daño al árbol respiratorio, supresión de la respuesta inmune, reduce la eficiencia del alimento, tasa de crecimiento y producción de huevos. Por esto, disminuir en forma significativa la volatilización del amoníaco del estiércol de las aves de corral es vital para mantener la salud humana y animal, además del medio ambiente.

El amoníaco es un gas incoloro e irritante que puede ser generado de la porción nitrogenada del estiércol, gracias a la actividad microbiana. La volatilización del amoníaco puede ser afectada por la actividad del agua, temperatura y pH, y, principalmente, debido a la presencia de bacterias que descomponen el ácido úrico en las camadas de las aves de corral.

## LECTURAS RECOMENDADAS

1) Pan, A.; Sun, Q.; Bernstein, A. M.; Schulze, M. B.; Manson, J. E.; Stampfer, M. J.; Willett, W. C.; Hu, F. B. *Read Meat Consumption and Mortality*. Arch. Intern. Med., 2012; 172(7): 555-563. doi:10.1001/archinternmed.2011.2287.

2) Hughes, R.; Cross, A. J.; Pollock, J. R. A.; Bingham, S. *Dose-dependent Effect of Dietary Meat on Endogenous Colonic N-nitrosation*. Carcinogenesis, 2001; 22(1): 199-202.

3) Thiyagarajan, D.; Dhaneesh, K. V.; Ajith Kumar, T. T.; Kumaresan, S.; Balasubramanian, T. *Metals in Fish Along the Southeast Coast of India*. Bull Environ. Contam. Toxicol., 2012, 88(4): 582-588.

4) Guallar-Castillón, P.; Rodríguez-Artalejo, F.; López-García, E.; León-Muñoz, L. M.; Amiano, P.; Ardanaz, E.; Arriola, L.; y cols.: *Consumption of Fried Foods and Risk of Coronary Heart Disease: Spanish Cohort of the European Prospective Investigation into Cancer and Nutrition Study*. B. M. J., 2012; 344-363.

5) Cross, A. J.; Pollock, J. R.; Bingham, S. A. *Haem, not Protein or Inorganic Iron, is Responsible for Endogenous Intestinal N-nitrosation Arising from Red Meat*. Cancer Res., 2003, May, 15; 63(10): 2358-2360.

6) Vijay-Kumar, M.; Vanegas, S. M.; Patel, N.; Aitken, J. D.; Ziegler, T. R.; Ganji, V. *Fish Oil Rich Diet in Comparison to Saturated Fat Rich Diet Offered Protection Against Lipopolysaccharide-induced Inflammation, and Insulin Resistance in Mice*. Nutr. Metab. (Lond.), 2011; 8: 16. *Published online* 2011, March, 9. doi: 10.1186/1743-7075-8-16.

7) Hunde, A.; Patterson, P.; Ricke, S.; Kim, W. K. *Supplementation of Poultry Feeds with Dietary Zinc and Other Minerals, and Compounds to Mitigate Nitrogen Emissions. A Review*. Biol. Trace Elem. Res., 2012; 147(1-3): 386-394.

8) Genkinger, J. M.; Friberg, E.; Goldbohm, R. A.; Wolk, A. *Long-term Dietary Heme Iron and Red Meat Intake in Relation to Endometrial Cancer Risk.* Am. J. Clin. Nutr., 2012; 96(4): 848-854.

9) Griesenbeck, J. S.; Steck, M. D.; Huber, J. C.; Sharkey, J.; Rene, A. A.; Brender, J. D. *Development of Estimates of Dietary Nitrates, Nitrites, and Nitrosamines for Use with the Short Willet Food Frequency Questionnaire.* Nutr. J., 2009; 8: 16-25.

10) Oudin, A.; Wennberg, M. *Fish Consumption and Ischemic Stroke in Southern Sweden.* Nutr. J., 2011; 10: 109.

11) Beezhold, B. L.; Johnston, C. S. *Restriction of Meat, Fish, and Poultry in Omnivores Improves Mood: A Pilot Randomized Controlled Trial.* Nutr. J., 2012; 11: 9.

12) Daley, C. A.; Abbott, A.; Doyle, P. S.; Nader, G. A.; Larson, S. *A Review of Fatty Acid Profiles and Antioxidant Content in Grass-fed and Grain-fed Beef.* Nutr. J., 2010; 10(9): 10. doi: 10.1186/1475-2891-9-10.

13) Dostal, A.; Fehlbaum, S.; Chassard, C.; Zimmermann, M. B.; Lacroix, C. *Low Iron Availability in Continuous In Vitro Colonic Fermentations Induces Strong Dysbiosis of the Child Gut Microbial Consortium and a Decrease in Main Metabolites.* FEMS Microbiol. Ecol., 2013; 83(1): 161-175. doi: 10.1111/j.1574-6941.2012.01461.x.

14) Kulawik, P.; Ozogul, F.; Glew, R.; Ozogul, Y. *Significance of Antioxidants for Seafood Safety and Human Health.* J. Agric. Food Chem., 2013; 61(3): 475-491. doi: 10.1021/jf304266s.

15) Alexander, D. D.; Mink, P. J.; Cushing, C. A.; Sceurman, B. *A Review and Meta-analysis of Prospective Studies of Red and Processed Meat Intake, and Prostate Cancer.* Nutr. J., 2010; 2(9): 50. doi: 10.1186/1475-2891-9-50.

16) Nilsson, A.; Radeborg, K.; Salo, I.; Björck, I. *Effects of Supplementation with n-3 Polyunsaturated Fatty Acids on Cognitive Performance and Cardiometabolic Risk Markers in Healthy 51 to 72 Years Old Subjects: A Randomized Controlled Cross-over Study.* Nutr. J., 2012; 11: 99. doi: 10.1186/1475-2891-11-99.

# Índice

# Editorial LibrosEnRed

LibrosEnRed es la Editorial Digital más completa en idioma español. Desde junio de 2000 trabajamos en la edición y venta de libros digitales e impresos bajo demanda.

Nuestra misión es facilitar a todos los autores la edición de sus obras y ofrecer a los lectores acceso rápido y económico a libros de todo tipo.

Editamos novelas, cuentos, poesías, tesis, investigaciones, manuales, monografías y toda variedad de contenidos. Brindamos la posibilidad de comercializar las obras desde Internet para millones de potenciales lectores. De este modo, intentamos fortalecer la difusión de los autores que escriben en español.

Ingrese a www.librosenred.com y conozca nuestro catálogo, compuesto por cientos de títulos clásicos y de autores contemporáneos.

www.ingramcontent.com/pod-product-compliance
Lightning Source LLC
Chambersburg PA
CBHW021806270326
41932CB00007B/77